U0333640

编　委　会

主　　编：刘智伟

副 主 编：王　青　林鸿宁　李　诗

编 著 者：

广东省医疗器械质量监督检验所（主编单位）

刘智伟　林鸿宁　李　诗　王　闯　王海娟　叶　瑀

黄志强　丁　罕　黄仪锋　张晓康　李婷婷　刘浩明

张　旭　何燕英　陈惠妤　李　伟　卢文娟　郑志波

杨　航　黄斯勇　蓝方明

南方医科大学

王　青　徐　圆　武王将　张绣文　王伊侬　吴木生

司马腾

广州中医药大学

黄德球

广东省药品监督管理局审评认证中心

许晓萍　陈虹蓁　王　康

医学影像设备检验标准和技术

主 编 刘智伟

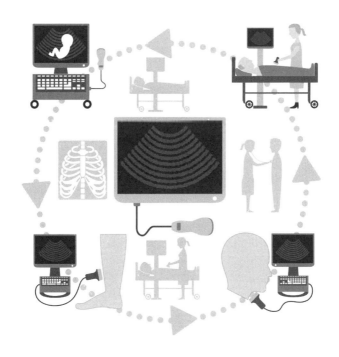

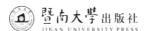
暨南大学出版社
JINAN UNIVERSITY PRESS

中国·广州

图书在版编目（CIP）数据

医学影像设备检验标准和技术/刘智伟主编 . —广州：暨南大学出版社，2023.3
ISBN 978 - 7 - 5668 - 3602 - 1

Ⅰ.①医… Ⅱ.①刘… Ⅲ.①影像诊断—医疗器械—检验 Ⅳ.①R445

中国国家版本馆 CIP 数据核字（2023）第 014843 号

医学影像设备检验标准和技术
YIXUE YINGXIANG SHEBEI JIANYAN BIAOZHUN HE JISHU
主　编：刘智伟

出 版 人：张晋升
责任编辑：黄　斯
责任校对：刘舜怡　陈慧妍
　　　　　黄子聪　林玉翠
责任印制：周一丹　郑玉婷

出版发行：暨南大学出版社（511443）
电　　话：总编室（8620）37332601
　　　　　营销部（8620）37332680　37332681　37332682　37332683
传　　真：（8620）37332660（办公室）　37332684（营销部）
网　　址：http：//www.jnupress.com
排　　版：广州市新晨文化发展有限公司
印　　刷：广州市友盛彩印有限公司
开　　本：787mm×1092mm　1/16
印　　张：17.5
字　　数：420 千
版　　次：2023 年 3 月第 1 版
印　　次：2023 年 3 月第 1 次
定　　价：59.80 元

前　言

现代医学影像已成为临床诊疗的重要依据，医学影像设备对诊疗疾病至关重要，可体现各级医院的诊疗水平。现代医学影像领域主要包括超声、X射线、CT、MRI及光学等，相关医疗器械已经被广泛应用到各级医院，逐渐形成了"大影像"的概念。医学影像设备也随之扩充，不再局限于旧有范畴，也不再是早期发展阶段的纯"影像"概念。随着近年来介入放射和立体定向等高速发展，各种医学影像诊断设备和治疗设备紧密结合，形成了现代医学影像设备新体系。

在众多医疗器械之中，医学影像设备作为高端医疗器械的典型代表，专业领域复杂，技术含量较高，设备价值昂贵，在临床诊疗中发挥极其重要的作用，深受人们重视。在保障其产品安全性和有效性、加强监管、促进产业健康快速发展方面，医学影像设备检验标准和技术发挥了至关重要的作用。

根据医学影像设备检验标准和技术发展需求，本书选取现代医学影像设备中具有典型代表性的超声设备、X射线设备、CT设备和光学设备，介绍其发展历史、国内外现状，说明其基本原理、结构和应用，重点解读其相关检验标准（选取了部分较重要且典型的现行标准和已发布将实施的新版标准进行解读，以2022年9月1日为现行标准统计时间，后续相关标准的废止、转化、修改和实施等情况可参考国家药品监督管理局官方网站公告通知等），详细说明其在医疗器械注册检验时需满足的现行检验标准、技术和方法，并列举相关检验设备和进行技术案例分析，进一步探讨其检验标准和技术的发展趋势。

本书适用范围广泛，既可作为医学影像设备科学研究人员、医疗器械生产企业质量法规人员和检验检测机构技术人员等的专业参考书，也可作为高等院校相关专业本科生、研究生的学习资料，还可作为各级医院大影像临床技术人员的参考资料。

本书的检验标准解读、检验技术和方法及案例分析等实践成果是在广东省医疗器械质量监督检验所提供的检验场地、设备和人员基础上完成的。本书主编单位为广东省医疗器械质量监督检验所，由广东省重点领域研发计划资助（2020B1111130002）。感谢南方医科大学、广州中医药大学、广东省药品监督管理局审评认证中心参与本书编撰，并提供了大力支持和帮助！

鉴于编写时间仓促，医学影像设备检验标准和技术发展迅速，相关参考资料较少，编者知识和经验相对局限，本书难免存在不当和疏漏之处，敬请各位读者和同行指正并提出宝贵意见。

刘智伟

2022 年 9 月 1 日

医学影像设备检验标准和技术

目 录

257 附 录

第一章

超声设备检验标准和技术

第一节　超声设备概述

一、超声设备的发展历史

医用超声设备主要包括超声诊断设备和超声治疗设备，其简要发展历史如下[1-1][1-2]：

1880 年法国物理学家居里兄弟发现的压电效应奠定了超声换能器发展的基础。

1928 年开始应用 MHz 频段超声波，相继产生检测声学、分子声学和生物医学超声学。

1946 年提出 A 型超声波诊断技术原理，随后应用 A 型超声检查人体组织结构，利用超声回波幅度的一维检测方法（A 型超声）在医学临床应用上进入一个新阶段。

20 世纪 60 年代利用超声回波的二维成像（B 型超声）技术结合相继出现的计算机图像与信号处理、全数字化等技术，促使超声诊断成为临床诊断的重要方法之一。

20 世纪 80 年代将超声多普勒技术发展产生的彩色血流图与 B 型超声结合为彩超，标志着超声诊断发展进入新阶段。随后，彩超逐步替代纯 B 超，成为超声诊断设备的主流。

20 世纪 90 年代以来谐波成像、弹性成像等新参量成像技术发展迅速，超声诊断开始向综合多参量多功能方向发展。

近十几年来，三维/四维（3D/4D）成像、造影成像、弹性成像、人工智能（AI）、激光超声等新兴技术蓬勃发展，开启了新型超声设备在生物医学上的全面发展。

超声治疗研究早于超声诊断，1922 年在德国出现首例超声治疗设备的发明专利，1932 年首次报道了将超声波应用于治疗，20 世纪 30 年代至 40 年代在耳科用于治疗慢性耳聋、耳硬化等疾病。20 世纪 50 年代至今，超声治疗由传统的超声理疗及内科、外科、眼科、口腔科等各科疾病治疗发展到高强度聚焦超声治疗肿瘤，同时形成了超声诊断和治疗综合为一的超声医学。

二、超声设备的国外发展现状

从产业发展看，发达国家超声设备产业起步早，其存量市场基本趋于饱和，增量主要得益于新品替代及新兴技术的融合和进步，因此整体市场仅维持缓慢增长态势。2021 年全球超声设备市场规模约为 79 亿美元，老牌的医疗三巨头"GPS"（通用电气 GE、飞利浦 PHILIPS 和西门子 SIEMENS）凭借产品性能和品牌优势占据了全球较高市场份额，而亚太及中国地区将是全球发展最快的新兴市场。从技术发展看，全球超声设备行业近十几年并无变革性的技术突破，更新换代主要集中在超声探头和辅助功能的叠加等一些软硬件升级及技术融合上。

医疗诊断检测的刚性需求和技术提升将促进全球超声市场保持稳定增长。全球老龄化加速、疾病发生率增加等将增大医疗诊断检测的刚性需求，超声技术与临床医学的紧密结合（如精准麻醉、超声引导穿刺、超声引导微创手术等）也带动了超声设备在临床应用的延伸和细分化，超声技术与新兴技术的融合（如 AI 辅助医学影像诊断技术、多态融合技术等）推动了超声设备在医学影像领域的创新与发展，这都将进一步增加超声设备的市场需求。

超声诊断设备发展至今已趋于成熟，目前国外先进技术的研究对象主要集中在超声学与光学等学科的结合。常规超声成像因其经济、便携、无辐射、可实时成像等优点成为临床中最常用的成像模式，但其依旧存在一些不足之处，从而在某些程度上限制了其广泛应用：一是超声成像过程需要超声探头与人体皮肤通过耦合剂直接接触，这对烧伤、患有皮肤疾病等接触敏感的患者是无法实现的；二是超声成像时探头接触皮肤往往会对组织产生不可避免且无法测量的压力，这对压力敏感型超声成像模式（如剪切波弹性成像等）的准确性有较大影响；三是，由于每次超声成像时压力的差异性，同一组织（尤其是浅表组织）的形态在不同超声检测结果中也会存在差异，从而影响对其的测量和分析。麻省理工学院（MIT）研究人员提出的激光超声（Laser Ultrasound，LUS）是一种新型的非接触超声成像模式，可以很好地解决上述问题并实现远程超声成像。LUS 利用一种对眼睛和皮肤安全的激光系统来进行远程非接触超声成像。当激光照射到人体组织时，组织会产生声波，并反射出去。第二个激光器远程探测反射波，然后将其转换成类似于传统超声波的图像。这一发现极具意义，该技术有可能会使超声诊断领域发生革命性的变化。[1-3]

三、超声设备的国内发展现状

21 世纪初，国产超声设备产业开始崛起。虽然我国超声设备产业起步较晚，但经过多年快速发展，已经形成了较为完善的产业链，成为继美国、日本之后的第三大彩超市场。国产超声设备的高速发展打破了以往进口超声设备对中国市场的垄断局面，现在国内三甲医院都有使用国产超声设备。超声影像作为现代四大医学影像设备之一，是现代医学临床诊断的重要方法之一，其应用领域几乎囊括人体全部脏器和组织，近几年发展尤其迅速，已经被广泛应用到各级医院。超声设备产业发展日新月异，超声影像设备的中低端市场已基本实现国产品牌对进口品牌的替代，以迈瑞、汕头超声等为首的民族超声品牌已经进军高端彩超市场，以飞依诺、理邦等为代表的本土品牌新生力量拼搏创新，立足自身优势，各展所长。领先的国产品牌超声设备厂商掌握了超声设备生产的核心技术，在各项核心性能指标以及弹性成像、造影成像、三维/四维成像、临床大数据分析、AI 辅助医学影像诊断技术、多态融合技术等高端应用上媲美国际厂商，其产品市场逐步从中低端向中高端迈进。例如：

深圳迈瑞生物医疗电子股份有限公司（简称迈瑞，mindray）从 1996 年开始进入超声领域，2002 年推出中国首台拥有完全自主知识产权的全数字黑白超声诊断系统 DP-9900，成功把国内黑白超声从模拟机时代推进到数字机时代。2006 年，迈瑞推出了第一台真正意义上的国产彩超 DC-6。2016 年，妇产彩超 Resona 6 推向市场，掀开了国内妇产超声智能进化的历史新篇章。迈瑞是国内第一个将临床大数据应用到超声产品的品牌，其基于自主研发的核心算法，运用临床大数据，实现超声系统不断深度学习。2019 年代表着超声领域前沿科技的迈瑞"X-Insight"系列家族的旗舰产品——全新中高端彩超 DC - 90 正式面世。

汕头市超声仪器研究所股份有限公司（简称汕头超声，SIUI）成立于 1982 年，是国内最早从事超声研究的企业。1983 年，汕头超声自主研制成功我国第一台 B 型超声诊断仪 CTS - 18，被誉为中国第一代量产的"中华 B 超"，开启了我国超声诊断设备国产化的道路。2008 年，汕头超声成功研制实时三维（4D）容积探头，填补国内空白。2012 年，汕头超声推出新系列心脏应用彩超，进一步丰富了医用超声产品线，并在次年推出了"宏云"系列新产品，引领中国超声进入云时代。2016 年，汕头超声推出智能超声"麦粒"，并于 2019 年自主研发推出智能乳腺全容积超声 IBUS 系列产品，引领超声行业进入智能时代。

飞依诺科技股份有限公司（简称飞依诺，VINNO）成立于 2010 年。2013 年，飞依诺全球首创的 RF 元数据平台正式发布，RF 元数据技术可采集高达 40 倍的原始超声射频数据，大幅度提高了图像对比度及分辨率，大大提升了中国高端彩超品牌的国际竞争力。2014 年，飞依诺首台高端彩超仪 VINNO 70 孕育而生，国内第一家发布输卵管造影技术。2017 年，发布国内领先的微磁导航技术，成功研发世界领先的空化技术，"消化超声电子内镜"被列入国家重点研发项目，并开启了远程诊疗智慧医疗新征程。2018 年，PWV 脉搏波测量技术成功发布，肌骨专业定制机型隆重推出。2021 年，评估心脑血管疾病的 AMAS 动脉僵硬度自动测量技术创新问世。

第二节　超声设备的基本原理、结构和应用

一、超声设备的定义和分类

超声设备是指对超声波在生物组织内的传播规律加以利用，从而达到医学诊断和治疗目的的医学设备。

超声设备按用途分类，主要分为超声诊断设备和超声治疗设备[1-1][1-2]：

（1）超声诊断设备是指对人体组织发射超声波，并接收由人体组织反射的回波信号，对回波信号所携带的有关人体组织的信息加以检测、放大等处理，然后将其转换成电信号并以声像图形式显示，从而为医生提供诊断依据的设备。超声诊断设备主要包括：B 型超声诊断设备（简称黑白超或 B 超）、彩色多普勒超声诊断设备（即超声彩色血流成像系统，简称彩超）、胎儿心率仪、母胎监护仪、超声多普勒血流分析仪等。

超声诊断设备种类繁多，兼容复杂，分类尚未统一，一般可以按照超声的发射、接

收、控制扫查和回声显示等方式进行分类[1-4]：按发射方式不同分为连续波发射和脉冲波发射等；按接收方式不同分为反射法、投射法和散射法等；按控制扫查方式不同分为超声手控式、机械式和电子式等；按回声显示方式不同分为超声示波诊断法（A 型）、超声显像诊断法（B 型）、超声光点扫描法（M 型）和超声频移诊断法（D 型）等。

（2）超声治疗设备是指向人体组织发射一定功率的超声波（能量），通过其与组织相互作用产生的各种效应，从而达到对患病组织的治疗作用的设备。超声治疗设备主要包括：超声理疗设备、超声手术设备、超声洁牙设备、非理疗超声治疗设备和高强度聚焦治疗设备等。

超声治疗设备根据其应用分为低能量应用（如超声理疗设备、药物超声导入仪等）和高能量应用（如高强度聚焦治疗设备、超声波碎石治疗机等）。

二、超声设备的基本原理和结构

（一）超声诊断设备的基本原理和结构

超声诊断设备的工作原理：利用超声波通过人体组织时的变化规律来传递人体内部结构和功能信息，达到对人体检查和诊断的目的。超声波在生物组织中传播时，由于组织特性、尺寸的差异，在组织中的透射、反射、散射、绕射及干涉等传播规律和波动现象会不同，接收到的信号其幅度、频率、相位、时间等参量会相应变化。超声诊断主要利用这些超声信号参量携带的生物组织信息对人体进行测量和成像，以识别各种差异和判别组织性质，进而诊断器质性和功能性疾病。[1-1]超声波在体内传播过程中，各种组织的声学界面产生不同的反射波和透射波，其中一部分可以返回换能器，再由换能器将声信号转换成电信号，并由主机接收、放大，以声像图形式显示。超声波易于集中成一束，因此具有很好的直线定向传播特性。超声波能够区分两个相邻界面回声信号最短距离的能力称为分辨力。通常，频率越高，则波长越短，分辨力越高，穿透能力越弱；反之，频率越低，则波长越长，分辨力越低，穿透能力越强。

现代超声诊断设备中最典型常用的是 B 超和彩超，主要由主机（含软件）、显示器、探头和附件（如图像记录仪、图像存储器、彩色打印机、穿刺架等）等组成。探头主要由阵列换能器、传输线、连接器（可含有控制器）等组成，通常需明示其基元数（如 64、80、96、128 等）、频率、阵列长度或曲率半径等。超声诊断设备结构示意图如下：

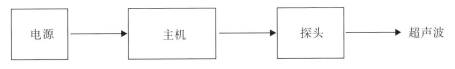

图 1-1　超声诊断设备结构示意图

（二）超声治疗设备的基本原理和结构

超声治疗设备的工作原理：利用超声能量作用于生物组织时，通过机械效应、温热效应和理化效应等使此部分组织温度升高，达到改善血液循环、促进代谢、软化组织、加速化学反应和增强细胞活性等目的，必然对该组织机能状态产生影响，同时也通过体液传递及神经系统的反射活动，对远距离器官产生影响。被超声波辐照的组织、细胞所产生的生物学效应，与超声波的声强和作用时间直接相关。超声治疗主要利用生物体吸收超声的特性，以及超声波的生物学效能和机理达到超声治疗的目的。[1-1]

超声治疗设备主要由电源、主机（主要部分为高频电功率发生器及控制电路等）和治疗头（主要部分为将高频电能转化成超声能量的超声换能器）等组成。超声治疗设备结构示意图如下：

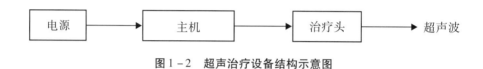

图1-2 超声治疗设备结构示意图

三、超声设备的技术应用

（一）超声诊断设备的技术应用

传统的二维超声（即B型超声）设备主要对人体器官和组织进行实时、动态的显示，而多普勒超声主要反映血流成像以及组织的动态信号。B型超声与多普勒技术结合的彩超是目前临床应用的主流，随后新兴的三维成像、造影成像、弹性成像等都是在彩超基础上进行技术革新和功能增进而产生的。

1. 超声三维成像

超声三维成像采用的是以立体方式呈现的容积成像技术，显示图像与解剖结构很接近，目前已成为临床医生日常检查方法，常用于肌腱扫查、乳腺扫查、直肠肛管扫查和产科检查中的胎儿三维成像以及成人/胎儿心脏三维成像等。与传统的超声二维成像相比，超声三维成像能够为使用者提供更加丰富的空间信息，在临床上常用于心肌损伤检测、胸腹部体内肿瘤检测以及妊娠期胎儿体征评估等方面。

2. 超声造影成像

超声造影成像是一项无创、无电离辐射的新型影像学技术，通过外周静脉将含有气泡的造影剂悬浮液注入人体，使造影剂气体微泡在声场中产生散射，利用声波在不同介质的交界面反射方式不同来增强对比，从而提高图像对比度。其能实时、动态观察，定性、定量评估病变的血流灌注及分布情况，明显提高低速血管的检出率。[1-5]超声造影成像在临床中较多用于肝脏、小器官，如乳腺、甲状腺以及子宫、输卵管等诊断方面。超声造影被誉为无创性微循环血管造影，能提供比普通超声及彩色多普勒超声更丰富、更明确的诊断信息。

3. 超声弹性成像

超声弹性成像作为一种非侵入式成像技术，可用于定性或定量测量评估组织器官或病灶部位的弹性，其过程类似于临床上常用的触诊法，可判定部位的软硬程度。[1-6] 超声弹性成像是对需成像的组织施加一个激励，通过测量分析组织的应变、速度、位移等可能产生的差异，获得组织弹性相关信息，利用数字图像处理技术在 B 模式图像上叠加弹性相关信息分布的彩色图像，给诊断者提供直观形象的组织弹性信息。从技术角度来讲，超声弹性成像主要包括：准静态弹性成像/应变成像、声辐射力脉冲成像、剪切波弹性成像等。随着超声弹性成像技术的不断发展与成熟，已广泛应用于临床诊断，其中比较成熟的应用是乳腺癌、甲状腺瘤、前列腺癌以及肝硬化等疾病的诊断。超声弹性成像还可用于心血管系统，如局部心肌的功能评估、缺血或心肌梗死的检测和定位以及血管斑块评估等。

4. 超声内窥镜

随着医学超声影像技术的迅速发展，新的超声内窥镜技术结合了电子内窥镜和超声探头扫描检查两项技术，扩大疾病的诊断范围，成为目前消化系统疾病诊断和治疗领域的技术热点。[1-7] 相比一般的内窥镜，超声内窥镜同时搭载了光学镜头和超声换能器，检查时不仅可以通过肉眼直接观察目标脏器，还可以利用超声探头获取脏器及其邻近器官的超声图像，功能更加强大；相比传统的体表超声成像技术，超声内窥镜能直达需探测的器官和组织，更容易获得深部内脏器官的图像，具有更高的临床诊断价值。

（二）超声治疗设备的技术应用

超声治疗最开始应用于医学理疗，现广泛应用于眼科、口腔科、泌尿科、肿瘤外科等方面的疾病治疗。例如：在眼科人工晶体植入手术中使用的白内障超声乳化仪，利用超声波产生的强大瞬时加速度、声微流和空化等作用，使白内障组织剥落；在口腔科使用的超声洁牙机，利用变幅杆尖端的高频振动，达到清除牙垢等沉积物的效果；在泌尿科使用的超声波碎石设备，利用高频高能超声波产生碎石效应，解决了肾结石病人排石困扰；高强度聚焦超声治疗肿瘤技术，利用超声波的易聚焦特性，实现了外科手术无创面过程，具备破坏少、高精准、无痛感、疗效好、价格低、安全环保等优势。

第三节　超声设备的检验标准

一、超声设备的国际标准化组织

国际标准化组织（ISO）、国际电工委员会（IEC）和国际电信联盟（ITU）是世界三大知名的国际标准化组织，它们以及其他国际性标准化组织确认并公布的标准称为国际标准。其中，IEC 是医用电气领域最重要的标准化组织之一，主要负责起草和发布电工、电子和相关技术领域的国际标准。[1-8]

IEC 负责医用超声设备相关标准化工作的部门是超声波技术委员会（编号 IEC/TC87）。其主要负责制定与超声波领域相关的设备和系统的特性、测量方法、安全和规范等标准，提供了与医用超声设备相关的 IS（国际标准）、TS（技术条件）和 TR（技术报告），涉及术语和定义、测量方法步骤、测量手段技术要求、产品技术要求等。[1-9]

医用超声设备相关现行国际标准主要有：

（1）IEC 60601 - 2 - 5：2009 Medical eletrical equipment—Part 2 - 5：Particular requirements for the basic safety and essential performance of ultrasonic physiotherapy equipment；

（2）IEC 60601 - 2 - 37：2007 + AMD1：2015 Medical electrical equipment—Part 2 - 37：Particular requirements for the basic safety and essential performance of ultrasonic medical diagnostic and monitoring equipment；

（3）IEC 60601 - 2 - 62：2013 Medical electrical equipment—Part 2 - 62：Particular requirements for the basic safety and essential performance of high intensity therapeutic ultrasound（HITU）equipment；

（4）IEC 61161：2013 Ultrasonics—Power measurement-Radiation force balances and performance requirements；

（5）IEC 61266：1994 Ultrasonics—Hand-held probe Doppler foetal heartbeat detectors—Performance requirements and methods of measurement and reporting；

（6）IEC 61391 - 1：2006 + AMD1：2017 Ultrasonics—Pulse-echo scanners—Part 1：Techniques for calibrating spatial measurement systems and measurement of point-spread function response；

（7）IEC 61391 - 2：2010 Ultrasonics—Pulse-echo scanners—Part 2：Measurement of maximum depth of penetration and local dynamic range；

（8）IEC 61685：2001 Ultrasonics—Flow measurement systems—Flow test object；

（9）IEC 61689：2022 Ultrasonics—Physiotherapy systems—Field specifications and methods of measurement in the frequency range 0,5 MHz to 5 MHz；

（10）IEC 62127 - 1：2022 Ultrasonics—Hydrophones—Part 1：Measurement and characterization of medical ultrasonic fields；

（11）IEC 62555：2013 Ultrasonics—Power measurement—High intensity therapeutic ultrasound（HITU）transducers and systems。

二、超声设备的国内标准化组织

国家标准化管理委员会批准成立的相关专业标准化（分）技术委员会主要有：

全国医用电器标准化技术委员会医用超声设备分技术委员会（编号 SAC/TC10/SC2），

由国家药品监督管理局筹建及进行业务指导，负责专业范围为医用超声，其秘书处设在湖北省医疗器械质量监督检验研究院。

全国试验机标准化技术委员会无损检测仪器分技术委员会（编号 TC122/SC1），由中国机械工业联合会筹建及进行业务指导，在超声方面负责专业范围为超声波仪器及功能设备附件等，其秘书处设在辽宁仪表研究所。

全国声学标准化技术委员会超、水声分技术委员会（编号 TC17/SC4），由中国科学院筹建及进行业务指导，负责专业范围为超、水声，其秘书处设在中国科学院声学研究所。

医用超声设备相关现行国内标准主要有：

（1）GB 9706.7—2008《医用电气设备　第 2 - 5 部分：超声理疗设备安全专用要求》（注：新版 GB 9706.205—2020《医用电气设备　第 2 - 5 部分：超声理疗设备的基本安全和基本性能专用要求》已于 2020 年 7 月 23 日发布，将于 2023 年 5 月 1 日实施）；

（2）GB 9706.9—2008《医用电气设备　第 2 - 37 部分：超声诊断和监护设备安全专用要求》（注：新版 GB 9706.237—2020《医用电气设备　第 2 - 37 部分：超声诊断和监护设备的基本安全和基本性能专用要求》已于 2020 年 4 月 9 日发布，将于 2023 年 5 月 1 日实施）；

（3）GB 10152—2009《B 型超声诊断设备》；

（4）GB/T 7966—2009《声学　超声功率测量　辐射力天平法及性能要求》（注：新版 GB/T 7966—2022《声学　超声功率测量　辐射力天平法及其要求》已于 2022 年 3 月 9 日发布，2022 年 10 月 1 日实施）；

（5）GB/T 15261—2008《超声仿组织材料声学特性的测量方法》；

（6）YY 0109—2013《医用超声雾化器》；

（7）YY 0299—2016《医用超声耦合剂》；

（8）YY 0460—2009《超声洁牙设备》；

（9）YY 0592—2016《高强度聚焦超声（HIFU）治疗系统》；

（10）YY 0767—2009《超声彩色血流成像系统》；

（11）YY 0830—2011《浅表组织超声治疗设备》；

（12）YY/T 0107—2015《眼科 A 型超声测量仪》；

（13）YY/T 0108—2008《超声诊断设备 M 模式试验方法》；

（14）YY/T 0448—2019《超声多普勒胎儿心率仪》；

（15）YY/T 0449—2018《超声多普勒胎儿监护仪》；

（16）YY/T 0593—2015《超声经颅多普勒血流分析仪》；

（17）YY/T 0642—2014《超声　声场特性　确定医用诊断超声场热和机械指数的试验方法》；

（18）YY/T 0644—2008《超声外科手术系统基本输出特性的测量和公布》；

（19）YY/T 0749—2009《超声　手持探头式多普勒胎儿心率检测仪　性能要求及测量和报告方法》；

（20）YY/T 0774—2019《超声骨密度仪》；

（21）YY/T 0750—2018《超声 理疗设备 0.5MHz～5MHz 频率范围内声场要求和测量方法》；

（22）YY/T 0865.1—2011《超声 水听器 第 1 部分：40MHz 以下医用超声场的测量和特征描绘》；

（23）YY/T 1090—2018《超声理疗设备》；

（24）YY/T 1142—2013《医用超声设备与探头频率特性的测试方法》；

（25）YY/T 1279—2015《三维超声成像性能试验方法》；

（26）YY/T 1419—2016《超声 准静态应变弹性性能试验方法》；

（27）YY/T 1480—2016《基于声辐射力的超声弹性成像设备性能试验方法》；

（28）YY/T 1601—2018《超声骨组织手术设备》；

（29）YY/T 1659—2019《血管内超声诊断设备通用技术要求》；

（30）YY/T 1749—2020《基于外部振动的肝组织超声弹性测量设备》。

三、超声设备的检验标准及条款解读

选取了部分较重要且典型的超声设备检验标准：

（1）GB 9706.205—2020《医用电气设备 第 2–5 部分：超声理疗设备的基本安全和基本性能专用要求》；

（2）GB 9706.237—2020《医用电气设备 第 2–37 部分：超声诊断和监护设备的基本安全和基本性能专用要求》；

（3）YY/T 0642—2014《超声 声场特性 确定医用诊断超声场热和机械指数的试验方法》。

对以上 3 份超声设备检验标准的条款解读如下：

（一）GB 9706.205—2020《医用电气设备 第 2–5 部分：超声理疗设备的基本安全和基本性能专用要求》[1-10]

1. 标准条款解读

 条款

201.1.1 范围

替代：

本部分适用于 201.3.216 所定义的超声理疗设备的基本安全和基本性能。以下简称 ME 设备。

本部分仅涉及使用单一平面非聚焦圆形换能器作为治疗头的超声理疗设备，其产生的静态声束垂直于治疗头端面。

本部分也适用于对疾病、损伤或者残疾进行补偿或缓解的超声理疗设备。

在组合式设备的情况下（例如，设备另外增加了电刺激的功能或应用部分），这类设备也应符合所增加功能安全要求所涉及的专用标准的规定。

若章或条特定预期仅适用于 ME 设备，或仅适用于 ME 系统，则在章或条的标题和内容中加以说明。若未加说明，则章或条均适用于 ME 设备和 ME 系统。

本部分范围内的 ME 设备或 ME 系统预期生理功能中的固有危险，除了通用标准 7.2.13 和 8.4.1 之外，不包括在本部分的特殊要求中。

注：见通用标准的 4.2。

本专用标准不适用于：

——利用超声驱动工具的设备（例如，用于外科和牙科的设备）；

——利用聚焦超声脉冲波粉碎凝聚物诸如肾脏或膀胱结石的设备（碎石机）（参见 GB 9706.22）；

——利用聚焦超声波的超声理疗设备。

📢 条款解读

在使用标准前首先应确定标准的适用范围，本标准适用的超声理疗设备所配治疗头为"单一的、平面非聚焦的、圆形的"换能器。此类设备同时还需符合 YY/T 1090—2018 的要求。[1-11] 此标准不适用于 YY 0592—2016、YY 0830—2011、YY/T 0644—2008 和 YY 0460—2009 所涉及的相关设备。[1-12]

🔔 条款

201.3.202 附加头 attachment head

为改变超声波束特性而附加在治疗头上的附件。

📢 条款解读

不能只通过附加头几何形状来判定超声波束类型。

🔔 条款

201.3.203 波束不均匀性系数 beam non-uniformity ratio

最大有效值声压平方与有效值声压平方空间平均值的比值，其中空间平均在有效辐射面积内进行。

📢 条款解读

波束不均匀性系数测试结果与最大有效声压、有效辐射面积、总均方声压和栅格式扫描的单位面积有关。

🔔 条款

201.3.204 波束类型 beam type

三种超声声束描述性的分类：准直型、会聚型、发散型。

📢 条款解读

波束类型依据波束的有效面积系数 Q 进行分类[1-13][1-14]：当 $-0.05\text{cm}^{-1} \leq Q \leq 0.1\text{cm}^{-1}$ 时为准直型；当 $Q < -0.05\text{cm}^{-1}$ 时为会聚型；当 $Q > 0.1\text{cm}^{-1}$ 时为发散型。有效面积系数 Q 等于有效工作面积梯度除以距治疗头端面 0.3cm 处波束横截面积的商。

🔔 条款

201.3.205 占空比 duty factor

脉冲持续时间与脉冲重复周期之比。

🐾 条款解读

常见的超声理疗仪使用"通/断"或"开/关"等方式来实现超声波的间歇式发射，此方式可视为使用方波进行幅度调制输出。

🔔 条款

201.3.206 有效声强 effective intensity

由 $I_e = P/A_{ER}$ 给出的声强，在这里 P 是输出功率，A_{ER} 是有效辐射面积。

🐾 条款解读

有效声强为输出功率与有效辐射面积的比值，其中输出功率为时间平均值。

🔔 条款

201.3.207 有效辐射面积 effective radiating area

治疗头前端面 0.3 cm 处的波束横截面积 A_{BCS} (0.3)，乘以无量纲系数 1.354 的乘积。

🐾 条款解读

有效辐射面积为通过模型外推到治疗头前端面处的波束横截面积，即通过 3mm 处的波束横截面积乘以根据 YY/T 0750 所定义的无量纲系数，此系数在旧版 YY/T 0750—2009 中规定为 1.354，在现行 YY/T 0750—2018 中规定为 1.333。[1-13][1-14]

🔔 条款

201.3.208 输出功率 output power

超声理疗设备的治疗头在特定条件下，向特定媒质（最好是水）的近似自由场中所辐射的时间平均超声功率。

🐾 条款解读

不管超声采用何种调制发射方式，输出功率等于超声辐射力测量值在发射周期内的平均值。[1-15][1-16]

🔔 条款

201.3.209 脉冲持续时间 pulse duration

声压幅度首次超过基准值与声压幅度最后回到该基准值以下时，两者之间的时间间隔。基准值等于最小声压幅度与最大和最小声压幅度之差10%的两者之和。

🐾 条款解读

脉冲波可视为在连续波上使用方波进行调幅，为幅度调制波的一种，呈现发射和停止发射两种状态，而脉冲持续时间为一次发射状态的时间。

🔔 条款

201.3.210 脉冲重复周期 pulse repetition period

在连续脉冲或猝发脉冲时序中，两个相同时刻之间的时间间隔。

🔔 条款解读

即周期性波形同一特征重复时两者时间间隔绝对值。对于脉冲波，脉冲重复时间为发射时间和停止时间的总和。

🔔 条款

201.3.211　额定输出功率 rated output power

在额定网电压，控制端设置在产生最大输出功率的状态下，设备的最大输出功率。

🔔 条款解读

一般为设置最大档位时超声功率计的直接读数。

🔔 条款

201.3.212　时间最大声强 temporal-maximum intensity

在调幅波的情况下，等于时间最大输出功率与有效辐射面积的比值。

🔔 条款解读

有效声强与输出功率对应，时间最大声强与时间最大输出功率对应。有效声强与时间最大声强的比值等于占空比。

🔔 条款

201.3.213　时间最大输出功率 temporal-maximum output power

根据 YY/T 0750—2009 的规定，在调幅波的情况下，是实际输出功率、时间峰值声压和有效值声压的函数。

🔔 条款解读

可视为在脉冲重复周期内功率输出的最大值。对于方波调制的脉冲波，其时间最大输出功率计算公式可以简化为输出功率除以占空比。

🔔 条款

201.3.214　*治疗头 treatment head

由超声换能器和将超声作用于患者的相关部件构成的组件。

🔔 条款解读

治疗头可能为超声换能器和电刺激电极二合一组件，也可能包含了其他附加头或者集成耦合膜。

🔔 条款

201.3.216　超声理疗设备 ultrasonic physiotherapy equipment

用于治疗目的，产生超声并作用于患者的设备。

🔔 条款解读

超声理疗设备基本上由一个高频电功率发生器和一个将高频电能转化成超声的换能器组成。发生器一般放置在主机内，也有部分可能放置在治疗头内。

🔔 **条款**

201.3.217　超声换能器 ultrasonic transducer

在超声频率范围内，将电能转化成机械能和/或相反将机械能转化成电能的装置。

📣 **条款解读**

对于常见的超声理疗仪，超声换能器通常为频率 1MHz 或 3MHz 的活塞式换能器。

🔔 **条款**

201.7.2.101　装置型号的特殊标记

a）设备的发生器应另外附加下列标记：

——以 MHz 为单位的声工作频率（低于 1MHz，以 kHz 为单位）。

——波形［连续、幅度调制（或脉冲）］。

——若是幅度调制（或脉冲），对每一项调制设置条件，提供输出波形的描述或图示，及脉冲持续时间、脉冲重复周期和占空比的数值。

b）发生器应附有永久性的铭牌，并给出唯一性的序列号以便于独立识别。

c）治疗头上应标注以 W 为单位的额定输出功率，以 cm^2 为单位的有效辐射面积，波束不均匀性系数，波束类型，预期的治疗头与设备特定发生器的匹配（若适用，见 201.7.9.2.1 的最后一项）和其唯一性的序列号。

📣 **条款解读**

对于设备的相关参数信息，应标记在操作者预期位置，用于提醒注意及提供对剂量的参考等。通过检查标记和文件来核实是否符合要求。此条款内容与 GB 9706.7—2008 规定的内容差异不大，需注意对脉冲波的描述方式改成了与 IEC 60601 - 2 - 5 一致，归类为幅度调制波。原脉冲波的输出波形可视为脉冲持续时间较短的幅度调制波。

🔔 **条款**

201.7.9.2　使用说明书

201.7.9.2.1　概述

增加：

说明书应包括下列内容：

——任何治疗头或附加头，以 kHz 或以 MHz 为单位的声工作频率，以 cm^2 为单位的有效辐射面积的信息；

——提示使用者关注周期性维护的需求，尤其是：

用户进行常规性能试验和校准的间隔；

对可能造成导电液渗入的治疗头裂纹的检查；

治疗头电缆和附加接头的检查；

——对安全操作必要步骤的建议，在应用部分是 B 型时，着重强调不适当的电气安装可能导致的安全危险；

——对设备可安全连接的电气安装类型，包括任何等电位导体连接的建议；

——使用者宜细心使用，避免粗鲁操作可能对治疗头性能特性造成不可逆的后果；

——治疗头异常处置情况一览表;

——慎重使用声明;

——可选配治疗头的信息;

——治疗头采用互换式设计,不可能规定专用发生器的应声明,并应描述实现互换的方法。

📢 条款解读

本标准针对超声理疗设备的说明书提出了相关要求。此条款内容与 GB 9706.7—2008 规定的内容差异不大。

🔔 条款

201.8.7.4.8 患者辅助电流的测量

增加:

针对换能器组件试验,应将应用部分浸入 0.9% 的生理盐水中。

201.8.8.3 电介质强度

增加列项:

aa)针对换能器组件试验,应将应用部分浸入 0.9% 的生理盐水中。

📢 条款解读

对比 GB 9706.7—2008,此条款内容为新增测试项目。测试时将被测治疗头与导线的一端同时浸入生理盐水中,导线的另一端连接测试设备进行相应的检测。

🔔 条款

201.10.102 *不需要的超声辐射

在下述条件下进行测量时,预期手持使用的治疗头,不需要的超声辐射的空间峰值时间平均声强(见 YY/T 0865.1—2011)应小于 100mW/cm²。

📢 条款解读

此条款是对操作者的保护,避免吸收过多不必要的声能量。尽管测试方法的原理和测量不能准确地测定声强的数值,但是所测的数据给出了治疗头侧面声能的指示。需注意,此处的空间峰值时间平均声强与 YY/T 0865.1—2011 规定的公式不同,直接采用声强公式对测得最大有效值声压值进行计算,计算公式为 $I_{spta} = p_{max}^2 / \rho c$。所用水听器的敏感单元应小于或等于 1mm 并进行校准。

🔔 条款

201.11.1.2.2 *不向患者提供热量的应用部分

增加:

在正常情况下,按试验条件 201.11.1.3.101.1 进行测量时,作用于患者的治疗头,其表面温度应不超过 43℃。

按试验条件 201.11.1.3.101.2 进行测量时,作用于患者的治疗头,其表面温度应不超过 50℃。

通过超声理疗设备的操作和 201.11.1.3.101 所述的温度试验，来核实是否符合要求。

📢 条款解读

对比 GB 9706.7—2008，此条款内容变化较大，分为模拟使用条件试验和静止空气条件试验。

模拟使用条件试验可选择试验方法 a）"试验判据基于接近体温的试验体模" 或试验方法 b）"试验判据基于温升测量"。这两种方法均需要使用试验体模，体模的构造和成分可参考 GB 9706.205—2020 附录 BB。测试布置可参考图 1 – 3（a），尽量采用薄膜或细线热电偶进行测量。需注意，当超声理疗设备采用闭环温度监控系统时或治疗头具备温度感知功能时，应采用方法 a），因为此时工作状态不一定与实际使用时一致。

进行静止空气条件试验时，将治疗头悬挂在静止的空气中，可以使用亚克力板制作的足够大的箱子来实现，如图 1 – 3（b）所示。或者将治疗头的应用部分置于环境实验箱内空气流通最小的固定位置处。测试时长（30min）和设置条件与模拟使用条件试验一致，推荐使用红外测温设备进行温度测试。

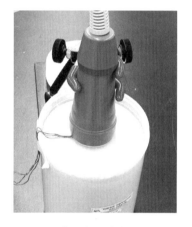
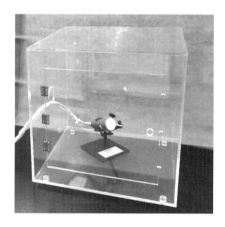

（a）模拟使用条件试验　　　　　　　　（b）静止空气条件试验

图 1 – 3　温升测试布置图

🔔 条款

201.11.6.5.101　对治疗头进液的防护

设备的治疗头应符合 GB/T 4208 的 IPX7 的要求。

按照 GB/T 4208 对治疗头包括连接电缆线的插口进行试验来核实是否符合要求。

201.11.6.5.102　对水压按摩头进液的防护

超声治疗用治疗头兼有水压按摩功能的，应能承受在治疗时所产生的最大压力。

按上述 201.11.6.5.101 进行试验来核实是否符合要求，试验条件是正常使用时所产生最大压力的 1.3 倍。

注：正常使用期间，预期不浸入水中的换能器组件的那一部分，在试验期间可以采取临时防护手段。

🔊 条款解读

治疗头防水等级应达到 IPX7，注意设备外部应标记 IPX7。试验按照 GB 4208 执行，IPX7 表示设备短时浸入液体时对进水有害效应的防护。预期不浸入水中的换能器组件其他部分，在试验期间可采取临时防护手段。

🔔 条款

201.12.1　*控制器和仪表的准确性

增加：

应规定涉及声输出数据和控制器的准确性。

201.12.1.101　应以仪表或校准的控制输出器件的形式，在控制面板上提供定量的指示装置，其应能直接读数或显示：

a）在连续波工作模式下，输出功率和有效声强；和

b）在调幅波工作模式下，时间最大声强和时间最大输出功率。

应根据 YY/T 0750—2009 的第 7 章进行测量来核实是否符合要求，上述测量应在随机文件所规定的预热时间后立即进行。

201.12.1.102　在 201.12.1.101 中所述的任何指示装置具有两个或更多的测量量程时，应提供一个清晰和可靠的量程指示。

201.12.1.103　在 201.12.1.101 中所述的任何输出功率指示与实际值的偏差，应在实际值的 ±20% 范围内。

201.12.1.104　在 201.12.1.101 中所述的任何有效声强指示与实际值的偏差，应在实际值的 ±30% 范围内。

201.12.1.105　在 201.7.2.101 c）中所述的有效辐射面积与实际值的偏差，应在实际值的 ±20% 范围内。

🔊 条款解读

对比 GB 9706.7—2008，此条款内容变化不大，只是对于偏差的规定更加明确具体。因为输出功率和有效辐射面积的测量结果都存在偏差，两者的商的偏差会相应增大，所以对于有效声强的偏差要求为 ±30%。相比 GB 9706.7—2008 中规定"任何功率指示与实际值的偏差，应在实际值的 ±20% 范围内"更为合理。尽管 201.12.1.104 未对时间最大声强进行明确说明，但是根据 201.12.1.101b），任何时间最大声强指示与实际值的偏差也应在实际值的 ±30% 范围内。测量应在随机文件所规定的预热时间后立即进行。

🔔 条款

201.12.4.4　不正确的输出

增加：

制造商提供的任何治疗头或附加头的最大有效声强应不超过 $3W/cm^2$，本要求适用于正常状态和任何单一故障状态。

🔊 条款解读

此条款认为 $3W/cm^2$ 是一个合理选定的最大值。对于临床需要大于 $3W/cm^2$，可参考

YY 0830—2011 等标准。

🔔 条款

201.12.4.4.101 *输出控制装置

设备应配备有一种方式（一种输出控制装置），来确保将输出功率降至额定输出功率的 5% 以下。

📢 条款解读

所有设备适合于低功率下对患者的治疗，并考虑不正确输出的情况。通过额定输出功率的测量，来核实是否符合要求。

🔔 条款

201.12.4.4.102 *电源波动时的输出稳定性

电网电压波动 ±10% 时，输出功率的变化应在 ±20% 范围内。不准许通过对设备的再次手动调节来满足该要求。

📢 条款解读

防止使用过程中可能遇到的电源电压波动造成过度的输出变化。在 90% 、100% 、110% 电网电压条件下，通过额定输出功率的测量，来核实是否符合要求。

🔔 条款

201.12.4.4.103 *定时器

设备应配备有可调定时器，在预定时间到达后断开输出。定时器的量程应不超过 30 min，准确度要在设定值的 ±10% 范围内。

📢 条款解读

对比 GB 9706.7—2008，此条款对于时间的准确性描述更为统一，同时对 5min 内的定时准确性的要求也相应提高了。需注意超声输出定时器的量程应不超过 30min，特别是对带有电刺激功能的组合式设备应避免混淆。

🔔 条款

201.12.4.4.104 *辐射场的均匀性

制造商提供的任何治疗头或附加头的波束不均匀性系数应不超过 8.0。

📢 条款解读

对于不均匀的辐射场，在超声声强中过度的局部峰值可能造成安全危险。根据 YY/T 0750/IEC 61689，通过测量"有效辐射面积 A_{ER}、栅格式扫查的单位面积 s^2、最大均方根声压 p_{max} 和总均方声压 pms_t"，由公式（1-1）计算波束不均匀性系数 R_{BN}。尽管将 p_{max} 和 pms_t 归诸为声压或声压平方参数，但确定 R_{BN} 值只需要计算两者的比值，因此不要求已知水听器电缆末端有载灵敏度。

公式（1-1）中 $pms_t \cdot s^2$ 取所有平面上测试结果的均值，因此公式（1-1）可表示为公式（1-2）。根据 IEC 61689：2007，此均值由公式（1-3）计算，即取在距治疗头

0.3cm 处的平面和 z_N 平面上栅格式扫描面积内计算结果的平均值。但由于 pms_t 和 s^2 的乘积与声功率有关,理想情况下是不会随与治疗头的距离变化而变化的。

$$R_{BN} = \frac{p^2_{max} A_{ER}}{pms_t \cdot s^2} \tag{1-1}$$

$$R_{BN} = \frac{p^2_{max} A_{ER}}{pms_t \cdot s^2} \tag{1-2}$$

$$\overline{pms_t \cdot s^2} = \frac{1}{2}\{[pms_t\ (0.3)\ \times s^2\ (0.3)] + [pms_t\ (z_N)\ \times s^2\ (z_N)]\} \tag{1-3}$$

对超声声强中过度的局部峰值可能造成的安全危险,需加以避免,见 YY/T 0750—2009 附录 F。标准中确定极限值为 8 的理由如下:

——超声理疗的剂量(输出、持续时间和频率)基于遵循理论预期的超声波束特性。目前难以明确评估治疗的剂量,相应地理想的 R_{BN} 值为 4 是较适宜的,将 R_{BN} 的理论值乘上系数 2 似乎是较为合理的。

——对会聚型换能器,在物理治疗中目前不采用,换能器聚焦后,R_{BN} 很容易超过 8。

——定性而言,从理论上加以考虑,R_{BN} 值大于 8 是完全没有道理的。

——能够计算出,R_{BN} 等于 8 时(限定值)在最大允许设置($3W/cm^2$)的最大声压 1MPa 下,空间峰值时间峰值声强(I_{sptp})为 $48W/cm^2$,空间峰值时间平均声强(I_{spta})为 $24W/cm^2$,可以预期在更高的数值下将引起不希望的生物效应。

🔔 条款

201. 12. 4. 4. 105 输出的时间稳定性

在最大输出功率和额定电网电压,23℃ ±3℃ 水温条件下,连续工作 30min 的期间内,输出功率应稳定在其初始值 ±20% 的范围内。

📣 条款解读

此条款主要防止长时间使用导致过热等情况造成过度的输出变化。对比 GB 9706.7—2008,此条款将"连续工作 1h"修改为"连续工作 30min",与定时器的最大量程相对应。

🔔 条款

201. 12. 4. 4. 106 *声工作频率

声工作频率应符合 YY/T 0750—2009 的要求。

📣 条款解读

本要求尽管未写明具体的偏差要求值,但在 YY/T 0750—2009 条款 5d)中要求频率的偏差在 ±10% 范围内,此准确度对治疗应用领域而言是足够的。将水听器置于声场中,在距治疗头端面产生峰值有效值声压位置处测量,参照 YY/T 0865.1—2011 和 YY/T 0750 中规定的试验方法进行。

🔔 条款

201.15.4.1 *连接器的构造

增加列项：

aa）治疗头的连接电缆，分别在连接治疗头和设备的接头处，或连接插头处，应具备防护过度弯曲的能力。

📣 条款解读

在实际使用中，治疗头的连接电缆可能被持续弯曲，故必须对过度弯曲有适当防护。

2. 标准实施过程中的常见问题及解决对策

GB 9706.205—2020 为超声理疗设备的专门安全标准，相比 GB 9706.7—2008 变化的内容不是很大。在实施过程中可能会遇到如下问题：原宣称输出波形为脉冲波的超声理疗仪需要更改为幅度调制波（脉冲波）；原探头温升能通过 GB 9706.7—2008 测试，但无法通过 GB 9706.205—2020 测试，需要增加温度传感器或者降低功率等；原声强准确性无法达到 GB 9706.7—2008 要求，而按照 GB 9706.205—2020 则可能通过测试。

（二）GB 9706.237—2020《医用电气设备 第 2-37 部分：超声诊断和监护设备的基本安全和基本性能专用要求》[1-17]

1. 标准条款解读

🔔 条款

201.1.1 *范围

替代：

本标准适用于 201.3.217 所定义的超声诊断设备（以下简称 ME 设备）的基本安全和基本性能。

若章或条特定预期仅适用于 ME 设备，或仅适用于 ME 系统，则在章或条的标题或内容中加以说明。若未加说明，则章或条均适用于 ME 设备和 ME 系统。

本标准范围内的 ME 设备或 ME 系统预期生理功能中的固有危险，除了本标准 7.2.13 和 8.4.1 之外，不包括在本标准的特殊要求中。

注：又见本标准的 4.2。

本标准不适用于超声治疗设备。然而与其他医疗程序联系在一起，使用超声对人体结构成像或诊断的设备包括在内。

📣 条款解读

超声诊断设备是为医学诊断使用超声对人体监测检查的医用电气设备。常见设备有 B 型超声诊断设备、超声彩色血流成像系统、超声经颅多普勒血流分析仪、超声多普勒胎儿监护仪、超声多普勒胎儿心率仪等。

🔔 条款

201.3.202 复合工作模式 combined-operating mode

由一种以上的单一工作模式组合而成的超声诊断设备工作模式。

🔊 条款解读

例如彩超的 Color 模式、B + PW 模式等。

🔔 条款

201.3.204　默认设置 default setting

开机、选择新患者或从非胎儿应用改变至胎儿应用时，超声诊断设备进入预置的指定状态。

🔊 条款解读

例如彩超选择应用部位后直接进入的设备预置状态，设备自动进行的重新设置。

🔔 条款

201.3.205　单一工作模式 discrete-operating mode

超声诊断设备中超声换能器或超声换能器阵元组的激励方式所决定的工作模式只适用于一种诊断方式。

🔊 条款解读

例如彩超的 B 模式、PW 模式等。

🔔 条款

201.3.206　声输出的全软件控制 full software control of acoustic output

超声诊断设备管理声输出的方式，不取决于直接的操作者控制。

🔊 条款解读

例如胎儿监护仪无法更改输出功率，也无法更改脉冲发射频率等。

🔔 条款

201.3.207　体内换能器组件 invasive transducer assembly

换能器的整体或一部分，经由身体孔洞或经由身体体表进入体内。

🔊 条款解读

实例包括：经阴道、经食管（TEE）、经直肠进入的腹腔镜和其他类似的腔内探头。

🔔 条款

201.3.208　机械指数 mechanical index

表示潜在空化生物效应的显示参数。

🔊 条款解读

机械指数与衰减后峰值稀疏声压成正比，与声工作频率成反比。需注意，计算结果与断点深度无关。[1-18]

🔔 条款

201.3.209　多用途超声诊断设备 multi-purpose ultrasonic diagnostic equipment

有一种以上临床应用的超声诊断设备。

🔖 条款解读

彩超属于多用途超声诊断设备，胎儿心率仪则不属于。

🔔 条款

201.3.210 非扫描模式 non-scanning mode

超声诊断设备的一种工作模式，其一组声脉冲序列激励的超声扫描线位于相同的声学路径上。

🔖 条款解读

例如彩超的 PW 模式，探头上的某个阵元组不断发射超声脉冲，不需切换下一个阵元组。

🔔 条款

201.3.212 扫描模式 scanning mode

超声诊断设备的一种工作模式，其一组声脉冲序列激励的超声扫描线位于不同的声学路径上。

🔖 条款解读

例如 B 超的 B 模式，探头上的一个阵元组发射完就到下个阵元组发射超声脉冲，多个阵元组按一定的序列轮流进行发射。

🔔 条款

201.3.214 热指数 thermal index

指定点处衰减后输出功率，与在指定组织模型条件下，使该点温度上升 1℃ 所需要的衰减后输出功率数值的比值。

🔖 条款解读

计算方法见 YY/T 0642—2014。热指数主要分为骨热指数（201.3.201）、颅骨热指数（201.3.203）、软组织热指数（201.3.213）。骨热指数是指用于胎儿（第二孕程和第三孕程）的热指数，在这些应用中超声波束穿透软组织，聚焦区域紧靠在骨的附近。颅骨热指数是指诸如对未成年人和成年人颅骨或新生儿头部等应用的热指数，在这些应用中超声波束穿透靠近波束的骨组织进入人体。软组织热指数是指用于软组织的热指数。

🔔 条款

201.3.215 换能器组件 transducer assembly

超声诊断设备的一部分，由超声换能器和/或超声换能器阵元组，包括所有的集成部件，如声透镜或一体化的匹配层组成。

🔖 条款解读

超声探头及其外围组成部分的总称。

🔔 条款

201.3.216 发射图案 transmit pattern

指定的一组换能器声束成型特征（由发射孔径大小、变迹形状、横过孔径的相对时序/相序延迟模式，决定了指定的聚焦长度和方向）和指定的一种形状固定但幅度可变的电激励波形的组合。

🕪 条款解读

可理解为使用水听器将发射声场中每一个空间位置上的幅度等信息进行记录，然后以图像反映发射波形、发射方式、发射过程等情况信息。

🔔 条款

201.3.217 超声诊断设备 ultrasonic diagnostic equipment

用于超声医学检查的医用电气设备。

🕪 条款解读

此标准条款对超声监护设备同样适用。

🔔 条款

201.3.218 超声换能器 ultrasonic transducer

在超声频率范围内，将电能转换成机械能和/或相反地将机械能转换成电能的装置。

🕪 条款解读

一般是指超声探头声能转换的部分，区别于内窥镜的光学镜头。

🔔 条款

201.3.220 每根超声扫描线的脉冲数 number of pulses per ultrasonic scan line

沿着特定超声扫描线行进的声脉冲数量。

🕪 条款解读

超声探头通常会以一定的序列方式发射脉冲信号[1-19]，如图 1-4 所示，使用水听器在探头的中心轴处接收探头发射的超声脉冲信号，可在示波器中看到超声脉冲以一定的方式进行排列。全部阵元组发射一次为一个扫描帧，单个阵元组为一个扫描线，某个阵元组在一帧内发射的脉冲个数即为每根超声扫描线的脉冲数。该数量值用于水听器测量中任何超声脉冲的时间平均参数值的计算。

下文是每根超声扫描线的脉冲数和超声扫描线数的实例（";"表示一帧的结束）：

1234；1234；1234；… $n_{pps}=1$；$n_{sl}=4$

11223344；11223344；… $n_{pps}=2$；$n_{sl}=4$

111222333444555666777；111222333444555666777；… $n_{pps}=3$；$n_{sl}=7$（如图 1-4 所示）

需注意，在一帧中每根线中的脉冲可能是不连续的，例如：11223344111222333444；11223344111222333444；… $n_{pps}=5$；$n_{sl}=4$。在一帧中所有的扫描线可能有不同的 n_{pps} 数值，例如：122334；122334；… 平均 $n_{pps}=1.5$；最大 $n_{pps}=2$；最大 $n_{sl}=4$。

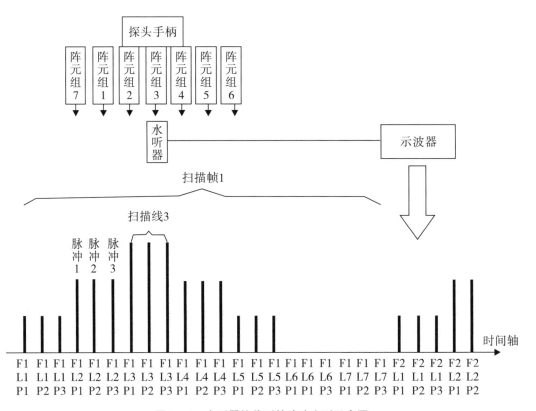

图 1-4 水听器接收到的脉冲序列示意图

🔔 条款

201.7.2.9 IP 分类

增加：

若规定的 IPX 分类仅适用于换能器组件的一部分，则对换能器组件上的 IPX 编码标记不作要求。

📣 条款解读

在 201.11.6.5 条款中要求换能器组件应至少符合 IPX1 的要求，因此在外部应有 IPX 分类标记。如果防水部分只适用于超声探头与患者接触的部分，则可不用 IPX 分类标记，但应在说明书中对探头特定部分的防水处理进行说明。

🔔 条款

201.7.2.13 *生理效应（安全标志和警告说明）

增加：

对体内换能器组件在单一故障状态下限制表面温升不超过 43℃ 所采用方式的描述，应根据第 12 章的要求给出。

📣 条款解读

过高的超声能量水平会导致经食道的探头温度过高，容易引起患者不适，甚至造成组织灼伤，但通常医生无法及时感知，因此能显示当前温度就显得尤为重要。体内换能器，特别是经食管探头，表面温升不应超过43℃。关于控温，不仅需要通过风险管理和可用性工程进行控制，还应在说明书中明确，同时还应按照 GB 9706.1—2020 中的 7.5 章要求进行标记。

🔔 条款

201.7.2.101　*声输出

超声诊断设备产生声输出水平的能力属201.12.4.2范畴，且允许操作者直接改变声输出水平时，调节控制器件改变声输出水平的效果应清晰表明，标记应具有主动显示属性。

应根据201.12的要求给出热指数和机械指数的显示，并同时公布201.7.9和201.12所涉及的准确性。

显示的与超声输出水平（201.12）相关的信息，包括所显示指数的全称或缩写，从操作者的位置观察应清晰可见。

📣 条款解读

相比 GB 9706.9—2008，本标准对机械指数（MI）和热指数（TI）数值显示的要求更加明确。当 MI 和 TI 的值存在大于1.0的可能性时，应显示当前的热指数和机械指数，并在说明书中公布数值的准确性。由于技术的发展，一般情况下黑白超的 MI 和 TI 预期值均可做到小于1.0，而彩超由于应用的需要，能量的水平会较高，即 MI 和 TI 的值较易超过1.0。

对于超声诊断设备，通过单个控制手段改变声输出的幅度，同时其他参数不变（如工作周期等），操作者应在某种程度上理解该控制器件的操作对装置有效使用的影响。本要求强调了需要向操作者有效地指示影响超声输出水平的控制器件（或多个控制器件）状态，以及操纵该直接控制器件增大或减小输出需要采取的动作。

🔔 条款

201.7.9.2.2　*警告和安全须知

增加：

超声诊断设备产生声输出水平的能力属201.12范畴，应根据附录 CC 的指南，向操作者给出如何理解超声辐照参数、热指数（TI）和机械指数（MI）的信息。

当超声诊断设备的应用部分是 B 型应用部分时，应给出安全操作的必要步骤，着重强调不适当的电气安装可能导致的安全危险。

应给出换能器组件安全使用的说明，尤其是针对其预期应用领域，确保选择正确的超声诊断设备类型的说明。对预期腔内使用的换能器组件，若激励换能器组件时，不符合电磁兼容的要求，可能对环境中的其他设备造成有害的干扰时，则在说明书中给出警告，并规定不得在患者体外激励换能器组件。若制造商声明降低试验级别，则在随机文件中应给出包括干扰其他设备的识别方法和缓解干扰的手段。

在与高频（HF）手术设备一起使用时，若超声诊断设备或部件提供了对患者灼伤的防护手段，应给出提示。若无此类防护手段，应在随机文件中给出提示，还应给出在高频手术中，中性电极连接失效时，与降低灼伤危险相关的换能器组件定位和使用方面的建议。

超声诊断设备产生声输出水平的能力属 201.12.4.2 范畴时，应给出慎重使用声明。

对操作者可以通过改变超声诊断设备的运行，涉及与超声输出相关的任何显示或手段，应予以说明。

对操作者可以通过改变超声诊断设备的运行，涉及与经食管使用的体内换能器组件表面温度相关的任何显示或手段，应予以说明。

应给出在正常使用或性能评估时，对换能器组件可浸入水或其他液体中那一部分的说明。

应给出建议，提示操作者关注常规测试和定期维护，包括将换能器组件浸入导电液体检查裂纹。

应给出避免非预期的控制器件设置和声输出水平的说明。

根据 201.12.4.5.1 选定的声输出限制应在随机文件中公布，对多用途超声诊断设备应对每个应用领域公布其声输出限制。

在使用除颤器之前，应将经食道探头与患者分离。

预期插入患者的换能器组件的外表面部分宜加以检查，确保不存在可能造成伤害的粗糙表面、锐边或突出角。

随着家庭护理中超声诊断设备使用的增多，要特别关注向这类用户提供信息，其处理方式要在风险管理文档中文件化，参见 IEC 60601 - 1 - 11。

🕮 条款解读

本标准针对超声诊断和监护设备的说明书提出了相关要求。通过检查随机文件来核实是否符合要求。随机文件不限于使用说明书，还包括随附的光盘等。

书面指示、预编程特定应用的默认数值，是针对不同临床应用，向操作者提示适当超声输出水平的适当方式。

🔔 条款

201.7.9.3.101　关于声输出水平的技术数据

对每一种模式，提供每一个热指数和机械指数的最大值，这些数据应遵循表 201.103 的要求提供，并在随机文件中列出。

对换能器组件和超声仪器主机，满足 201.12.4.2a）和 b）所述的所有豁免条件，在随机文件中所公布的信息应声明：针对所有的装置设置条件，热指数和机械指数均小于或等于 1.0。

🕮 条款解读

相比 GB 9706.9—2008，此条款变化较大。MI 和 TI 需要根据 YY/T 0642—2014 重新计算，特别是 TI，相比 GB 9706.9—2008 中的声输出表格，在扫描和非扫描模式的基础上增加了"体表处"和"体表下"的要求，见 GB 9706.237—2020 表 201.103。该表中操作模式可以被解读为任何单一工作模式（如 B、M 等）和任何复合工作模式（如 B + D +

CFM 等）。表中 *TIS* 和 *TIB* 的最大指数值是"体表处"热指数分量值之和与"体表下"热指数分量值之和中的较大值；表中 *TIC* 的最大指数值是"体表处"扫描和非扫描模式的热指数分量值之和；表中 *MI* 的最大指数值是所有有效发射图案中最大的机械指数，即在复合操作模式中所有组成的单一操作模式机械指数分量值中的最大值。

🔔 条款

201.8.7.4.7　患者漏电流的测量

增加：

aa）针对换能器组件试验，应将应用部分浸入 0.9% 的生理盐水中。

201.8.7.4.8　患者辅助电流的测量

增加：

针对换能器组件试验，应将应用部分浸入 0.9% 的生理盐水中。

201.8.8.3　电介质强度

增加：

aa）针对换能器组件试验，应将应用部分浸入 0.9% 的生理盐水中。

201.8.9.3.4　热循环试验

在第一段末增加：

且，仅针对超声换能器组件，在这里 T_1 是：

——随机文件中规定的在清洗、消毒、灭菌、正常使用或贮存状态下，所允许的最高温度再加上 10℃。

🔊 条款解读

相比 GB 9706.9—2008，本标准对漏电流和电介质强度要求无变化，但增加了热循环试验。应用部分的表面通常由绝缘材料构成，漏电流和电介质强度测试时将换能器中与患者连接的部分浸没于盐水桶中，盐水部分可视为应用部分的患者连接，然后使用导线将盐水与测试仪器的应用部分测试头相连接。

当超声探头与人体长时间接触的位置存在使用粘胶填充的缝隙时，例如 B 超探头外壳与声窗硅胶之间的缝隙，属于 GB 4943.1—2011 中图 F.18 所述粘合接缝作为附加绝缘或加强绝缘的情况。当粘胶所起的绝缘作用失效时，同时由于 GB 9706.237—2020 要求将应用部分浸入 0.9% 的生理盐水中，导致电气间隙和爬电距离不存在。对于这种由固体绝缘化合物填充的空间，不仅需要考虑电介质强度测试，还需要考虑固体绝缘要求，从而增加探头的热循环试验。

🔔 条款

201.10.101　*超声能量

在本标准正文所述的风险管理过程中，制造商应强调与超声能量相关的风险。

通过检查风险管理文档来核实是否符合要求。

在信号采集停止时（例如"冻结"功能启动），应停止声输出。

🕮 条款解读

制造商应对超声能量进行风险管理，规定声能输出的限值，以确保其安全性。同时，应关注应用部分温度的风险管理过程。本标准虽未规定声能输出的允许水平上限值，但过高的能量必然会导致温升超限。图像冻结时，应能停止声输出，除了避免没必要的能量浪费外，还可避免探头温升过快可能导致的损坏。

🔔 条款

201.11.1.2.2 * 不向患者提供热量的应用部分

增加：

按 201.11.1.3.1.1 试验条件进行测量时，作用于患者的换能器组件，其与患者接触表面温度应不超过 43℃。

按 201.11.1.3.1.2 试验条件进行测量时，作用于患者的换能器组件，其与患者接触表面温度应不超过 50℃。

201.11.1.3.5 试验准则

在 201.11.1.3.3 所规定的试验期间，换能器组件应连续运行，最高温度或最大温升应不超过规定的极限值。

🕮 条款解读

相比 GB 9706.9—2008，本标准对温升要求变化不大。通过超声诊断设备的操作和 201.11.1.3 所述的温度试验来核实。需注意，患者接触表面不仅指辐射表面，还包括应用部分的任何部分，但电缆部分除外。

按 201.11.1.3.1.1 进行模拟使用条件试验时，可选择试验方法 a）"试验判据基于接近体温的试验体模"或试验方法 b）"试验判据基于温升测量"。将换能器组件的应用部分与试验体模声学耦合，并达到初始热平衡，如图 1-5 所示。试验应进行 30min，建议使用细热电偶在温度最高位置处测量温度。需注意，体外使用和体内使用的换能器所要求的初始温度或者温升是不同的，详见本标准中表 201.104。换能器组件预期在腔内使用时，换能器组件宜包埋在仿组织材料（TMM）中，包埋深度要确保即使再增大深度，对换能器组件表面温度的影响可忽略不计，常见体模见图 1-6。当超声换能器的表面是曲面时，需仔细操作，使整个曲面与模拟预期应用的模型接触良好，如图 1-7 所示。

超声诊断设备设置为使换能器组件的应用部分产生最高表面温度，具体条件建议与声输出表格进行对比，当出现不一致时，应再重复确认两者的设置条件。

按 201.11.1.3.1.2 进行静止空气试验时，将表面清洁的（无耦合剂）换能器组件悬挂在静止空气中，如图 1-8 所示。试验应进行 30min，或在操作者无法关闭自动输出维持或"冻结"功能时取其时间间隔的两倍。建议使用红外辐射法，在换能器组件应用部分表面产生最高温度的区域测量温度。需注意试验判据是基于温升测量，环境温度应为 23℃ ± 3℃，换能器组件的应用部分初始温度应与环境温度一致，在试验期间换能器组件的应用部分温升应不超过 27℃，最后得到的表面温度为测得的表面温升与 23℃之和。

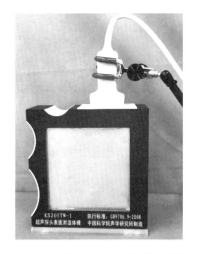

图 1-5 应用部分与试验体模声学耦合

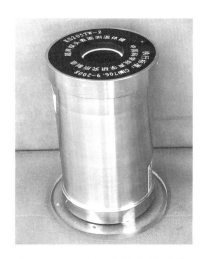

图 1-6 腔内探头表面测温体模

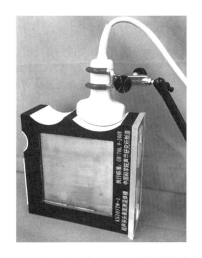

图 1-7 曲面应用部分与试验体模声学耦合

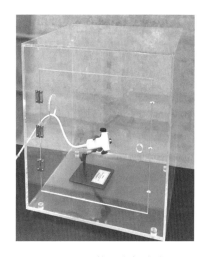

图 1-8 静止空气试验

🔔 条款

201.11.6.5 *水或颗粒物质侵入 ME 设备和 ME 系统

增加:

由制造商规定的在正常使用时,可能与操作者或患者接触的换能器组件中的那些部件,应满足防滴设备(IPX1)的要求,换能器组件的插头不应包括在本条要求中。

是否符合要求,通过 GB/T 4208 中第二位特征数字,数字 1 的试验来核实,将换能器组件按正常使用条件,包括任何电缆的连接进行试验,但不包括换能器组件与超声主机断开的情况。

由制造商规定的在正常使用时,预期浸入水中的换能器组件的部件,应满足防浸设备(IPX7)的要求。

⛿ 条款解读

在正常操作中，接触式扫描的超声换能器，其探头的敏感表面需与耦合剂接触，至少满足 IPX1 要求。而通过对应用领域的了解与探头的设计，预期制造商会规定在正常使用（包括清洗和消毒）中可以浸湿的探头部位，至少满足 IPX7 的要求。试验按照 GB/T 4208 执行，IPX1 表示设备对滴落液体进水有害效应的防护。

🔔 条款

201.12.1　控制器和仪表的准确性

增加：

应规定专用于声输出数据和控制器件的准确性，内容如下：

——表示热指数（TI）和机械指数（MI）的任何显示，见 201.7.9.2.2、201.7.2.101 和 201.12.4.2；

——技术数据，见 201.7.9.3.101。

预期用于经食管使用的体内换能器组件，应规定专用于其表面温度数据和控制器件的准确性，若提供，包括表面温度的任何显示，见 201.7.9.2.2 和 201.12.4.2。

⛿ 条款解读

此条款对提供数据的准确性提出了相应的要求，但并没有提出具体的偏差要求，制造商应进行评估。应按对应声输出功率和温度试验方法进行测试，并对不确定度进行评估。

🔔 条款

201.12.4.2　有关安全的指示

增加：

a）若超声诊断设备在任何工作模式下，其软组织热指数、骨热指数，或预期用于经颅或新生儿头部应用的超声诊断设备的颅骨热指数，不具备超过 1.0 的能力，则不需显示热指数（参见附录 AA 关于 201.7.2.101 的内容）。

注：若在所有的工作条件下，同时满足 $f_{awf} < 10.5\text{MHz}$，$A_{aprt} < 1.25\text{cm}^2$，输出功率除以 -12dB 输出声束面积的数值小于 20mW/cm^2，空间峰值时间平均声强（I_{spta}）小于 100mW/cm^2 的超声诊断设备，预期其热指数不超过 1.0。因而符合 201.12.4.2a）所列的要求。

b）若超声诊断设备在任何工作模式下，其机械指数不具备超过 1.0 的能力，则不需显示机械指数。

注：若在所有的工作条件下，满足 $f_{awf} > 1.0\text{MHz}$，峰值稀疏声压（p_r）小于 1Mpa 的超声诊断设备，机械指数不具备超过 1.0 的能力。因而符合 201.12.4.2b）所列的要求

c）若超声诊断设备的软组织热指数、骨热指数，或预期用于经颅或新生儿头部应用的超声诊断设备的颅骨热指数，具备超过 1.0 的能力，则在启动任何工作模式时，应具备向操作者显示软组织热指数（在数值超过 0.4 时）、骨热指数（在数值超过 0.4 时）或颅骨热指数（在数值超过 0.4 时）的能力，但在该工作模式下，不需同时显示这三者。

d）若超声诊断设备仅预期用于成人颅骨，则热指数的显示，在其超过 0.4 且具备超

过 1.0 的能力时,仅需包括颅骨热指数的显示。

e) 若超声诊断设备在任何工作模式下,其机械指数具备超过 1.0 的能力,则在该工作模式下,其数值等于或超过 0.4 时,应显示机械指数。

f) 超声诊断设备应允许操作者同时显示热指数〔根据上述 a)、c) 和 d) 的要求〕和机械指数〔根据上述 b) 和 e) 的要求〕。

g) 若显示〔见 a) 至 f)〕,则在整个显示量程内,热指数显示的增量应不超过 0.2。

h) 若显示〔见 a) 至 f)〕,则在整个显示量程内,机械指数显示的增量应不超过 0.2。

i) 若超声诊断设备预期经食管使用,其表面温度具备超过 41℃ 的能力,则在表面温度超过 41℃ 时,应显示表面温度或应向操作者提供其他的指示(见 201.11.1.3)。

🖘 条款解读

相比 GB 9706.9—2008,此条款要求变化不大,仅对原条款内容进行更加明确的表述。此条款主要针对机械指数和热指数的显示进行了规定。当机械指数和热指数在各种设置条件下不可能超过 1.0 时,则不需要显示指数,否则需要显示。但不显示指数并不意味着无须公布声输出报告表格。特别对于监护仪设备,不在 201.12.4.2 中两个"注"预期范围内时,例如当频率 <1MHz 或者面积 ≥1.25cm^2 时需要公布声输出报告表格。机械指数和热指数的计算见 YY/T 0642—2014。若在全部工作条件下,同时满足 1.0MHz < f_{awf} < 10.5MHz,A_{aprt} < 1.25cm^2,输出功率除以 −12dB 输出声束面积的数值小于 20mW/cm^2,空间峰值时间平均声强(I_{spta})小于 100mW/cm^2,峰值稀疏声压(p_r)小于 1Mpa 的超声诊断设备,可免于公布声输出表格。

🔔 条款

201.12.4.3 过量输出值的意外选择

替代:

a) 针对设计允许声输出全软件控制的超声诊断设备,在开机、键入新患者身份数据或从非胎儿转成胎儿应用时,超声诊断设备应进入适当的默认设置状态,这些默认设置的数值应由制造商确定,但可允许操作者重新设置。

b) 针对设计不允许声输出全软件控制的多用途超声诊断设备,在开机、键入新患者身份数据或从非胎儿转成胎儿应用时,超声诊断设备应提示操作者去核查(适当时,重置或更改)声输出和所显示的机械指数和/或热指数。

🖘 条款解读

声输出的全软件控制是指设备确定声输出量值的方式,不取决于直接的操作者控制。通过检查设置和说明书来核实是否符合要求。

🔔 条款

201.13.1.2 *喷射、外壳变形或超温

在第三个破折号后增加:

若按通用标准 12.3 所述,向操作者提供了报警或指示,表明单一故障状态将引起温

升。作为例外，在单一故障状态下，体外使用的换能器组件，应用部分的温度可以高出 201.11.1.2.2 所规定数值的 5℃ 以内。

🔔 条款解读

按 201.11.1.3 的方法进行测量，应用部分的温度超过规定的容许值时，存在一种例外：对应用于皮肤表面的超声探头，如采用符合 YY 0709 的报警系统对单一故障状态将引起的温升进行报警，则可高出 201.11.1.2.2 所规定数值的 5℃ 以内。

2. 标准实施过程中的常见问题及解决对策

GB 9706.237—2020 为超声诊断和监护设备的安全专标，相比旧版标准 GB 9706.9—2008 变化不是很大。在实施过程中可能会遇到如下问题：原声输出表格需要更换为新版标准中的表 201.103 声输出报告表格；对于监护仪明确声输出能量不在条款 201.12.4.2 中两个"注"预期范围内的，需公布声输出报告表格等。

（三）YY/T 0642—2014《超声 声场特性 确定医用诊断超声场热和机械指数的试验方法》[1-18]

1. 标准条款解读

🔔 条款

1 范围

本标准适用于医用诊断超声场。

本标准规定了：

——有关诊断超声场热和非热的参数；

——理论组织—等效模型中，由超声吸收引起的，与温升相关的辐照参数的确定方法；

——适用于特定非热效应的辐照参数的确定方法。

📢 条款解读

建议与 YY/T 0865.1—2011 配合使用。

🔔 条款

3 术语和定义

3.4 声工作频率 acoustic working frequency

声信号频谱图中，幅度较峰值幅度低 3dB 处对应最宽的间隔频率 f_1 和 f_2 的算术平均。

📢 条款解读

IEC 62359：2010 + AMD1：2017 中把声工作频率定义为基于观测放置在声场中的水听器输出的声信号的频率，其位于声束轴上，在断点更远处，对应最大脉冲声强积分深度 z_{pii} 处。对连续波系统采用过零声工作频率法确定，而对脉冲波系统采用频谱分析法确定。表 1-1 中第 2 列是通过示波器对每一个深度的波形进行傅里叶变换，计算出在声压频谱图中幅度从最高点两边首次下降 3dB 所对应的两个频率 f_1 和 f_2，对这两个频率进行算术平均得到的算术平均声工作频率。具体计算可参考 YY/T 0865.1—2011。声工作频率如无特别声明，一般是指脉冲声强积分（表 1-1 第 4 列）最大值所对应的表 1-1 第 2 列中的算术平均声工作频率。

🔔 条款

3.38　峰值稀疏声压 peak-rarefactional acoustic pressure

在声波重复周期内，声场中或指定平面处负值瞬时声压绝对值的最大值。

📢 条款解读

峰值稀疏声压也叫峰值负声压，用正数表示，如表 1-1 第 3 列所示。水听器接收水中声信号并转换成电信号，然后输入至示波器。示波器中获得波形中的每个数据点均包含了声压信息，根据瞬时声压值公式 $p(t) = u_L(t)/M_L(f_{awf})$，将波形的电压幅度值除以水听器的灵敏度即可得到对应的瞬时声压值，其中灵敏度 $M_L(f_{awf})$ 是水听器对每个频率点的响应值。但如此计算瞬时声压的前提是所采集的时域信号为窄带宽数据或者水听器具有极平坦的响应，否则可参考水听器的反卷积流程，见 YY/T 0865.1—2011 附录 D。连续波系统的声信号属于窄带宽数据，一般选用针式水听器，而超声诊断系统的探头所发射的超声脉冲频率范围较广，一般建议选用频率响应曲线较为平坦的膜式水听器。各种水听器频率响应曲线对比如图 1-9 所示。

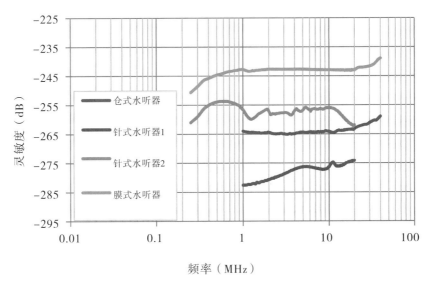

图 1-9　各种水听器的频率响应曲线（后附彩图）

🔔 条款

3.42　脉冲声强积分 pulse-intensity integral

声场中特定点上的瞬时声强，在整个声脉冲波形内的时间积分。

📢 条款解读

根据定义，瞬时声强对整个声脉冲波形内的时间积分表示为公式（1-4）：

$$pii = \int_{t_2}^{t_1} I(t)^2 dt \qquad (1-4)$$

公式中 t_1 和 t_2 分别为脉冲中声强的时间积分值达到脉冲声强积分 10% 和 90% 的时间，而脉冲持续时间则为所对应时间间隔（$t_2 - t_1$）的 1.25 倍，如表 1-1 第 5 列所示。

在假定平面前进波传播合理的条件下，瞬时声强为公式（1-5）：

$$I(t) = p(t)^2/\rho c \qquad (1-5)$$

式中 ρ 和 c 分别为水的密度和声速。公式（1-5）代入脉冲声强积分公式，可得到公式（1-6）：

$$pii = \int_{t_2}^{t_1} I(t)^2 dt = \frac{\int_{t_2}^{t_1} p(t)^2 dt}{\rho c} = \frac{ppsi}{\rho c} \qquad (1-6)$$

从而将声强的积分计算转换成了声压的积分计算。结合水听器灵敏度，每次示波器抓取波形时即可计算出当前超声脉冲的脉冲声强积分，如表 1-1 中第 4 列所示。从公式（1-6）中可以得出脉冲声强积分和脉冲声压平方积分的关系，后者是 YY/T 0865.1—2011 表述过程中的基本参数。

🔔 条款

3.1　声衰减系数 acoustic attenuation coefficient

用于计算换能器外表孔径和特定点之间组织超声衰减的系数。

📣 条款解读

此处所称"声衰减系数"是在声衰减系数与频率呈线性关系的情况下，声衰减与频率关系的斜率。结合声衰减系数 α、声频率 f_{awf}、换能器外表孔径和特定点之间的距离 z，根据衰减模型得出系数 $10^{(-\alpha z f_{awf}/20)}$ 和 $10^{(-\alpha z f_{awf}/10)}$，如表 1-1 第 6 列所示。测量结果乘以该系数即可得到衰减后的值，如衰减后输出功率 $P_\alpha(z) = P \cdot 10^{(-\alpha z f_{awf}/10)}$，衰减后脉冲声强积分 $pii_\alpha(z) = pii \cdot 10^{(-\alpha z f_{awf}/10)}$，衰减后空间峰值时间平均声强 $I_{spta,\alpha}(z) = I_{spta} \cdot 10^{(-\alpha z f_{awf}/10)}$。同理，可得出系数 $10^{(-\alpha z f_{awf}/20)}$ 用于计算衰减后峰值稀疏声压。

🔔 条款

3.19　断点深度 break-point depth

在扫查确定体表下 *TIS* 和 *TIB* 期间时使用的，距换能器实体表面或任何投射路径端面的最近距离。

📣 条款解读

断点深度的计算公式为 $z_{bp} = 1.5 D_{eq}$，公式中 D_{eq} 为等效孔径直径。等效孔径直径 D_{eq} 的计算公式为 $D_{eq} = \sqrt{\frac{4}{\pi} A}$，公式中 A 是等效圆形的面积。当为非扫描模式时，A 是 12dB 输

出声束面积 A_{ob}，即 $A = A_{ob}$；当为扫描模式时，A 是 12dB 扫描孔径面积 A_{sa}，即 $A = A_{sa}$，当孔径为方形时，则等效为面积相同的圆形孔径。

需注意区分等效声束直径 d_{eq}，等效孔径直径是靠近换能器发射超声辐射的表面部分，等效声束直径则是距离换能器端的值。等效声束直径 d_{eq} 用等效声束面积 A_{eq} 表示，在距离 z 处 $d_{eq}(z) = \sqrt{\dfrac{4}{\pi} A_{eq}(z)}$。其中，等效声束面积 A_{eq} 用功率和声强表示为 $A_{eq}(z) = \dfrac{P_\alpha}{I_{spta,\alpha}(z)} = \dfrac{P}{I_{spta}}$。

🔔 条款

3.37 输出功率 output power

在指定媒质（最好为水）的指定条件下，由超声换能器向近似为自由场中辐射的时间平均声功率。

📣 条款解读

"时间平均"是在时间周期的整数倍中进行平均。声输出功率通常采用辐射力天平进行测量，其吸收靶需足够大，以拦截所有传播的能量。如果足够准确，也可采用水听器栅形扫描测量法。使用 YY/T 0865.1—2011 水听器法，可通过平面二维扫描确定单根、固定声束的超声功率。在声束区域内的所有点，对其作用的 $pii(x, y)$ 求和，能够计算获得声束的能量 $E = \sum\limits_i pii(x_i, y_i)\, dxdy$，总功率为 $P = E \cdot prr$，其中 prr 为脉冲重复频率。在扫描模式下，每种操作模式的总超声功率 $P = E \cdot srr \cdot M \cdot n$，公式中 E 为声束的能量，srr 为扫描重复频率，M 为空间分布上每幅图像的超声扫描线数目，n 为每根扫描线激励的次数（每根超声扫描线的脉冲数）。

对于复合模式，建议对每个单一模式单独测量声功率值，分别用于热指数计算。

🔔 条款

3.54 空间峰值时间平均声强 spatial-peak temporal-average intensity

在指定平面中，距换能器指定距离 z 处的时间平均声强的最大值。

📣 条款解读

对非扫描模式，在计算空间峰值时间平均声强时，应采用单根声束轴上的脉冲声压平方积分值，公式如下：

$$I_{spta} = \frac{ppsi}{\rho c} \cdot prr = pii \cdot prr \tag{1-7}$$

式中：

prr——非扫描模式的最大脉冲重复频率。

对扫描模式（如 B 模式），I_{spta} 数值的测量应包括重叠超声扫描线的作用。其意味着要处理更多的脉冲声强积分，表示为对脉冲声强积分求和：

$$sii = \cdots + pii_{c-2} + pii_{c-1} + pii_c + pii_{c+1} + pii_{c+2} + \cdots \tag{1-8}$$

式中：

pii_c——中央扫描线的脉冲声压平方积分值；

pii_{c+1}，pii_{c-1}，等——各相邻递减超声扫描线的脉冲声强积分值。

由扫描重复频率和超声扫描线的数目，可以计算最大 I_{spta} 深度处的超声扫描线间距。另外，也可以通过在扫描方向用水听器扫查，测量扫描中最大值之间的距离来确定超声扫描线间距。利用超声扫描线间距，在扫描平面内由横向扫描线间距能够计算获得相邻超声扫描线的作用。对 pii 数值求和，所有起作用的超声扫描线都包含在一段足够长时间内全部有用声信息中。

以图 1-20 所示的发射序列举例，具体测试过程如图 1-10 和图 1-11 所示。图中扫描网格上每个交叉点表示通过对单个声束轴进行 ZX 扫描，得到声场中空间分布点的 pii 测试结果。每根超声扫描线的 pii 数值（十字位置）可在 ZX 扫描测试数据矩阵中通过对 X 轴维度上的数据点之间进行插值得到。为此还需要知道线阵探头扫描线之间的间距或者凸阵探头的曲率半径和相邻扫描线之间的夹角。对于相控阵探头，与凸阵探头类似，只是曲率半径为零。

对扫描模式，空间峰值时间平均声强的结果为：

$$I_{spta} = sii \cdot srr \cdot n \tag{1-9}$$

式中：

srr——扫描模式的最大扫描重复频率；

n——每根扫描线激励的次数（每根超声扫描线的脉冲数）。

对于复合模式，建议对每个单一模式单独计算脉冲声强积分，更多详细计算过程可以参考 YY/T 0642—2014 附录 F。

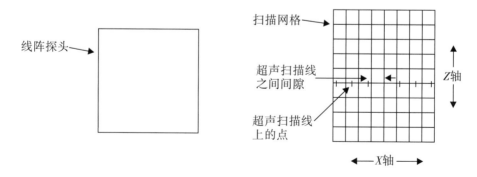

图 1-10　线阵探头的 sii 计算[1-20]

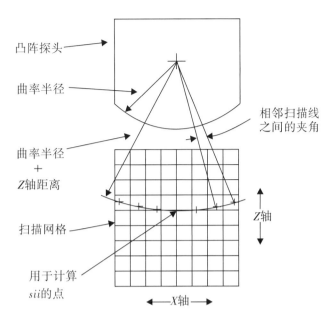

凸阵探头

曲率半径

曲率半径
+
Z轴距离

扫描网格

用于计算
*sii*的点

相邻扫描线
之间的夹角

Z轴

X轴

图 1 - 11　凸阵探头的 *sii* 计算[1-20]

🔔 条款

5.1　概述

本章定义的方法，用于确定在理论组织等效模型中与温升相关的辐照参数，也用于确定非热效应的辐照参数，这些辐照参数称为指数，与超声诊断设备的安全有关，在 GB 9706.9 中预期采用这些指数。

对指定超声诊断设备的单一模式产生的特定超声场，这些指数应根据 5.2 ~ 5.5 的方法确定，对复合模式，应采用 5.6 规定的步骤。在附录 A "原理说明和推导" 中给出了背景资料。

声输出测量采用的试验方法，应采用基于 YY/T 0865—2011 的水听器法，或对功率测量采用基于 GB/T 7966 的辐射力天平法，所有测量应在水中进行（又见附录 B）。测量不确定度的计算遵循 [9] 的规定。

在确定限定方区输出功率时，限制掩模或等效工具（见附录 B）应定位于能产生最大数值的位置。

声衰减系数的数值应为 $0.3\mathrm{dBcm}^{-1}\mathrm{MHz}^{-1}$，选择该值作为预期同类模型的适当衰减系数，等效于临床实际合理最坏情况下的衰减。

可以通过水听器直线扫描或栅状扫描来确定输出声束面积，若预期输出声束面积是圆形的，则沿着 X 和 Y 轴测量 W_{20} 声束宽度即可。若声束宽度的偏差在 5% 范围之内，则沿着与 X 轴成 ±45° 的对角线方向测量孔径的宽度。若对角线宽度偏差也在 5% 范围之内，则声束圆形对称；若对角线宽度与 X 或 Y 宽度的偏差在 5% 范围之外，则圆形对称不成立，可以通过栅状扫描，而不是直线扫描进行测量，详见 GB/T 20249。

📢 条款解读

对于各指数的计算及公式中所需要的参数，可以使用超声声场分布检测系统通过基于 YY/T 0865.1—2011 的水听器法获得。而功率测量可以使用辐射力天平测量，相关标准为 GB/T 7966—2009。[1-7]所有测量在水中进行。

（1）超声辐射力天平：

超声辐射力天平主要用于超声功率的测量。超声声波穿过任何界面和媒质时，都会产生辐射压。辐射力天平是使用高精度天平将超声辐射力通过接收靶转换成重量，并通过 $P = cF$ 的换算关系得出声功率，其中 $c = 1\,405.3 + 4.632t - 0.038\,99t^2$（$t$ 为水温）[1-20]，如图 1-12 所示。对于测量超声诊断系统，超声辐射力天平的接收靶主要有吸收靶和反射靶。较低功率（$P < 2\mathrm{W}$）时建议使用吸收靶，可以得到较高的精度，而较大功率时使用反射靶为宜。

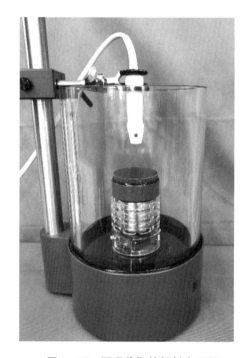

图 1-12 配吸收靶的辐射力天平

扫描模式下输出功率 P 的测量可参考 YY/T 0642—2014 附录 B，其提供了基于余弦公式的辐射力法声输出功率修正实例。当超声探头为凸阵时，超声脉冲并不是全部垂直入射到吸收靶上，部分声束路径与吸收靶表面呈一定夹角。例如，对扫描角度为 θ 的凸阵探头，假设在换能器的扫描方向上功率均匀分布（例如 B 模式），辐射力（F_2）转换为功率（P_2）的公式需要进行修正，即 $P_2 = [\theta/2\sin(\theta/2)] \cdot cF_2$。若扫描角度为 60°，$\theta = \pi/3$ 弧度，使用公式计算得到修正因子为 1.047，最终超声输出功率 $P_2 = 1.047 \cdot cF_2$，其中 cF_2 为辐射力天平测试结果。

在计算热指数时，需要用到限定方区输出功率（又称有界输出功率），其测量应在接收靶与超声探头中间增加一个中间开孔（1cm×1cm）的掩模，用于检测超声探头前部1cm×1cm方形区域所有向前发射的能量，而不检测该区域范围之外的。掩模示例如图1-13所示，正面（靠近探头面）为一个1cm×1cm方形开孔，四周为声吸收材料，背面则可看到带斜面的更大的方孔。使用掩模测量布置如图1-14所示，寻找在换能器敏感面上任何$1cm^2$方形区域所发射出的时间平均声输出功率最大值，测量结果即为限定方区输出功率。

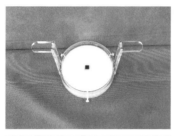
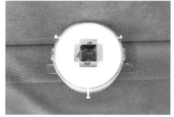

图1-13　1cm×1cm方形孔径掩模

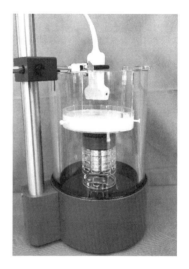

图1-14　使用掩模测量布置

（2）超声声场分布检测系统：

超声声场分布检测系统除了测量声压、声强和频率等外，也可以采用栅格法测量功率。该系统主要组成部分包括定位装置（含自动扫描水箱和多轴运动控制器）、水听器、示波器、计算机等，如图1-15所示。

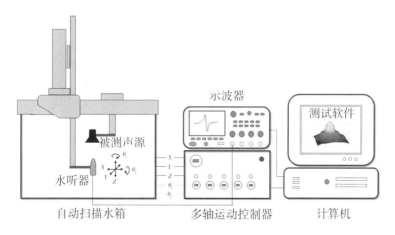

图1-15　超声声场分布检测系统组成图[1-20]

定位装置（如图 1 – 16 所示）用于固定超声探头和水听器，控制两者之间的相对位置，方便在声场中的各位置测量。其中，对水听器的定位控制可以实现其在 X 轴、Y 轴、Z 轴方向上运动，使用伺服电机控制三维定位装置（如图 1 – 17 所示），可将水听器移动至空间中任意坐标点。测量时，将水听器的敏感面平行于水平面放置，并移动至探头下方，通常选择换能器发射点所在位置作为三维坐标零点。

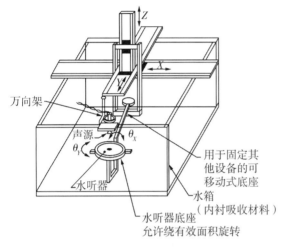

图 1 – 16　定位装置示意图[1-21]

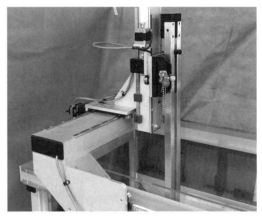

图 1 – 17　水听器的三维定位装置

水听器用于接收超声波信号并转换成电信号，示意图见图 1 – 18，实物图见图 1 – 19。示波器用于将获得的电信号输入到计算机运算各参数，通过载入水听器灵敏度可得到声压强度。为了获取稳定的脉冲声信号，测试时可以用同步信号将发射声信号与测量系统同步，从而使每一时刻仅测量一个脉冲信号，帧同步信号由制造商专门提供。一般超声场由固定几何形状的单元晶体产生，产生的每个脉冲是完全相同的类型，沿着单一的、有明确定义的声束轴（对非扫描的 A 模式、M 模式或 D 模式而言），或沿着一系列不同的、有明确定义的轴（对扫描的 B 模式或 CF 模式而言）传播。这些模式中的每一个都是独特的"单一操作模式"；对扫描模式，假定脉冲的重复序列将构成一幅"扫描帧"，每一幅扫描帧都包含完全相同的脉冲数目，如图 1 – 20 所示。

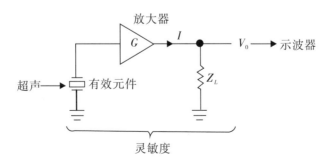

图 1 – 18　水听器及放大器的电路示意图[1-21]

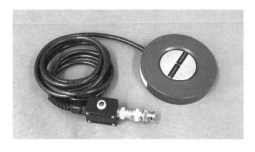 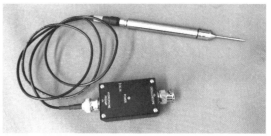

（a）膜式水听器　　　　　　　　　　（b）针式水听器

图 1 - 19　膜式水听器和针式水听器

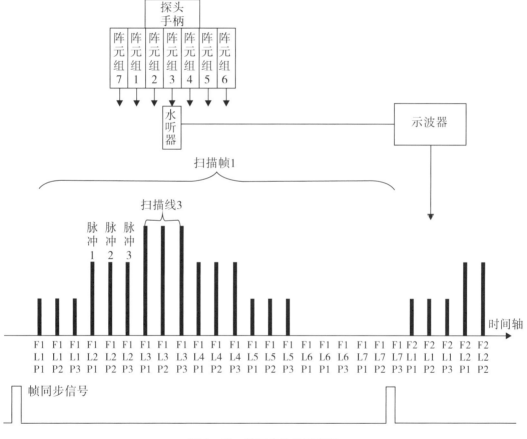

图 1 - 20　帧同步信号示意图

对非扫描模式，水听器可以沿着声束轴定位在焦点上进行测量，确定各类声参数。对单一扫描模式，扫描帧由 n 根扫描线组成，则可以简单地每隔 n 根扫描线进行检查，通过帧同步信号选中一根扫描线（例如只选中图 1 - 4 中 F1L3P3 脉冲）进行测量，其测量过程和方法与非扫描模式相同。但也有差异，例如扫描模式导出 I_{spta} 需要考虑扫描线之间的"重叠"作用，而非扫描模式只需要考虑声束轴上的脉冲。

为了更好地获取所需数据，通常会做一个维度的测量，也可做栅格扫描，即通过两个维度的逐点扫描。为方便表述，将超声发射方向定义为 Z 轴，电子线阵探头的扫描方向为 X 轴，与 Z 轴和 X 轴同时垂直且与 X 轴同一平面的方向为 Y 轴，如图 1-21 所示。对 Z 轴方向进行一个维度的测量，简称 Z 轴扫描（Z Scan）；对 X 轴和 Y 轴所在平面进行部分区域栅格扫描，简称 XY 扫描（XY Scan）。整个测试过程如图 1-22 所示。

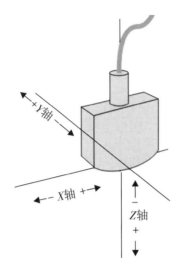

图 1-21　声轴坐标[1-20]

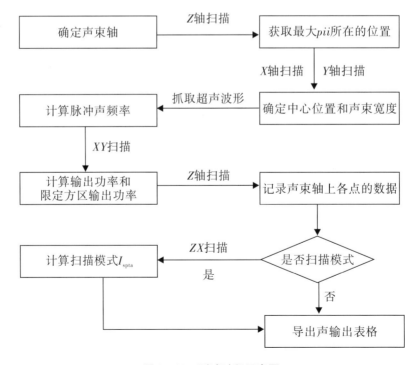

图 1-22　测试过程示意图

　　当探头进行必要的垂直校准程序后，使待测探头的声束轴与定位装置的 Z 轴平行，将超声诊断设备设置在最大激励条件下，就可以开始测量程序。首先，确定声束轴，以脉冲声强积分（pii）为基本测量参数进行 Z 轴扫描。因为探头的自由场脉冲声强积分（pii）是一个关于位置的函数，在所有的坐标方向上可以达到局部的最大值，所以将水听器移动至 Z 轴最大脉冲声强积分位置上进行 X 轴扫描和 Y 轴扫描，就可以确定声束轴的中心位置，并设置为 X 和 Y 轴的零点坐标。同时，X 轴扫描和 Y 轴扫描还可获取声束宽度。在中心位置抓取此处的脉冲波形（Get Waveform），可得到较为准确的频率值，作为超声设备的工作频率。然后，通过 XY 扫描获得声场的分布图，使用水听器法计算出输出功率和限定方区输出功率。虽然功率可以由二维扫描获取，但建议使用辐射力天平进行测量，并作为测试参数用于最后的 Z 轴扫描测试。以衰减后脉冲声强积分（pii_α）为测量参数，再次通过 Z 轴扫描寻找空间的最大值，并记录扫描过程中各点的数据，如此便大致完成了一次非扫描模式的声输出测量，测试结果曲线如图 1-23 所示。对于 Z 轴扫描结果的每一个扫描点，均可获得一个超声脉冲信号波形，通过各点的波形数据可获得以下基本数据：中心频率（-3dB）、峰值负声压、脉冲声强积分、脉冲持续时间等。表 1-1 给出了通过 Z 轴扫描获得的在声束轴上可测量的基本数据示例，声输出表格中的指数可通过这些数据结果及输出功率来计算。当测试模式为扫描模式时，还需要进行 ZX 扫描，从而获取扫描模式下的 I_{spta} 值，可用于扫描模式的 GB 9706.237—2020 中声输出表格，ZX 扫描结果二维图如图 1-24 所示。

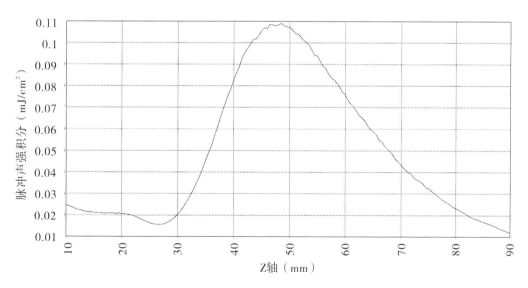

图 1-23　Z 轴扫描结果曲线图

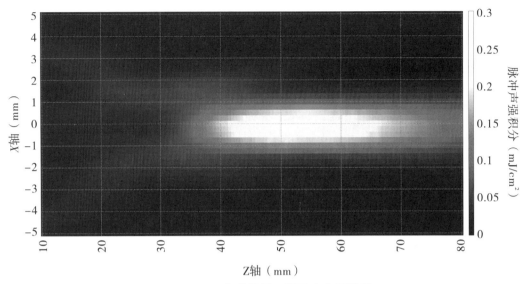

图 1 - 24 ZX 扫描结果二维图（后附彩图）

表 1 - 1 Z 轴扫描测量结果

Z 轴距离/mm	中心频率（-3dB）/Hz	峰值负声压/Mpa	脉冲声强积分/J/cm²	脉冲持续时间/s	声衰减系数	
					声压衰减计算因子	声强衰减计算因子
10.0	2.372×10^6	0.939	1.976×10^{-5}	7.109×10^{-7}	0.921	0.849
10.5	2.381×10^6	0.980	2.045×10^{-5}	7.094×10^{-7}	0.917	0.841
11.0	2.384×10^6	0.981	2.074×10^{-5}	7.052×10^{-7}	0.913	0.834
11.5	2.385×10^6	1.002	2.106×10^{-5}	7.064×10^{-7}	0.910	0.827
12.0	2.390×10^6	1.003	2.158×10^{-5}	7.080×10^{-7}	0.906	0.820
12.5	2.383×10^6	1.022	2.218×10^{-5}	7.107×10^{-7}	0.902	0.814
13.0	2.379×10^6	1.022	2.275×10^{-5}	7.146×10^{-7}	0.899	0.808
13.5	2.370×10^6	1.024	2.363×10^{-5}	7.228×10^{-7}	0.895	0.802
14.0	2.368×10^6	1.063	2.454×10^{-5}	7.264×10^{-7}	0.892	0.795
14.5	2.380×10^6	1.064	2.520×10^{-5}	7.295×10^{-7}	0.888	0.788
15.0	2.386×10^6	1.064	2.584×10^{-5}	7.319×10^{-7}	0.884	0.781
15.5	2.395×10^6	1.086	2.646×10^{-5}	7.355×10^{-7}	0.880	0.774
16.0	2.407×10^6	1.066	2.697×10^{-5}	7.364×10^{-7}	0.875	0.766
16.5	2.425×10^6	1.085	2.718×10^{-5}	7.277×10^{-7}	0.871	0.759

（续上表）

Z轴距离/mm	中心频率（-3dB）/Hz	峰值负声压/Mpa	脉冲声强积分/J/cm²	脉冲持续时间/s	声衰减系数	
					声压衰减计算因子	声强衰减计算因子
17.0	2.435×10^{6}	1.064	2.721×10^{-5}	7.289×10^{-7}	0.867	0.751
17.5	2.450×10^{6}	1.064	2.744×10^{-5}	7.243×10^{-7}	0.862	0.744
18.0	2.469×10^{6}	1.044	2.719×10^{-5}	7.164×10^{-7}	0.858	0.736
18.5	2.483×10^{6}	1.063	2.681×10^{-5}	7.139×10^{-7}	0.853	0.728
19.0	2.499×10^{6}	1.022	2.633×10^{-5}	7.060×10^{-7}	0.849	0.720
19.5	2.512×10^{6}	1.022	2.571×10^{-5}	7.030×10^{-7}	0.844	0.713
20.0	2.515×10^{6}	1.003	2.530×10^{-5}	6.929×10^{-7}	0.841	0.706
注：数据仅为示例。						

🔔 条款

5.2　机械指数的确定

5.2.1　衰减后峰值稀疏声压的确定

机械指数的计算，要求先确定衰减后峰值稀疏声压，应在最大衰减后脉冲声强积分（$z_{pii,\alpha}$）的位置处确定该值。建议根据 YY/T 0865—2011 中峰值脉冲声压平方积分位置的测定步骤，来确定该位置。在所有的测量位置，应将声衰减系数作用于脉冲声压平方积分。

5.2.2　机械指数的计算

应按照 3.32 定义的表达式，在深度 z_{MI} 处计算机械指数，见式（12）：

$$MI = \frac{p_{r,\alpha} \times f_{awf}^{-1/2}}{C_{MI}} \quad \cdots\cdots\cdots\cdots\cdots\cdots\cdots\cdots\cdots\cdots\cdots\cdots \quad (12)$$

📖 条款解读

为了更具体地评估潜在的机械生物效应，如超声压力波通过组织时，压缩气泡周围的运动和瞬态气泡经由空化崩溃时释放的能量，标准中将与机械效应相关的指示值定义为机械指数，表示潜在的空化生物效应参数。根据 YY/T 0642—2014 中的定义，机械指数的最终计算公式可表示为：

$$MI = \frac{p_{r,\alpha}}{\sqrt{f_{awf}}} \quad\quad\quad\quad\quad\quad\quad (1-10)$$

公式（1-10）中，$p_{r,\alpha}$ 和 f_{awf} 分别为衰减后峰值稀疏声压及其对应的声工作频率。首先将表 1-1 第 4 列中每个脉冲声强积分值乘以第 6 列中对应的声衰减系数，在计算结果值中寻找最大值，并找出最大值所在位置（z_{MI}）的峰值负声压和中心频率。将此峰值负声压、中心频率和声衰减系数代入上述公式，即可得到声输出表格中的机械指数。

需注意，机械指数与热指数计算中涉及的断点深度 z_{bp} 无关，z_{bp} 仅用于 TI 的确定，MI 需通过在整个声束轴上寻找最大衰减后脉冲声强积分处（z_{MI}）确定。

🔔 条款

5.4 非扫描模式中热指数的确定

5.4.1 非扫描模式中软组织热指数 TIS 的确定

5.4.1.1 非扫描模式体表处软组织热指数 $TIS_{as,ns}$ 的确定

非扫描模式下每一个发射图案，非扫描模式体表处软组织热指数 $TIS_{as,ns}$，应按式（13）计算。

$$TIS_{as,ns} = \frac{P_{1\times l} f_{awf}}{C_{TIS,1}} \quad\cdots\cdots\cdots\cdots\cdots\cdots\cdots\cdots\cdots\cdots\cdots\cdots (13)$$

5.4.1.2 非扫描模式中，体表下软组织热指数 $TIS_{bs,ns}$ 的确定

非扫描模式下每一个发射图案，TIS 深度 $z_{s,ns}$ 数值的确定，应沿着声束轴，衰减后输出功率 P_{α} 值和衰减后空间峰值时间平均声强与 $1cm^2$ 的乘积两者中较小数值中的最大值所对应平面的深度。对 $z \geqslant z_{bp}$，应将该参数最大值的位置，确定为 $z_{s,ns}$：

$$z_{s,ns} = 深度_{max}[\min(I_{spta,\alpha}(z)\times 1cm^2, P_{\alpha}(z))] \quad\cdots\cdots\cdots\cdots\cdots (14)$$

非扫描模式下每一个发射图案，非扫描模式体表处软组织热指数 $TIS_{bs,ns}$ 应按式（15）或式（16）计算：

$$TIS_{bs,ns} = \frac{P_{\alpha}(Z_{s,ns})f_{awf}}{C_{TIS,1}} \quad\cdots\cdots\cdots\cdots\cdots\cdots\cdots\cdots\cdots (15)$$

或

$$TIS_{bs,ns} = \frac{I_{spta,\alpha}(Z_{s,ns})f_{awf}}{C_{TIS,2}} \quad\cdots\cdots\cdots\cdots\cdots\cdots\cdots\cdots\cdots (16)$$

取两者中较小数值。

5.5 扫描模式中，热指数的确定

5.5.1 扫描模式中，软组织热指数 TIS 的确定

5.5.1.1 扫描模式体表处软组织热指数 $TIS_{as,sc}$ 的确定

扫描模式下每一个发射图案，扫描模式体表处软组织热指数 $TIS_{as,sc}$ 应按式（23）计算：

$$TIS_{as,sc} = \frac{P_{1\times l} f_{awf}}{C_{TIS,1}} \quad\cdots\cdots\cdots\cdots\cdots\cdots\cdots\cdots\cdots\cdots (23)$$

5.5.1.2 扫描模式体表下软组织热指数 $TIS_{bs,sc}$ 的确定

扫描模式下每一个发射图案，扫描模式体表下软组织热指数 $TIS_{bs,sc}$ 应按式（24）计算：

$$TIS_{bs,sc} = TIS_{as,sc} = \frac{P_{1\times l} f_{awf}}{C_{TIS,1}} \quad\cdots\cdots\cdots\cdots\cdots\cdots (24)$$

☙ 条款解读

超声引起的生物效应除了机械方面的还有热方面的，温升和组织热生物效应之间已有明确关系，但由于人体内结构复杂，导致存在各种各样的超声扫描平面，且难于预见和确定，因此为更好量化采用了基于一般条件的简化模型。在此模型上，IEC 系列标准中明确定义了三项热指数类别，对应成像应用领域中遇见的不同软组织和骨组织的解剖学组合，分别为软组织热指数 TIS、骨热指数 TIB、颅骨热指数 TIC。随着温度的增加，指数值通常在"体表处（at surface）"和"体表下（below surface）"时会有所差异，故热指数又再细分为 TI_{as} 和 TI_{bs}。

热指数的确定方法取决于所假定的组织模型，对 TIS 和 TIB 模型，要求在"体表处"和"体表下"进行数值计算并选取最大值。对复合工作模式，需计算并叠加扫描模式和非扫描模式对"体表处"和"体表下"的作用，显示的 TI 选取较大叠加值。

相比机械指数是声压的函数，热指数基本是声输出功率的函数。而且需注意，非扫描模式体表下的 TIS 需要在大于断点深度的位置进行查找。采用断点深度，除了是要避免被测换能器与水听器碰撞，另一个作用是建立体表处和体表下指数位置之间的分割点。因此，不是在所有 z 值，包括 z=0 上查找 TI 的最大值，而是在两个区域 z=0 和 $z=z_{bp}$ 处计算 TI。但是也存在负面结果，即非探查的区域中可能包含最大 TI 的位置。

对于体表处（z=0）的软组织热指数，将限定方区输出功率作为功率参数和模型产生 1℃温升需要的功率 $P_{deg} \cong 210mW \cdot MHz/f_{awf}$ 代入扫描模式和非扫描模式软组织体表处模型的通用热指数 TI 公式 $TI=P_p/P_{deg}$，可得出公式（1-11）：

$$TIS_{as} = \frac{P_{1 \times 1} f_{awf}}{210} \qquad (1-11)$$

对于体表下（$z>z_{bp}$）扫描模式软组织热指数，基于在大多数扫描模式下，软组织体表下温度低于软组织体表处温度，通过设定 $TIS_{bs,sc}$ 等于 $TIS_{as,sc}$ 加以使用。

对于体表下（$z>z_{bp}$）非扫描模式软组织热指数，使用在特定深度 z 处的功率参数 P_p 为 min（P_α（z），$I_{spta,\alpha}$（z）×1cm²），作为衰减后限定方区输出功率 $P_{1 \times 1,\alpha}$（z）的近似值。通过对表 1-1 中声束轴上每个点的参数数据进行计算和比较可得到功率参数 P_p 数列，寻找出最大值后，和模型产生 1℃温升需要的功率 $P_{deg} \cong 210mW \cdot MHz/f_{awf}$ 代入热指数基本公式中即可得到 $TIS_{bs,ns}$：

$$TIS_{bs,ns} = \max_{z>z_{bp}}\left[\frac{\min(P_\alpha(z_{s,ns}), I_{spta,\alpha}(z_{s,ns}))f_{awf}}{210}\right] \qquad (1-12)$$

计算时需注意三点：①测量结果所对应 Z 轴距离需满足 $z_{s,ns}>z_{bp}$；②公式中的 I_{spta}（z）可以取声束轴上 I_{ta}（z）的数值进行近似计算，因此 I_{spta} 就较为容易计算了，只需要将表1-1第4列中脉冲声强积分乘以第5列的脉冲持续时间即可；③首先对得出的 P_α 和 $I_{spta,\alpha}$ 的值进行比较，然后在比较所得的最小值数列中寻找数列中的最大值，此最大值才是最终用于公式计算的数值。

软组织热指数 TIS 计算公式总结见表 1-2：

表 1 - 2　软组织热指数 TIS 计算公式

TIS	扫描模式 sc	非扫描模式 ns
体表处 as	$TIS_{as,sc} = \dfrac{P_{1 \times 1} f_{awf}}{210}$	$TIS_{as,ns} = \dfrac{P_{1 \times 1} f_{awf}}{210}$
体表下 bs	$TIS_{bs,sc} = \dfrac{P_{1 \times 1} f_{awf}}{210}$	$TIS_{bs,ns} = \dfrac{\min(P_\alpha(z_{s,ns}), I_{spta,\alpha}(z_{s,ns})) f_{awf}}{210}$

🔔条款

5.4.2　非扫描模式中，骨热指数 TIB 的确定

5.4.2.1　非扫描模式中，体表处骨热指数 TIC_{ns} （ $= TIB_{as,ns}$ ）的确定

非扫描模式下每一个发射图案，体表处（颅骨）骨热指数应按式（18）计算。

$$TIC_{ns} = TIB_{as,ns} = \frac{P/D_{eq}}{C_{TIC}} \quad\cdots\cdots\cdots\cdots\cdots\cdots\cdots（18）$$

5.4.2.2　非扫描模式中，体表下骨热指数 $TIB_{bs,ns}$ 的确定

非扫描模式下每一个发射图案，TIB 深度 $z_{s,ns}$ 的数值，应从衰减后输出功率与衰减后脉冲声强积分的乘积或等效的该乘积的平方根所对应的距离来确定。对深度 $\geqslant z_{bp}$，应将该乘积最大数值的位置确定为 $z_{b,ns}$。计算公式见式（19）。

$$z_{b,ns} = 深度_{max}\left[P_\alpha(z) \times I_{spta,\alpha}(z)\right] \quad\cdots\cdots\cdots\cdots\cdots（19）$$

非扫描模式体表下骨热指数应按式（20）或式（21）计算：

$$TIB_{bs,ns} = \frac{\sqrt{P_\alpha(z_{b,ns}) I_{spta,\alpha}(z_{b,ns})}}{C_{TIB,1}} \quad\cdots\cdots\cdots\cdots（20）$$

或

$$TIB_{bs,ns} = \frac{P_\alpha(z_{b,ns})}{C_{TIB,2}} \quad\cdots\cdots\cdots\cdots\cdots\cdots（21）$$

取最小数值。

5.5.2　扫描模式中，骨热指数 TIB 的确定

5.5.2.1　扫描模式中，体表处骨热指数 TIC_{sc} （ $= TIB_{as,sc}$ ）的确定

扫描模式中体表处骨热指数的确定，除了 D_{eq} 的计算使用扫描孔径面积之外，应与5.4.2.1规定的非扫描模式中体表处骨热指数相同。计算公式见式（25）。

$$TIC_{sc} = TIB_{as,sc} = \frac{P/D_{eq}}{C_{TIC}} \quad\cdots\cdots\cdots\cdots\cdots\cdots（25）$$

5.5.2.2　扫描模式中，体表下骨热指数 $TIB_{bs,sc}$ 的确定

体表下骨热指数 $TIB_{bs,sc}$ 应按式（26）计算：

$$TIB_{bs,sc} = TIS_{as,sc} = \frac{P_{1 \times 1} f_{awf}}{C_{TIS,1}} \quad\cdots\cdots\cdots\cdots\cdots（26）$$

⚓ 条款解读

骨热指数 TIB 采用的声束功率参数 P_p 是 $z_{b,ns}$ 处衰减后输出功率 $P_\alpha(z)$。

对于体表处（$z=0$）骨热指数，体表处骨组织（颅骨）的最大温升位置在骨组织附近，由于骨组织位于体表或声束进入处，没有衰减，不需要进行补偿，功率参数则由衰减后输出功率 P_α 变为输出功率 P。模型使温度上升1℃所需的功率 $P_{\deg}$ 为 $P_{\deg}=C_{sb}D_{eq}\times1$℃，代入热指数 TI 公式 $TI=P_p/P_{\deg}$，可得出 $TIB_{as,sc}$ 和 $TIB_{as,ns}$。

对于体表下（$z>z_{bp}$）扫描模式中焦点处骨组织热指数，基于大多数扫描模式下，骨组织体表下温度低于软组织体表处温度，通过设定 $TIB_{bs,sc}$ 等于 $TIS_{bs,sc}$ 加以使用。

对于体表下（$z>z_{bp}$）非扫描模式中焦点处骨组织热指数，使用在特定深度 z 处的功率参数 P_p 为衰减后输出功率 $P_\alpha(z)$ 和模型产生1℃温升需要的功率：

$$P_{\deg}\cong\max\left[2.55\,C_K\sqrt{\frac{P_\alpha(z)}{I_{spta,\alpha}(z)}}\times1℃,\ 4.52\text{mW}\right]\qquad(1-13)$$

公式（1-13）代入热指数基本公式中可得骨热指数。具体计算过程为，将表1-1声束轴上每个点的参数数据分别代入 $\dfrac{\sqrt{P_\alpha(z)\,I_{spta,\alpha}(z)}}{50}$ 和 $\dfrac{P_\alpha(z)}{4.4}$ 进行计算并比较最小值，得到最小值的结果数列，寻找最小值结果数列中的最大值，即为 $TIB_{bs,ns}$。体表下骨组织非扫描 TIB 的计算过程与 $TIS_{bs,ns}$ 一致，同样需要满足 $z_{s,ns}>z_{bp}$ 条件，可以取 $I_{ta}(z)$ 的数值近似于 $I_{spta}(z)$，而衰减后的数值只需要乘以对应位置的声衰减系数即可。其与 $TIS_{s,ns}$ 主要的区别在于表1-3中的公式需要分别对 z 点位置的数据计算后比较最小值，然后再取数列中的最大值。

骨热指数 TIB 计算公式总结见表1-3：

表1-3　骨热指数 TIB 计算公式

TIB	扫描模式 sc	非扫描模式 ns
体表处 as	$TIB_{as,sc}=\dfrac{P}{40\,D_{eq}}$	$TIB_{as,ns}=\dfrac{P}{40\,D_{eq}}$
体表下 bs	$TIB_{bs,sc}=\dfrac{P_{1\times}f_{awf}}{210}$	$TIB_{bs,ns}=\min\left[\dfrac{\sqrt{P_\alpha(z_{s,ns})\,I_{spta,\alpha}(z_{b,ns})}}{50},\ \dfrac{P_\alpha(z_{b,ns})}{4.4}\right]$

对于颅骨热指数 TIC，诸如对未成年人或成年人的颅骨等应用部位，超声波束穿透靠近波束的骨组织进入人体。计算公式与体表处的 TIB_{as} 一致，且因为最大温升位置集中在体表处的颅骨组织处，所以没有体表下的值。颅骨热指数 TIC 的计算过程相对比较简单，直接通过输出功率 P（mW）和等效孔径直径 D_{eq}（cm）即可求得。

🔔 条款

5.6　复合工作模式的计算

5.6.1　声工作频率

在扫描期间采用一种以上发射图案类型的复合工作模式，在计算热指数或机械指数时，应分别考虑每种不同发射图案的声工作频率。

🚩 条款解读

在导出 GB 9706.237—2020 中的声输出表格时，当声工作频率对应计算指数所用脉冲的频率存在多个时，如热指数，需分别写出。

🔔 条款

5.6.2　热 指 数

对复合操作模式，体表处和体表下的热指数对每个单一模式的作用应单独计算，并按表 1 所示，正确叠加独立的数据。对 TIC 产生最高温升的位置均靠近换能器组件的表面。对 TIB 产生最高温升的位置取决于（如表 1 所示）体表处的 TIB 之和与体表下的 TIB 之和哪一个较大。对后一种情形，选择 z_b 作为对应于非扫描模式 $TIB_{bs,ns}$ 的深度。对 TIS 产生最高温升的位置取决于复合的方式，TIS 应是所有模式体表处 TIS_{as} 的总和，或所有模式体表下 TIS_{bs} 的总和，取两者中的较大值。若体表处 TIS 之和较大，则 $z=0$；若体表下 TIS 之和较大，由于扫描模式对 TIS_{bs} 的作用根据体表处的数值估算，选择 z_s 作为对应于非扫描模式 $TIS_{bs,ns}$ 的深度。表 1 针对每种热指数类别，归纳了组合公式。

🚩 条款解读

复合模式的热指数计算，首先对体表处的所有扫描模式和非扫描模式的 TIS、TIB、TIC 值分别求和，从而得出 TIS_{as}、TIB_{as}、TIC_{as}；然后对体表下的所有扫描模式和非扫描模式的 TIS、TIB 值分别求和，从而得出 TIS_{bs}、TIB_{bs}。

对于复合模式的 TIS 值，取 TIS_{as} 和 TIS_{bs} 较大者。

对于复合模式的 TIB 值，也是取 TIB_{as} 和 TIB_{bs} 较大者。

对于复合模式的 TIC 值，因为温升均集中在体表处，所以只有 TIC_{as}。

🔔 条款

5.6.3　机 械 指 数

对复合工作模式，其机械指数应取单一工作模式下的最大机械指数数值。

🚩 条款解读

复合模式的机械指数主要取决于各单一模式中的最大 MI 值，即比较在哪个模式中声压和频率共同作用后的值更大。

2. 标准实施过程中的常见问题及解决对策

YY/T 0642—2014 等同采用 IEC 62359：2010，而其最新修订版 YY/T 0642—2022 修改采用 IEC 62359：2017（IEC 62359：2010 + AMD1：2017），已于 2022 年 8 月 17 日发布，将于 2024 年 9 月 1 日实施。新版标准与现行标准相比，除了对相关规范性引用文件进行技术差异调整和更新外，还根据已经发布且即将实施的新版 GB 9706.237—2020 要求提供超声场声束轴上规定的空间最大点处的衰减后空间峰值时间平均声强和衰减后空间峰值脉冲平均声强，现行 YY/T 0642—2014 未明确描述确定其量值方法，而新版 YY/T 0642—2022 进行了相关修订。

第四节　超声设备的检验技术和方法

一、超声诊断设备

（一）产品介绍

下文所述超声诊断设备是指最典型、最常见的主要采用 B 型成像方式的通用超声诊断设备。

超声诊断设备主要由主机（含软件）、显示器、探头和附件等组成，如图 1-25 所示。其中，探头按照类型不同分为凸阵、线阵、相控阵和机械扇扫等，在此基础上还可再细分为腔内探头、三维探头、乳腺探头等，各种常见探头如图 1-26 所示。

常见名称举例：（便携式/掌上/台车式/推车式）（全数字）（B 型/彩色）（多普勒）超声诊断仪（系统/设备）、（数字化）（彩色）超声波（图像）诊断装置、彩色超声三维（立体）诊断仪、医用超声影像处理器、宫腔彩色超声监视系统、超声膀胱扫描仪、自动乳腺超声诊断系统等。

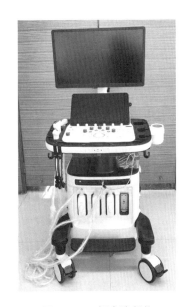

图 1-25　超声诊断仪

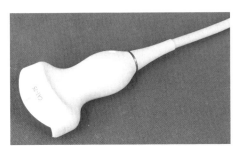

（a）　凸阵探头

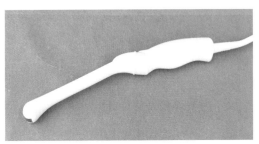

（b）　腔内探头

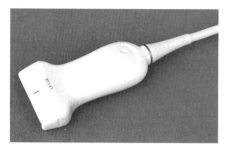 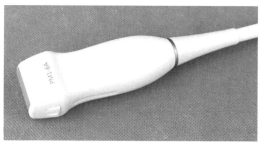

（c）线阵探头　　　　　　　　　　（d）相控阵探头

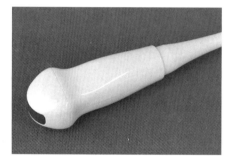 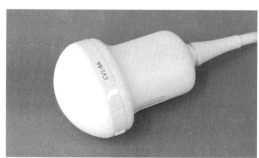

（e）微凸探头　　　　　　　　　　（f）三维探头

图1-26　各种常见探头

（二）适用检验标准

（1）GB 9706.1—2007《医用电气设备　第1部分：安全通用要求》；

（2）GB 9706.9—2008《医用电气设备　第2-37部分：超声诊断和监护设备安全专用要求》；

（3）GB 9706.15—2008《医用电气设备　第1-1部分：安全通用要求　并列标准：医用电气系统安全要求》；

（4）GB 10152—2009《B型超声诊断设备》；

（5）GB/T 191—2008《包装储运图示标志》；

（6）GB/T 9969—2008《工业产品使用说明书　总则》；

（7）GB/T 14710—2009《医用电器环境要求及试验方法》；

（8）GB/T 16886.1—2011《医疗器械生物学评价　第1部分：风险管理过程中的评价与试验》；

（9）YY 0505—2012《医用电气设备　第1-2部分：安全通用要求　并列标准：电磁兼容　要求和试验》；

（10）YY 0767—2009《超声彩色血流成像系统》；

（11）YY 1057—2016《医用脚踏开关通用技术条件》；

（12）YY 1079—2008《心电监护仪》；

（13）YY/T 0316—2016《医疗器械　风险管理对医疗器械的应用》；

（14）YY/T 0466.1—2016《医疗器械 用于医疗器械标签、标记和提供信息的符号 第 1 部分：通用要求》。

（15）YY/T 0593—2015《超声经颅多普勒血流分析仪》；

（16）YY/T 1142—2013《医用超声设备与探头频率特性的测试方法》；

（17）YY/T 1279—2015《三维超声成像性能试验方法》；

（18）YY/T 1419—2016《超声 准静态应变弹性性能试验方法》；

（19）YY/T 1420—2016《医用超声设备环境要求及试验方法》；

（20）YY/T 1480—2016《基于声辐射力的超声弹性成像设备性能试验方法》；

（21）YY/T 1749—2020《基于外部振动的肝组织超声弹性测量设备》。

（三）检验技术和方法

1. 性能指标

（1）基本性能要求：

基本性能应符合 GB 10152—2009 的要求，主要测试内容：声工作频率、探测深度、侧向分辨力、轴向分辨力、盲区、切片厚度、横向几何位置精度、纵向几何位置精度、周长和面积测量偏差、M 模式性能指标。[1-22]

（2）超声彩色血流成像性能要求：

超声彩色血流成像性能应符合 YY 0767—2009 的要求，主要测试内容：彩色血流成像模式性能要求和频谱多普勒模式性能要求。[1-23]

（3）超声三维成像性能要求：

超声三维成像性能应符合 GB 10152—2009 和 YY/T 1279—2015 的要求，主要测试内容：探测深度、分辨力（俯仰方向侧向分辨力、扫描方向侧向分辨力、轴向分辨力）、空间几何位置精度（俯仰方向、扫描方向、轴向）、盲区。[1-24]

（4）ECG 性能要求：

ECG 性能应符合 YY 1079—2008 的要求，主要测试内容：ECG 导联线患者电极连接的命名和颜色、过载保护、心率的测量范围和准确度、QRS 波幅度和间期的范围、工频电压容差、漂移容差。

（5）脚踏开关：

脚踏开关应符合 YY 1057—2016 的要求，主要对标准中的性能要求进行测试。

（6）超声经颅多普勒性能要求：

超声经颅多普勒性能应符合 YY/T 0593—2015 的要求，主要测试内容：超声工作频率、流速测量范围及误差、流速测量误差、工作距离（最大工作距离、最小工作距离）、距离选通误差、超声输出功率。[1-25]

（7）超声造影成像性能要求：

超声造影成像性能要求主要测试内容包括造影成像深度和与 B 模式图像的重合性。

（8）超声弹性成像性能要求：

超声弹性成像需根据成像原理进行区分[1-26][1-27][1-28]，超声准静态应变弹性性能应符合 YY/T 1419—2016 的要求，基于声辐射力的超声弹性成像设备性能应符合 YY/T 1480—2016 的要求，基于外部振动的肝组织超声弹性测量设备应符合 YY/T 1749—2020 的要求。主要测试内容：弹性成像的探测深度、应变比或声速或硬度的测量范围、应变比或声速或硬度测量的准确性、应变比或声速或硬度测量的重复性、空间分辨力、几何误差、弹性成像与 B 模式图像重合性。

（9）腔内探头：

腔内探头应增加测试内容：表面和边缘、最大插入部外径、工作长度、连接、标记、随附资料、耐受性。

（10）网络安全：

根据《医疗器械网络安全注册技术审查指导原则》进行测试。

2. 环境试验

应符合 GB/T 14710—2009 中气候环境试验 II 组、机械环境试验 II 组和 YY/T 1420—2016 的要求。其运输试验、电源电压适应能力试验应分别符合 GB/T 14710—2009 中第 4 章、第 5 章及表 A.1 的规定。环境试验中的检测项目：①B 超为探测深度和（或）分辨力；②彩超为探测深度和（或）血流速度。

3. 电气安全

（1）通用安全：

应符合 GB 9706.1—2007 和 GB 9706.15—2008（如适用）的要求。

（2）专用安全：

应符合 GB 9706.9—2008 和 GB 9706.19—2000（如适用）的要求。

4. 电磁兼容性

应符合 YY 0505—2012 和 GB 9706.9—2008 中第 36 章的要求。

（四）检验设备

1. 仿组织超声体模

仿组织超声体模主要用于超声诊断设备的灰阶成像这一部分性能特性的检测评价，应符合 YY/T 0937—2014 及 GB 10152—2009 附录 A 的要求，常用型号有中国科学院声学研究所的 KS107BD/KS107BG 型仿组织超声体模等。体模由超声仿组织材料、嵌埋于其中的靶标和带有声窗的壳体组成[1-29]，见图 1 – 27。

以 KS107BD（LL）型超声体模为例，此体模适用于工作频率在 4MHz 以下 B 超的性能检测，在超声仿组织材料内嵌埋有尼龙线靶 8 群，其分布如图 1 – 28 所示。而工作频率在 5 ~ 10MHz 之间的 B 超适用 KS107BG 型超声体模，如图 1 – 29 所示。

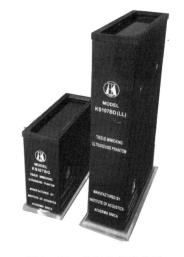

图 1 – 27　仿组织超声体模

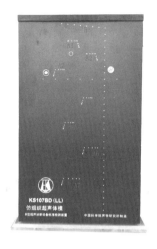
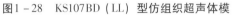

图1-28 KS107BD（LL）型仿组织超声体模

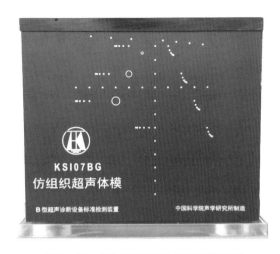

图1-29 KS107BG型仿组织超声体模

2. 切片厚度体模

切片厚度体模主要用于超声诊断设备的灰阶成像的切片厚度检测评价，常用型号有中国科学院声学研究所的 KS107BQ 型切片厚度体模，见图1-30。

将探头经耦合剂置于体模声窗表面，对准散射靶薄层，扫描平面垂直于超声体模窗口，扫描平面与体模窗口的交线平行于散射靶薄层，如图1-31所示。在规定的设置条件下，调整扫描平面和散射靶薄层的交线使之定位于特定深度，以电子游标测量散射靶薄层成像的厚度。若其探测深度为 d，则在 $d/3$、$d/2$、$2d/3$ 深度处分别进行切片厚度的测量，取最大值 a 计算该深度处的切片厚度 $t = a/\tan\beta$（β 为体模散射靶薄层与声窗表面所成角度，取 $70°$）。

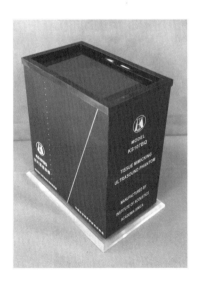

图1-30 KS107BQ型切片厚度体模

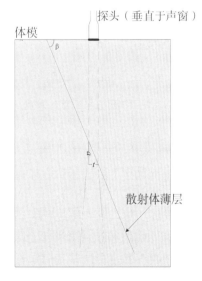

图1-31 切片厚度测试示意图

3．三维体模

三维（3D）体模主要用于考察重建三维成像中的体积测量误差，常用型号有中国科学院声学研究所的 KS107 – 3D 型仿组织超声体模，由背景超声仿组织（TM）材料和埋置其中的卵形块靶体组成，见图1 – 32。

KS107 – 3D 型仿组织超声体模内的卵形块分为大小两个，大卵标定体积为 53.3cm³，小卵标定体积为 8.7cm³；大卵形体参考尺寸 φ43mm×65mm，小卵形体参考尺寸 φ23mm×30mm；卵形块与背景材料具有相同的声衰减和声速，但具备不同的背向散射。

4．超声多普勒仿血流体模

超声多普勒仿血流体模主要用于超声多普勒血流诊断设备的性能检测和评价，应符合 YY/T 0458—2014 及 YY 0767—2009 的要求，常用型号有中国科学院声学研究所的 KS205D – 1 型多普勒体模与仿血流控制系统。此体模由超声仿组织材料、嵌埋于其中的管道和在管道中做稳态流动的仿血液等组成[1-30]，见图 1 – 33。仿血液由合适的泵驱动，其流量采取在线流量计实时标定或预先设定，具体要求详见 YY/T 0458—2014。

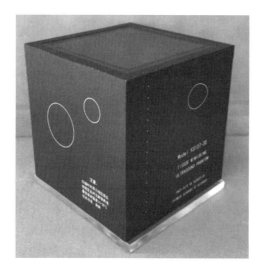
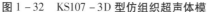
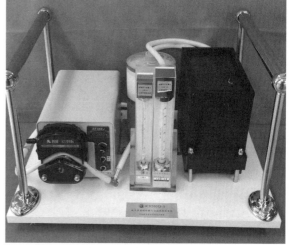

图 1 – 32　KS107 – 3D 型仿组织超声体模　　图 1 – 33　KS205D – 1 型多普勒体模与仿血流控制系统

5．弦线体模（弦线式试件）

弦线体模主要用于超声多普勒血流诊断设备的流速测量误差试验，应符合 YY 0767—2009 的要求，常用型号有 JJ&A Instruments 生产的 Mark 4 PLUS 型多普勒弦线体模，此体模由水箱、弦线、电机和速度控制装置等组成，见图 1 – 34。

弦线式试件中的运动目标（弦线）通常取自手术缝合线，直径不宜超过 0.5mm。测量时，将彩超探头通过夹持装置固定在弦线上方，辐射面浸没于液面之下，声束轴对准弦线，注意弦线要包含在切片厚度范围内。如果水槽所充液体媒质的声速不是（1 540 ±10）m/s，还应进行速度修正。弦线速度的校准可以由电机转速和滑轮参数进行计

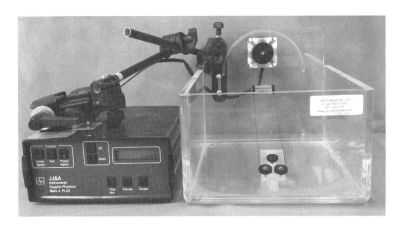

图 1 - 34　Mark 4 PLUS 型多普勒弦线体模

算（必要时应考虑弦线与滑轮的摩擦系数），比较易行的方法是采用光电传感器测量弦线上结点的运动周期，然后根据结点之间的弦线长度计算线速度，更准确的方法是对弦线直接测速（例如激光测速）。

6. 超声弹性仿组织体模

超声弹性仿组织体模主要用于超声诊断设备超声弹性图像系统的性能检测，应符合 YY/T 1521—2017 的要求。体模主要由具有单一或不同弹性模量（剪切波速）的超声弹性仿组织材料以适当方式组成，分为包含式、堆砌式和均一式三种。[1-31] 常用体模有中国科学院声学研究所研制的 KS215T 系列体模和美国 CIRS 公司生产的 039、049、049A 型体模等，见图 1 - 35、1 - 36、1 - 37。

以 049A 型体模为例，其内有四种不同硬度的圆柱形靶标，内部结构如图 1 - 38 所示，对应杨氏模量的设计值分别为 8kPa、14kPa、45kPa 和 80kPa，背景材料的杨氏模量为 25kPa。各靶标及背景材料所对应的剪切波速度通过体模密度 ρ 和靶标杨氏模量 E，可根据公式（1 - 14）计算获得。

$$E = 3\rho c^2 \tag{1 - 14}$$

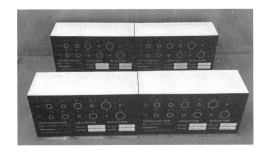

图 1 - 35　KS215T - 1 型超声弹性仿组织体模

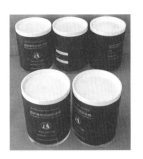

图 1 - 36　KS215T - 3 型超声弹性仿组织体模

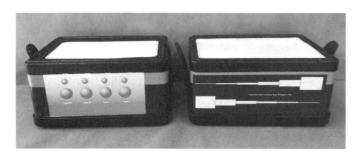

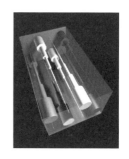

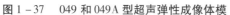

图 1 - 37　049 和 049A 型超声弹性成像体模　　　图 1 - 38　弹性成像体模内部结构[1-31]

7. 信号发生器 (M 模式设置)

检测超声诊断设备 M 模式的时间显示误差，除了使用作为仲裁法的运动靶模拟法，还可以使用电信号注入法，应符合 YY/T 0108—2008 的要求。[1-32]其中，电信号注入法所用设备由信号发生器和线圈组成，见图 1 - 39。

检测时，在探头的适当位置处紧密缠绕适当圈数 (10 ~ 20 圈左右) 的漆包线，使电信号能够经由超声换能器辐射面感应至探头内部的接收电路。被测设备的 M 模式分别设置在不同

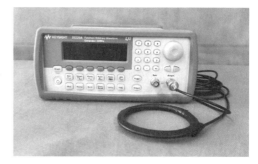

图 1 - 39　信号发生器和线圈

的扫描速率下。由函数发生器产生适当周期 (例如 1 Hz)、适当幅度 (例如 5V 峰峰值)、适当占空比的脉冲串信号 (例如 50% 占空比的幅度调制波)，信号内部填充对应探头标称频率的正弦波信号 (例如 3.5MHz)。该信号感应至探头内部，在屏幕上显示出对应脉冲串周期的纵向轨迹图像。利用被测设备的测量功能，检测 M 模式下所显示脉冲串信号的周期，分别计算出误差 (%)，取最大值作为时间显示误差。

8. 声场分布检测系统与膜式水听器

声场分布检测系统与水听器主要用于测量超声诊断设备探头在水中产生的超声场相关参数，应符合 YY/T 0865.1—2011 的要求。超声经过定位后的水听器转换为电信号，输入至数据采集设备 (示波器)，通过计算机软件获得所需的声场参数。

水听器及放大器应符合 YY/T 0865.1—2011 条款 5.1 的要求，需特别关注水听器灵敏度、指向性响应、有效水听器半径、电缆长度和放大器等参数。常用超声诊断设备通常会选用水听器敏感单元尺寸为 0.5mm 的膜式水听器，其灵敏度系数曲线相比针式水听器更加平坦。

定位装置及水槽应符合 YY/T 0865.1—2011 条款 5.2 的要求，应能对换能器和水听器之间进行相对定位，例如沿着三个正交坐标轴的空间定位，定位可重复性达到 0.1 倍波长或 0.05mm 的取最小值。水槽的尺寸应具有足够大的范围以满足相对定位要求，内衬声吸收材料应达到近似声学自由场的条件，测试用水应进行脱气和去离子化处理。

（五）技术案例分析

1. 基本性能

声工作频率和频率范围的测量应按 YY/T 1142—2013 的规定进行。[1-33][1-34] 超声诊断设备主机控制端的设置和探头有许多种组合，不太可能对所有组合状态进行试验。在本标准中，对每种主机和探头组合只在规定的设置下进行试验。规定的设置是为了模拟超声诊断设备在临床使用中最常用的状态，临床使用状态通常要求有较深的探测能力，超声波束的聚焦范围尽可能扩展，对整个靶目标有最佳的平均分辨能力。各项性能在探头标称频率下进行试验。

超声诊断设备的声工作频率测试需要使用声场分布测试系统和膜式水听器。试验前注意清除换能器和水听器表面的污渍，在声场分布测试中加入除气水，清除换能器和水听器表面气泡。开启超声诊断设备后，调整换能器与水听器方位和角度，确定水听器接收到垂直发射的超声波信号为最大。超声发射模式若为脉冲波模式，需要提供一个同步发射的触发信号，或采用辅助水听器法。为确保得到最大的接收信号，水听器的测试位置通常会移动至超声换能器的物理焦点附近。超声诊断设备的一般设置，要将探头设为标称频率，取消谐波、空间复合等设置，软件设定焦点设在水听器的位置，声功率可设为最大，部分超声诊断设备会出现低功率设置时比最大功率设置时获得的频率测试值更大。视情况公布测试时需要的参数设置并在技术要求测试方法中规定测试时的参数设置。测试结果的时基波形、脉冲声强积分、傅里叶变换如图 1-40、1-41、1-42 所示。

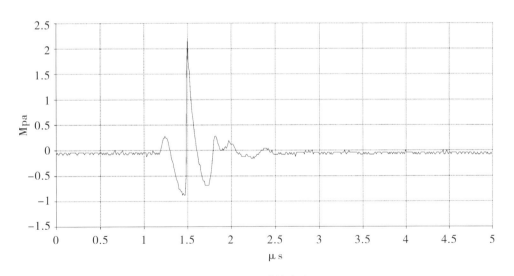

图 1-40 时基波形

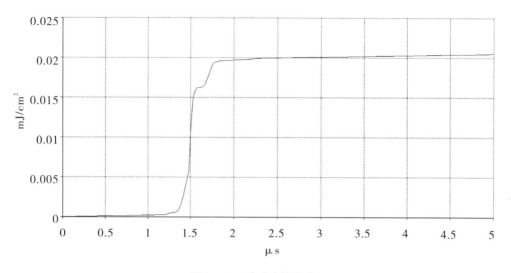

图 1-41　脉冲声强积分

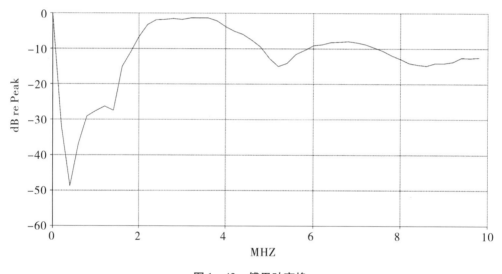

图 1-42　傅里叶变换

探测深度表示超声诊断设备在 B 模式成像能达到的最大探测深度，探测深度越深，返回到超声探头的回波信号幅度越微弱，当到达某个深度时，回波信号淹没到背景噪声中。超声频率越高，对应声衰减越大，探测深度越小。此外，影响探测深度的因素还有系统信噪比、输出功率、增益、焦点和扫描线数等。

与探测深度相对应的是盲区，表示为无法被超声探测到的靠近体表的区域范围。超声频率越高，波长越短，从而盲区越小。需注意，较大的发射功率可能使晶体产生较大的震动，从而在超声信号发射关闭后无法快速切换到声波监听状态，于是错过来自浅层的回波信号，因此较小的发射功率有利于改善盲区的测试结果。

　　轴向分辨力表示分辨物体在沿着超声传播方向上的细节的能力。通过计算两个靶标之间的回波信号时间差得出声束轴上的分辨力，因此频率越高，波长越短，相应能分辨的靶间距离越小。

　　与轴向分辨力相对应的是侧向分辨力，表示分辨物体在垂直于超声传播（声束轴）方向上的细节的能力。影响的因素有焦点深度、波束宽度、增益等。

　　纵向几何位置精度、横向几何位置精度、周长和面积测量偏差用于评价超声诊断设备自带的测量功能准确性。其中，纵向几何位置精度评价不同深度的测距功能，而横向几何位置精度评价同一深度下横向距离的测量功能。

　　探测深度、侧向分辨力、轴向分辨力、盲区、横向几何位置精度、纵向几何位置精度、周长和面积测量偏差等参数测量可使用 KS107BD/KS107BG 型仿组织超声体模，体模靶群位置与 GB 10152—2009 表 1 基本性能要求中分辨力的深度要求相互对应。例如：标准要求标称频率为 3.5MHz 的探头在 80mm < 深度≤130mm 时侧向分辨力≤4mm，测量时只需找对应深度的侧向分辨力靶标，当能分开相距 4mm 或者更小的靶线时为合格。

　　超声探头（换能器）经耦合剂垂直声窗表面放置，在测试时将探头移动到对应靶标上方，调节深度使得靶标处于屏幕中部，同时调节增益、声输出功率、波束焦点位置、时间增益补偿（与总增益配合），微动探头获得清晰靶标图像。此时在图像上读出需要测量的标靶距离信息，记录相关参数。若有图像放大功能，也可采用放大功能查看靶标图像。测试结果应同时记录探头型号、探头类型和工作频率，对凸阵探头还应记录曲率半径。

　　超声扫描平面不是一个理想的平面，而是一个薄层，这个薄层的厚度就是切片厚度。影响因素有超声波长、焦点深度、孔径宽度等。测量切片厚度时，将探头垂直于声窗耦合，移动探头至最大探测深度的 1/3、1/2、2/3 处，微动探头使该深度处色带明亮。使用软件工具测量色带宽度，分别记录三次测量值，根据正切（tan）角度值求出切片厚度。切片厚度越小，成像的位置精度越高，但切片厚度是不均匀的，离焦点越近厚度值越小，反之越大，因此测量时需注意调整焦点位置。最后，在三个不同深度获得的切片厚度测量值中，取最大值为测试结果。B 模式下切片厚度测量如图 1-43 所示。

　　M 模式是一种用回波幅度调制亮度的模式，屏幕上纵坐标表示组织深度，横坐标表示时间，亮度表示回波强弱。M 模式性能指标主要有探测深度、分辨力、距离显示误差、时间显示误差，由于除了时间显示误差，其余参数在灰阶性能测试已经考虑，可不再重复要求和测试。根据测试设备不同，分为运动靶模拟法和电信号注入法，前者为仲裁法，即当后者出现不合格等争议时以前者为准，前者测试设备可使用弦线体模或参考胎心率测试设备。电信号注入法操作简单，采用信号发生器，输出基波为超声标称频率，调制周期 1s（1Hz）方波，使该信号感应至探头内部，在屏幕上 M 模式显示轨迹图像，通过软件时间测量功能检测时间显示误差。需注意，部分制造商因临床需要，会对超声诊断设备心率结果采取乘倍处理，应在说明书中或以其他方式对这种情况进行说明。M 模式测试如图 1-44 所示。

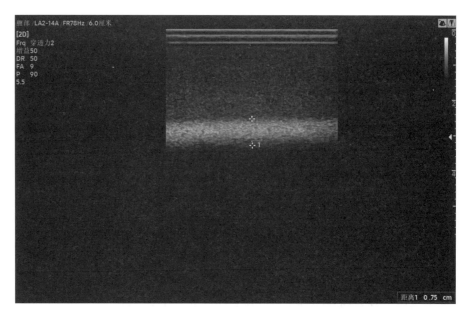

图 1-43 B 模式下切片厚度测量图（后附彩图）

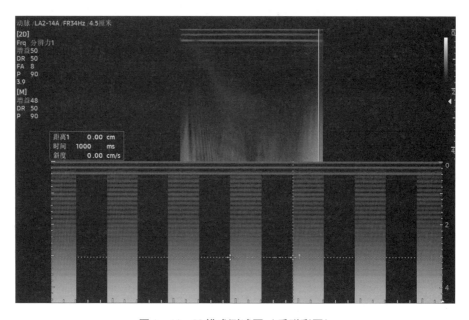

图 1-44 M 模式测试图（后附彩图）

2. 超声彩色血流成像性能

采用多普勒和自相关技术对血流成像，并将彩色编码信息叠加在 B 模式灰阶图像上予以实时显示的方法，常被称为彩色血流成像。多普勒血流信号有三种表现方式，即彩色血流图像、频谱图和音频输出。

彩色血流成像模式性能测试，可使用仿血流体模。超声彩色血流探测深度试验一般按标准要求选择 4mm 管道进行测试，按照仪器使用方法操作：超声探头（换能器）经耦合剂垂直声窗表面放置；移动超声探头位置，在 B 模式图像中清晰显示血管图像，固定探头位置，打开彩色血流成像模式，移动取样框位置，获取彩色血流图像；移动探头、取样框位置，同时调节声功率、PRF、彩色血流模式（C 模式）增益、深度，获得单向清晰最大深度血流图像，血流图像变为橙红色（见图 1 - 45），同时血流图像应与血管重合，无溢出或异位；使用电子游标测量彩色信号消失点到达声窗距离。对于脉冲波多普勒（PW）/连续波多普勒（CW）探测深度，将 PW 取样框放在上述最深彩色血流图像处（CW 取样线经过上述最深彩色血流图像处）；启动 PW/CW 模式，观察频谱图像，在最深处附近轻微移动取样区游标，调节声功率、PFR、频谱模式增益直至频谱图像最微弱处；使用电子游标测试此处与声窗的距离。需注意，对于凸阵探头，应测量探头与声窗的接触点和消失位置的深度平面之间的垂直距离，而不应偏斜或者从探头的其他位置开始。将探头平移到仿血流体模相反方向流速的管道上测试，彩色血流图像颜色应变为蓝色。

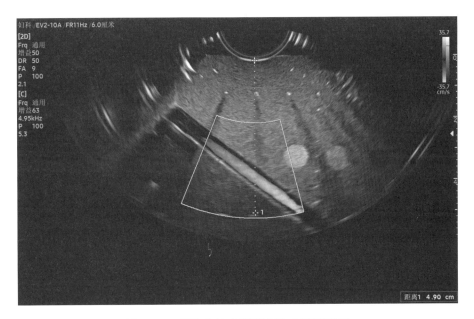

图 1 - 45　彩色血流成像测试图（后附彩图）

频谱多普勒为利用超声多普勒原理提取血流的方向、速度等信息，经处理后以"频谱—时间"或"流速—时间"方式予以显示的技术方法。频谱多普勒分为脉冲波多普勒（PW）和连续波多普勒（CW）。需注意，多普勒角是沿传播方向的超声波束轴线与散射体或反射体运动方向的夹角。

频谱多普勒模式性能要求中的流速测量误差可以使用弦线式试件法，也可以使用仿血流体模法。使用弦线式试件法测试时，将探头对准弦线，调整探头与弦线角度至设定角度（一般为 60 度），设置系统多普勒角与设定角度相同，开启弦线试件，将弦线速度设定为待测速度（如 50cm/s），启动 PW/CW 模式，在频谱图像中使用测量功能测量速度。如果超声诊断设备没有自动平均功能，可测试最大值和最小值，然后计算平均值作为测试结果。如测量所用液体媒质的声速不是 1 540m/s，应在试件控制器上进行正确的声速设置，或按试件说明书中的规定对测得的流速值予以修正。假设除气水中声速是 1 480m/s，则对彩超速度读数值进行校正的公式为：彩超血流速度校正值 = 彩超速度读数值 × 1 480 ÷ 1 540。

使用仿血流体模法测试时，可依据体模说明书进行设置，操作步骤与探测深度测试类似，此时将取样框位置设定在最大探测深度一半处，调节仿血流体模流速（如最大流速为 50cm/s），然后设置取样宽度，调整矫正角度与仿血流体模管道角度一致后，测量仿血流速作为测试结果。流速测试布置和结果分别如图 1-46 和图 1-47 所示。

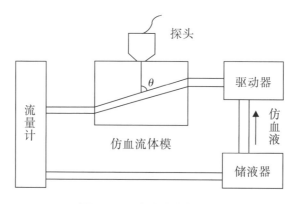

图 1-46　流速测试布置图

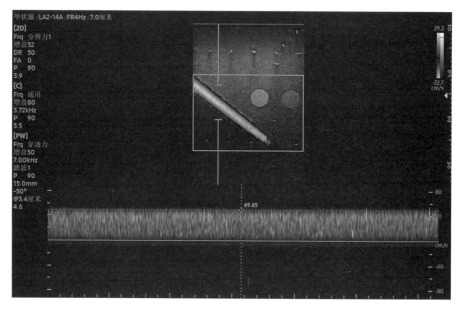

图 1-47　流速测试结果（后附彩图）

仿血流体模通常采用流量（cm³/min）来描述流体运动，流量与平均流速（cm/s）之间的换算公式如下：

$$V_{avg} = \frac{4Q}{\pi D^2} \qquad\qquad (1-15)$$

式中：

V_{avg}——平均流速，上式中计算结果为 cm/min，需再除以 60 获得以 cm/s 为单位的流速；

Q——流量，cm³/min；

D——管道的直径，cm。

在抛物线流速剖面图条件下，管道横截面上的最高流速的计算公式如下：

$$V_{max} = 2\,V_{avg} \qquad\qquad (1-16)$$

式中：

V_{max}——峰值流速，cm/s；

V_{avg}——平均流速，cm/s。

3. 超声三维成像性能

超声三维成像是在三维空间中表达被超声波束扫描的立体区域内各结构空间关系的一种成像模式。其断层数据以表面演示像、立体演示像或多种格式化平面形式显示，包括静态显示和动态（实时）显示。根据 YY/T 1279—2015，需对探测深度、分辨力（俯仰方向侧向分辨力、扫描方向侧向分辨力、轴向分辨力）、空间几何位置精度（俯仰方向、扫描方向、轴向）、盲区等参数进行测试，可使用与 GB 10152—2009 灰阶测试一致的超声仿组织体模，为更好测试也可去除体模声窗的水槽。标准中扫描方向可理解为与灰阶测试一致，而俯仰方向可理解为与扫描方向垂直的方向。通常在扫描方向测试完后旋转90°进行俯仰方向的测试，测试布置见图 1-48 和图 1-49，测试结果见图 1-50。

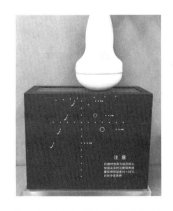

图 1-48　扫描方向侧向分辨力测试布置图

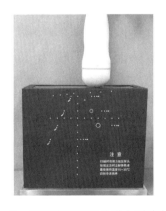

图 1-49　俯仰方向侧向分辨力测试布置图

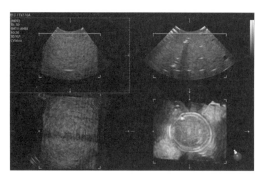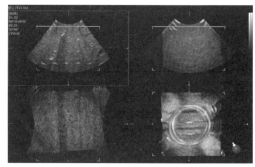

（a）扫描方向侧向分辨力测试结果　　　　　　（b）俯仰方向侧向分辨力测试结果

图 1-50　超声三维成像侧向分辨力测试结果（后附彩图）

体积测量使用三维体模（卵型）进行三线法测量。在 B 模式下打出卵型空腔图像，使卵型截面椭圆图像在 B 模式下尽可能大，此时打开三维取样框，选择取样范围，包括全部卵型图像，在三维模式中获得三个截面的图像，此时冻结图像。使用系统测量工具测量椭球体积（容积）。通过实测值和标称值比较，求出误差。

4. 超声经颅多普勒性能

超声经颅多普勒一般采用经颅多普勒（TCD）专用探头，也可采用彩超的相控阵、线阵探头，以采集并显示颅内血流的频谱信号。

超声工作频率是 TCD 设备通过对发射频率和接收到的回波频率的频率差值计算，得出血流速度的频谱信号。根据 TCD 设备不同频率的标称最大探测深度不同，医学临床应用范围也不相同。准确的超声工作频率，是 TCD 设备的重要性能指标。按 YY/T 1142—2013 规定的试验方法进行测试，准备工作和 B 超相同，将主机设置频率调整为标称频率后开始测试。超声工作频率测试时可能会遇到连续波的情况，此时除了使用针式水听器外，还可将膜式水听器倾斜一定的角度，从而使超声以一定的角度入射到膜式水听器进行频率测试。

血流测量范围是衡量 TCD 设备的一个关键性能指标，不同频率和不同工作模式对应的测量范围应有差异。流速测量范围及误差的测试方法与频谱多普勒模式性能要求一致，区别在于测试点选取标称测量范围 1/3 和 2/3 处进行准确性测量。当流速测量范围大于体模的模拟范围时，可以参考 YY/T 0593—2015 附录 A 的频移模拟法，使用电信号注入法测量血流速度范围。

TCD 设备的最大和最小工作距离是其最基本的性能要求，不同 TCD 探头的工作距离不同，此性能指标与超声工作频率有关，通常超声频率越低则最大工作距离越大。工作距离测试方法与彩超的频谱多普勒模式测试方法一致，区别在于 TCD 设备无 B 模式图像，应使探头对准仿血流体模声窗上的血管标线移动，直至血流消失前的最大深度，记为最大工作距离。可探测到的最小距离，记为最小工作距离。若体模最小血管深度大于标称最小工作距离，应采用弦线法测试，此时应在技术要求中说明使用体模的方法。

距离选通误差，超声标称频率在 1~2.5MHz 时，TCD 设备取样门建议设置为 4mm 和

20mm（如不采用标准中的取样门参数，需在技术要求对应试验方法中给出取样门参数），在两种设置下分别进行试验。采用多普勒仿血流体模，调节取样门位置到特定深度（如50mm或60mm），移动TCD探头位置，使探头测试到此处血管血流，微调增益、声功率，获得明显血流多普勒频谱图像。此时减少或增加取样门位置深度，直至两个方向上的血流多普勒信号消失，记录两个方向上的取样门深度，二者平均值与特定深度的绝对值误差记为距离选通误差。

5. 超声弹性成像性能

超声弹性成像作为一种非侵入式成像技术，可用于定性或定量测量评估组织器官或病灶部位的弹性，其过程类似于临床上常用的触诊法，可判定部位的软硬程度。其成像原理多种多样，在欧洲超声医学和生物学学会联盟2013年发表的《超声弹性成像技术临床应用导则和建议》中按形成技术的基本特征将超声弹性成像分成三类：一是位移或应变成像，通过应变弹性、应变速度或者声辐射力脉冲进行成像；二是剪切波速度测量，如瞬时弹性成像技术和点剪切波弹性成像；三是剪切波速度成像，通过剪切波的速度的测量对目标区域的硬度（弹性）分布进行成像。总体而言，超声弹性成像可粗略理解为：通过外力使目标产生形变，然后使用超声测量进行弹性测量或成像。但实际的成像过程会更加复杂，其中还包括各种图像优化过程，在此仅对表象进行简单描述。其中，外力可以是超声探头机械运动从体外经皮肤施加的，也可以是通过超声波辐射力在特定深度施加的。超声测量的结果可用于形成二维图像，也可以是直接输出剪切波的速度，前者根据不同施力方式涉及两份行业标准YY/T 1419—2016和YY/T 1480—2016，而后者相关标准有YY/T 1749—2020。

准静态超声成像中的"准静态"可以理解为：通过比较目标区域形变前后两张静态图像进行弹性成像。首先通过超声脉冲的发射和接收的时间差对目标进行B模式的初始状态成像，然后有规律地按压超声探头使目标区域产生形变，再通过测量形变后目标区域的脉冲时间差而组成形变后的图像，对比前后两张图即可定性获得目标区域的应变情况。同时因为超声的传播速度比形变的恢复速度快，所以可获得连续的超声弹性成像过程，最后成像结果以透明色块的方式叠加在B模式图像上。准静态弹性成像过程如图1-51所示。

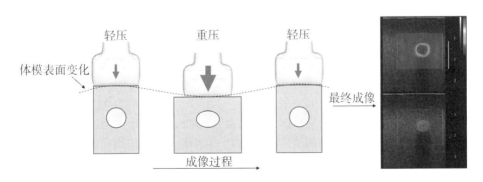

图1-51 准静态弹性成像过程[1-35]

应变比是指准静态应变弹性成像过程中，体模内被测量区域或靶标与背景材料应变的比值。简化模型如图 1-52 所示，对于超声弹性仿组织体模，一般认为其是线性弹性的、均匀的、各向同性的、连续的介质，而准静态弹性成像是对组织施加轴向力，然后使用超声波测量和绘制由此产生的位移。计算相关位移和应变之间的关系，见公式（1-17）：

$$\frac{E_1}{E_2} = \frac{F/(\Delta x_1/x_1)}{F/(\Delta x_2/x_2)} = \frac{x_1}{\Delta x_1} \times \frac{\Delta x_2}{x_2} \quad (1-17)$$

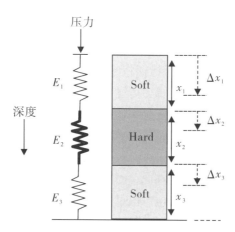

图 1-52　超声弹性仿组织体模承压后简化模型图[1-35]

准静态应变弹性成像测试时，将探头耦合在弹性成像体模中所测靶标上方，移动探头在 B 模式图像中获得靶标清晰边界的图像。适当使用力量轻微上下按压体模，观察图像，使体模内部靶标产生形变，当出现较为稳定的图像时冻结图像，使用超声诊断设备的应变比测量功能。首先选中靶标的区域，然后选择同一深度的背景区域，记录靶标相对于背景材料的应变比，测试五次，选取偏差最大的测试结果作为应变比测量的准确性，并将五次测量结果的变异系数作为测试结果的重复性。需注意，测量宜在同一帧图像上进行，靶标和背景的取样尺寸应基本相同且不超过靶标大小，取样深度应尽可能一致。操作时，设备能测量的靶标图像下界面深度即为探测深度，能探测指定深度处的最小靶标尺寸即为应变弹性成像的空间分辨力。具备距离测量功能时，还需对几何成像精度进行评价，测量的几何尺寸可针对长度、面积或者体积。计算的基准值为体模靶标标示的几何尺寸，如果无法获得准确的基准值且被测设备满足 GB 10152—2009 的要求，可使用同一帧的 B 模式下几何尺寸测量结果作为基准值。

在超声诊断设备注册审评指导原则中，还会在标准要求基础上增加测量弹性成像重合性，一般使用 B 模式和弹性成像模式下靶标圆心到图像的边界距离差值作为评价依据。分别在 B 模式与弹性成像模式下绘制靶标椭圆图像，测量靶标中心点到显示图像边缘的距离，两者之间的差值可用于判定是否明显错位，见图 1-53。

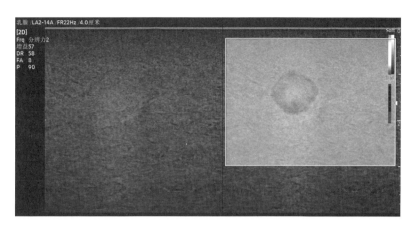

图 1 - 53　弹性成像测试图（后附彩图）

　　在测量弹性成像的探测深度、应变比或声速或硬度的测量范围、准确性、重复性、空间分辨力和几何误差等参数时，应注意弹性测量体模硬度值和几何尺寸标称值的变化，例如因体模保养不善或者温度不适宜导致材料质变，从而造成声速或声衰减系数变化，又如体模内部因热胀冷缩导致靶标形变。

　　剪切波弹性成像技术（剪切波速度成像）是利用声辐射力脉冲在焦点处造成纵向位移，同时产生横向传播的形变（剪切波），然后使用超声脉冲波跟踪形变（剪切波）的传播，并检测剪切波的传播速度，如图 1 - 54 所示。类似于一颗石子掉入平静的水面产生向外扩散的水波，然后使用超声波跟踪水波的传播速度。可根据剪切波的传播速度计算出剪切模量（$\mu \sim \rho c^2$）和杨氏模量（$E = 3\mu$），还可根据测得的结果生成伪彩图。测试方法可参考 YY/T 1480—2016，测试体模建议使用中国科学院声学研究所研制的 KS215T - 1 型体模。

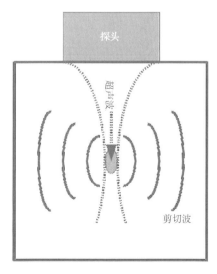

图 1 - 54　剪切波弹性成像过程示意图

瞬时弹性成像技术使用探头在表面产生一定频率（如 50Hz）的振动，振动向下传播并产生形变（剪切波），然后使用一维的超声追踪形变（剪切波）的传播，如图 1-55 所示。对不同时间点的形变位置组成 M 模式图像，测量亮线的斜率即为剪切波的波速，如图 1-56 所示。测试方法可参考 YY/T 1480—2016，测试体模建议使用中国科学院声学研究所研制的 KS215T-3 型体模。

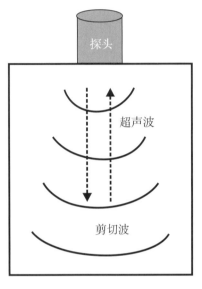

图 1-55 瞬时弹性成像过程示意图

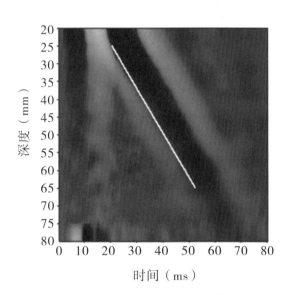

图 1-56 瞬时弹性成像测试结果[1-35]

二、超声多普勒胎心监护设备

（一）产品介绍

超声多普勒胎心监护设备分为胎儿心率仪和胎儿监护仪。前者为根据超声多普勒原理从孕妇腹部获取胎儿心脏运动信息的超声多普勒胎儿心率检测仪器；后者为系附在孕妇腹部，采用多元扁平超声多普勒换能器的连续胎儿心率监护装置。

超声多普勒胎儿心率仪一般由探头（一般采用单元探头）、超声波发射/接收电路、信号输出部分组成，采用超声多普勒原理从孕妇腹部获取胎儿心脏运动信息，然后通过声音监听、数字显示等方式呈现出胎儿心率数据。胎儿正常心率范围在 110 ~ 160 次/min，过高或过低都预示着胎儿可能出现异常情况。超声多普勒胎儿心率仪是一种能够方便得到胎儿心率数据的仪器。常见名称举例：超声多普勒胎儿心率仪、超声多普勒胎心音仪、胎儿心率仪、多普勒仪等。

超声多普勒胎儿监护仪一般由主机、超声探头、宫缩压力传感器及与之相连接的附件组成。超声多普勒胎儿监护仪采用超声多普勒原理对孕妇及胎儿进行连续监护，并在出现异常时及时提供报警信息。传感器一般系附在孕妇腹部，通常采用多元扁平超声多普勒换能器。宫缩的强度通常由压力传感器反馈，进而给出所需的信号。胎儿心率信号经处理后，仪器将胎儿心率变化趋势用轨迹描记出来，并能同时描记母体的宫缩曲线。医生根据这两条曲线的变化趋势可以初步判断胎儿的健康状态，以便及时采取措施。常见名称举例：超声多普勒胎儿监护仪、超声多普勒监护仪、胎儿监护仪、胎儿超声心电监护仪、电脑胎儿/母婴监护系统、母亲/胎儿综合监护仪、母亲/胎儿/病人多参数监护仪等。

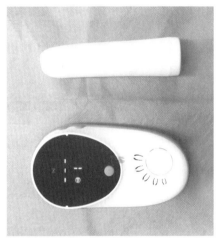

图1-57　无线胎心音仪

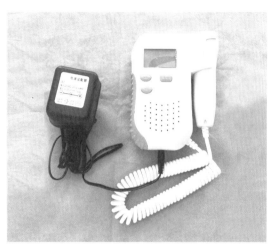

图1-58　胎儿心率仪

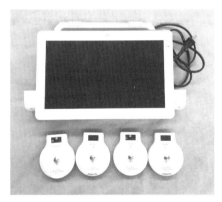

图1-59　无线胎儿监护仪

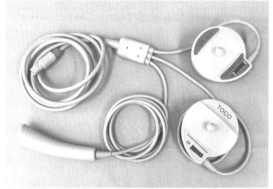

图1-60　胎儿监护仪探头

（二）适用检验标准

（1）GB 9706.1—2007《医用电气设备　第1部分：安全通用要求》；

（2）GB 9706.9—2008《医用电气设备　第2-37部分：超声诊断和监护设备安全专用要求》；

（3）GB 9706.15—2008《医用电气设备　第1-1部分：安全通用要求　并列标准：医用电气系统安全要求》；

（4）GB/T 14710—2009《医用电器环境要求及试验方法》；

（5）GB/T 16846—2008《医用超声诊断设备声输出公布要求》；

（6）GB/T 16886.1—2011《医疗器械生物学评价　第1部分：风险管理过程中的评价与试验》；

（7）YY 0505—2012《医用电气设备　第1-2部分：安全通用要求　并列标准：电磁兼容　要求和试验》；

（8）YY/T 0448—2019《超声多普勒胎儿心率仪》；

（9）YY/T 0449—2018《超声多普勒胎儿监护仪》；

（10）YY/T 0749—2009《超声　手持探头式多普勒胎儿心率检测仪　性能要求及测量和报告方法》；

（11）YY/T 1142—2013《医用超声设备与探头频率特性的测试方法》；

（12）YY/T 1420—2016《医用超声设备环境要求及试验方法》。

（三）检验技术和方法

1. 性能指标

超声多普勒胎儿心率仪的主要性能要求包括：超声工作频率、胎心率测量和显示范围、胎心率测量误差、综合灵敏度、外观和结构。[1-36]检测方法参见 YY/T 0448—2019 和 YY/T 0749—2009。

超声多普勒胎儿监护仪的主要性能要求包括：超声工作频率、胎心率测量和显示范围、胎心率测量误差、报警功能、宫缩压力测量范围、宫缩压力数值的温度漂移、贮存记录功能、电源电压适应能力、正常连续工作时间、外观和结构。[1-37]检验方法参见 YY/T 0449—2018。

2. 环境试验

应符合 GB/T 14710—2009 中气候环境试验Ⅱ组、机械环境试验Ⅱ组和 YY/T 1420—2016 的要求。其运输试验、电源电压适应能力试验应分别符合 GB/T 14710—2009 中第4章、第5章及表 A.1 的规定。环境试验中的检测项目为声工作频率或心率。

3. 电气安全

应符合 GB 9706.1—2007 和 GB 9706.9—2008 的要求。

4. 电磁兼容性

应符合 YY 0505—2012 和 GB 9706.9—2008 中第36章的要求。

（四）检验设备：胎心率模拟器

胎心率模拟器（即胎儿心率信号模拟发生器）主要用于胎儿监护仪的胎心率测量范围和误差的测试，应符合 YY/T 0449—2018 的要求。常用设备有中国科学院声学研究所的 FS-3 型超声多普勒胎儿测量仪检测装置，见图 1-61。其由函数发生器和机电转换装置两部分组成，函数发生器将不窄于 65～210 次/min 的驱动信号加在电机机电转换装置上，机电转换装置通过连杆带动一个直径为 5mm 的钢球在充满液体（脱气水，即除气水）的容器内上下往复运动，以模拟胎心跳动，其模拟心跳次数可用示波器监测。

胎心率测量布置见图 1 - 62，函数发生器产生的频率与胎儿心率换算见表 1 - 6。

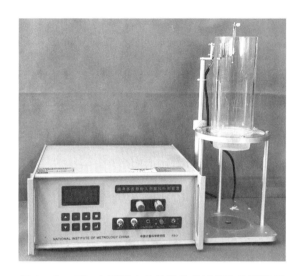

图 1 - 61　FS - 3 型超声多普勒胎儿测量仪检测装置

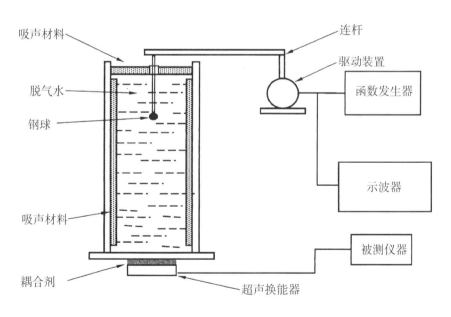

图 1 - 62　胎心率测量布置[1 - 36][1 - 37]

表 1 - 6　胎心率—频率换算表

胎心率/（次/min）	65	90	120	140	150	160	180	210
频率/Hz	1.083	1.500	2.000	2.333	2.500	2.667	3.000	3.500

（五）技术案例分析

1. 超声工作频率

超声工作频率的测试可以通过支架固定针式水听器和超声换能器，水听器通过放大器连接至示波器进行测试，测量布置示意图见图 1 - 63。定位装置不一定需要精度较高的三维定位装置，但应至少能调整相对位置以便获取最大信号，同时还应有足够的空间或声衰减材料以减少杂散反射，可以参考 YY/T 0749—2009 测试，其测量的方框图见图 1 - 64。

胎儿监护仪探头由多个圆形晶片组成，其超声波一般为脉冲波（如图 1 - 65 所示），使用水听器测试可获得其声场分布扫描结果二维图（如图 1 - 66 所示）。胎儿心率仪的超声波则有脉冲波和连续波两种，

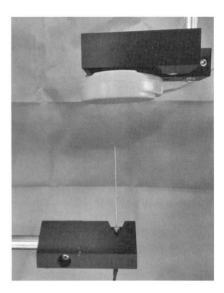

图 1 - 63　声工作频率测量布置示意图

使用脉冲波时为单晶元设计，而使用连续波时探头内部设计结构分为发射和接收两部分（如图 1 - 67 所示）。

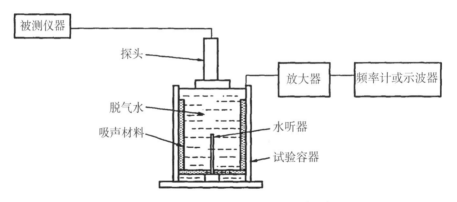

图 1 - 64　声工作频率测量的方框图[1 - 38]

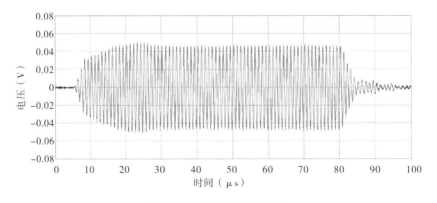

图 1 - 65　胎儿监护仪声脉冲

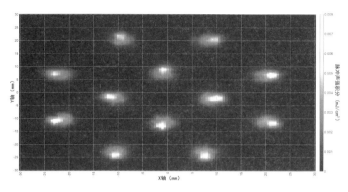

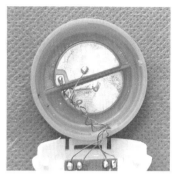

图 1-66　胎儿监护仪声场分布扫描结果二维图（后附彩图）　　图 1-67　胎儿心率仪探头内部

超声多普勒胎儿心率检测装置作为非治疗设备，其设备向人体传送能量和从人体获取所需信息用于诊断，而不以治疗为目的，因此在满足诊断需要的前提下超声声输出的强度应尽可能低。需注意，尽管胎心换能器输出的超声能量符合 IT 16846—2008 免于公布要求[1-39]，但当不符合 GB 9706.9—2008 中所列免于公布条件时，也应按照 GB 9706.9—2008 公布声输出表格[1-40]。（同样适用新版 GB 9706.237—2020）

2. 胎心率测量范围和测量误差

胎心率测量范围和测量误差使用胎心率模拟器测试，应符合 YY/T 0449—2018 的要求。（YY/T 0448—2019 与 YY/T 0449—2018 的相关要求一致）

3. 综合灵敏度

综合灵敏度测试设备同样使用胎心率模拟器（例如 FS-3 型超声多普勒胎儿测量仪检测装置），在探头和声窗之间增加衰减片（涂抹耦合剂），在距探头 200mm 处进行综合灵敏度的测量，见图 1-68。使探头端面位于试验容器底面中心，调整其方位使超声波束直接对准反射靶。调整频率和幅度，并将反射靶速度调整在 10～40mm/s 范围内，具体值应符合说明书中规定的多普勒频率和靶速度。使用示波器或有效值电压表（已集成在 FS-3 型超声多普勒胎儿测量仪检测装置中）对音频输出或扬声器驱动的音频模拟信号进行测量。

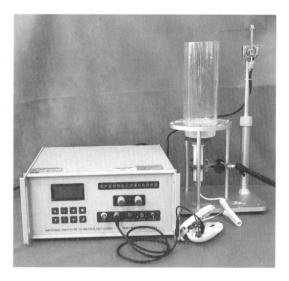

图 1-68　综合灵敏度测试布置图

被测仪器的音量控制设定在某个位置，在靶未运动时，获得一个测量值 V_n（仪器的电噪声输出，有效值）。激励靶的驱动单元，获得多普勒信号，并调节探头的水平位置，使输出幅度为最大，在先前的音量控制位置处，测量输出 V_s（信号加噪声的输出，有效值）。在探头和容器底部之间插入声衰减片，使被测仪器的输出减小,直至信噪比 $C = 20\log\ (V_s/V_n)$ 近似为 6dB。最后通过 $S = A\ (d)\ + B + C$ 计算得出综合灵敏度,其中 $A\ (d)$ 为距离 d 处靶平面波反射损耗,B 为包括声衰减片、声窗和水径的声路径上总的双程衰减量。

4. 报警功能

应符合 YY 0709 的要求,需注意胎儿监护仪的报警延时不宜设置为 30s,否则不合格的可能性较大。

5. 宫缩压力测量范围

此测试按 YY/T 0449—2018 条款 5.5 进行。宫缩压力测量可使用砝码或配重工装施加压力,测试时注意进行初始化校零。

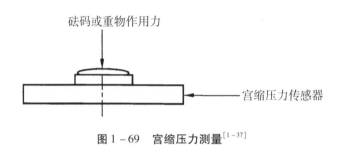

图 1 - 69　宫缩压力测量[1-37]

三、超声理疗设备

(一) 产品介绍

超声理疗设备是指采用非聚焦超声波、超声输出强度一般在 3W/cm^2 以下、频率范围在 0.5MHz 至 5MHz 内、由平面圆形超声换能器产生连续波或准连续波超声能量的超声治疗设备。其一般由电源、主机(主要部分为高频电功率发生器及控制电路等)和治疗头(主要部分为将高频电能转化成超声能量的超声换能器)等组成。其治疗头示例见图1 - 70。

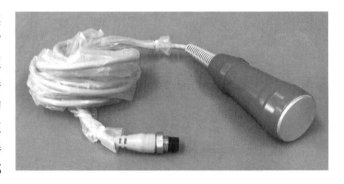

图 1 - 70　超声理疗设备治疗头示例

常见名称举例:超声理疗仪(设备)、超声电导(治疗)仪、超声(中频)药物导入仪、(全数字)超声(波/声场效应/扫描)(综合/疼痛/电刺激复合/组合)治疗仪(系统/设备)等。

（二）适用检验标准

（1）GB 9706.1—2007《医用电气设备　第 1 部分：安全通用要求》；

（2）GB 9706.7—2008《医用电气设备　第 2 - 5 部分：超声理疗设备安全专用要求》；

（3）GB 9706.15—2008《医用电气设备　第 1 - 1 部分：安全通用要求　并列标准：医用电气系统安全要求》；

（4）GB/T 14710—2009《医用电器环境要求及试验方法》；

（5）GB/T 16886.1—2011《医疗器械生物学评价　第 1 部分：风险管理过程中的评价与试验》；

（6）YY 0505—2012《医用电气设备　第 1 - 2 部分：安全通用要求　并列标准：电磁兼容要求和试验》；

（7）YY/T 0316—2016《医疗器械　风险管理对医疗器械的应用》；

（8）YY/T 0466.1—2009《医疗器械　用于医疗器械标签、标记和提供信息的符号　第 1 部分：通用要求》；

（9）YY/T 0750—2018《超声　理疗设备　0.5MHz～5MHz 频率范围内声场要求和测量方法》；

（10）YY/T 1090—2018《超声理疗设备》；

（11）YY/T 1420—2016《医用超声设备环境要求及试验方法》。

（三）检验技术和方法

1. 性能指标

超声输出功率的准确性、有效辐射面积、有效声强、声工作频率、波束不均匀系数等性能指标应符合 YY/T 1090—2018 的要求及参照 YY/T 0750—2018 等相关试验方法。

2. 环境试验

应符合 GB/T 14710—2009 中气候环境试验Ⅱ组、机械环境试验Ⅱ组和 YY/T 1420—2016 的要求。其运输试验、电源电压适应能力试验应分别符合 GB/T 14710—2009 中第 4 章、第 5 章及表 A.1 的规定。环境试验中的检测项目为声工作频率或声功率输出。

3. 电气安全

应符合 GB 9706.1—2007 和 GB 9706.7—2008 的要求。

4. 电磁兼容性

应符合 YY 0505—2012 和 GB 9706.7—2008 中第 36 章的要求。

（四）检验设备

1. 辐射力天平

辐射力天平主要由重力天平和与天平连接的靶等组成。辐射力天平使用重力天平完成低兆赫级频率范围内的辐射力测量，其最大优点是不需要对辐射声束截面上的声场数据进行积分即可获得总的辐射功率值。超声接收靶可分为吸收靶和反射靶。吸收靶通过靶上的声吸收材料将声能转换为力。反射靶则由锥形靶和四周的声吸收材料组成，锥形靶采用较高反射率的钢材制作，呈现45°锥形，测试时将声能以90°角反射至周围声吸收材料并产生轴向的力。当重力天平接收到力反馈时，通过公式 $P = cF$ 计算得出相应的功率值 P，其中 c 为水中声速，F 为接收靶的反馈力，可通过重力公式 $F = mg$ 得到。辐射力天平工作原理示意图见图 1 – 71，吸收靶见图 1 – 72，反射靶及周围声吸收材料见图 1 – 73。辐射力天平应符合 GB/T 7966—2009 和 YY/T 0750—2018 的要求。常用设备有美国 Onda 公司生产的 RFB – 2000 型辐射力天平（见图 1 – 74）、OHMIC 公司生产的 UPM – DT – 1000PA 型超声功率计（见图1 – 75）等。

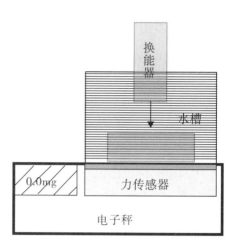

图 1 – 71　辐射力天平工作原理示意图

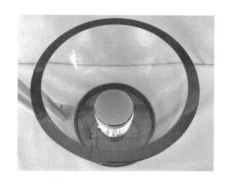

图 1 – 72　吸收靶

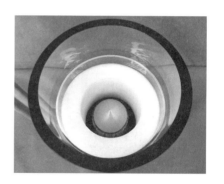

图 1 – 73　反射靶及周围声吸收材料

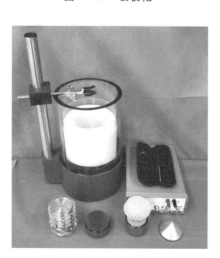

图 1 – 74　辐射力天平

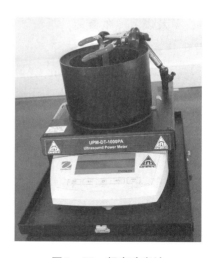

图 1 – 75　超声功率计

2. 针式水听器

超声工作频率、有效辐射面积和不均匀系数的测量应使用针状水听器（针式水听器），其敏感元件由聚偏二氟乙烯（PVDF）或压电陶瓷（PZT）制成。为满足测量准确度的要求，水听器输出的电信号可加以放大。水听器应符合 YY/T 0865.1—2011 和 YY/T 0750—2018 的要求。常用设备有杭州应用声学研究所的 ZS‑1000 型针式水听器等。

（五）技术案例分析

1. 超声输出功率的准确性

超声理疗设备对每一个档位应提供功率指示装置，指示装置可以直接显示数值，也可以使用档位指示，但需在说明书中明确各档位的功率值。对档位指示的准确性，YY/T 1090—2018 和 GB 9706.7—2008 中均要求任何功率的指示值与实际测量值的偏差应不超过 20%。[1-11][1-41] 输出功率的确定可通过两种方式，一种是辐射力天平法，另一种是水听器法。水听器法是使用水听器通过扫描方式对栅格化的发射平面上每个点的脉冲声强积分进行测量，推导出此平面的功率值，存在测试时间长和测试结果不确定度较高等问题。因此，通常采用更快速和简便的辐射力天平法作为输出功率的常用检测方法，且为仲裁法。

辐射力天平法主要使用的测试设备为辐射力天平，亦称超声功率计，其测试原理在 GB/T 7966—2009 中有详细说明。有几点需要特别注意：①治疗头直径应小于靶直径的 2/3，测试时与靶的距离应尽可能小，但也存在特例，例如使用吸收靶测试大功率时距离应不小于 8mm，又如治疗头过小或频率过低时有可能存在与凸形反射靶不匹配的情况；②辐射力天平使用时应对准，治疗头与靶应在同一声轴上，反射靶与四周声吸收材料的距离也应引起注意，特别在大功率时，应避免受横向辐射力分量影响导致反射靶偏离中心；③水中气泡是超声波散射体，容易导致测量误差，因此测试用水应采用除气水，推荐使用真空搅拌器等真空除气装置，先对纯净水预处理，同时可用毛刷轻刷以确保在声路径上的治疗头和靶的表面无气泡；④测试用水温度在大功率测量时也会产生相对较大的影响，因此水温控制是必要的；⑤对于超高精度的辐射力天平，当无法使用标准声源校准时，可使用较小质量砝码校准。

超声输出功率，即超声理疗设备的治疗头在特定条件下，近似为自由场的水中辐射的时间平均超声功率。辐射的方式可以是连续波，也可以是在连续波基础上增加幅度调制形成的调幅波，而调制波形可以是任意波形。市面上最常见的发射方式是使用通断开关控制超声波的发射与停止，从而形成具有一定重复频率的脉冲波，可将其视为使用时间包络波形为方波的声压幅度调制，方波的 0 和 1 对应控制开关的停止和接通，波形如图 1‑76 所示。此类脉冲波作为幅度调制波的特例，不管脉冲持续时间的长短，都应符合关于幅度调制波的相关标准要求。

幅度调制波与连续波一样，使用超声功率计的测试结果均为超声理疗设备实际输出功率。需注意：尽管输出功率的定义中未给出"时间平均"所需的具体时长，但常见的超声功率计测量时所用的积分时间为 1 秒，因此对于脉冲重复频率小于 1Hz 的调幅波，如直接

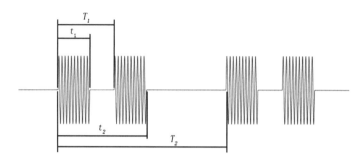

图 1 - 76　使用方波进行幅度调制示意图

使用此类超声功率计测试，由于超出积分时间范围，会出现功率显示数值不稳定或不断跳动的情况。建议修改脉冲重复频率，或者改用以 ON/OFF 方式进行测量的辐射力天平，此类辐射力天平可连续显示功率输出变化，但仍应保证脉冲持续足够时间，使接收靶能达到稳定状态。此时测到 ON 和 OFF 的差值不再是输出功率值，而是时间最大输出功率值。在幅度调制波的情况下，时间最大输出功率由每种调制设定状态下的时间峰值声压除以有效值声压的商以及换能器输出功率所决定。对方波调制的波形，作为一种幅度调制波的特殊情况，上述公式也将得以简化，其时间最大输出功率 p_{tm}、输出功率 P 和占空比之间的关系满足公式（1 - 18）：

$$P = p_{tm} \times \frac{t}{T} \tag{1 - 18}$$

公式（1 - 18）中，t 为脉冲持续时间，T 为脉冲重复周期。显而易见，时间最大输出功率数值等于超声换能器以同样幅度声压连续发射时的输出功率数值。当调幅波存在多重方波调制时，使用公式（1 - 19）进行计算：

$$P = p_{tm} \times \frac{t_1}{T_1} \times \frac{t_2}{T_2} \tag{1 - 19}$$

以上为理想状态。在实际测试过程中，使用水听器对发射脉冲测试，可能发现实际发射出来的波形叠加各种各样的调制波，导致波形畸变。例如方波上升时间过缓，又如在方波的 ON 区间上同时再叠加比方波频率更高的正弦波。这通常都被认为属于波形输出错误，直接使用公式（1 - 18）或者公式（1 - 19）将会导致时间最大输出功率测试结果存在较大偏差，其产生原因多种多样。同时，也不排除制造商有意为之，但此时不再属于方波调制，不能简单使用占空比计算，推荐使用水听器法进行测试，但由于声脉冲的持续时间较长，为尽可能获取较为完整的波形，需使用极高采样率的示波器。

2. 有效辐射面积

有效辐射面积可通过以下 3 种方法测得：

（1）栅格式扫描法：

栅格式扫描法作为基准测量方法，用于型式试验，是确定治疗头有效辐射面积的仲裁法。所需测试设备有测试容器、水听器和数据采集装置。其中，测试容器应能提供自由场测试条件，还应能提供具有三个独立自由度的平移运动装置，确保浸入水中的水听器和治疗头之间的相对位置和角度方位能够调节。关于水听器的选择：对于频率不大于 3MHz 的超声理疗仪，建议使用敏感元器件直径为 1mm 的 PVDF 针式水听器测试，例如杭州应用声学研究所生产的 ZS – 1000 型针式水听器；而对于更高频率的换能器，建议水听器直径不大于 0.5mm。为避免空化效应和水听器及其支架的反射干扰，对于采用方波调制的超声理疗设备，可在时间最大声强小于 0.5W/cm² 的调制波模式下测试。

测试时，将水听器移动至距离治疗头端面 3mm 的垂直于声束准直轴的平面上，采用方格网的栅格式扫描，以 $s \leqslant 1mm$ 的步幅测量每个网格点上的电压值。由于所需测量数据主要是基于水听器的相对测量值计算，因此所测电压值可以是峰值，也可以是有效值，但需注意：所有测量应基于同一种电压值且经过噪声修正。整个平面的测试结果应至少由包含 31×31 个点阵的方格网构成（共 N 个扫描点）。将所有测试点的电压值以递减的次序进行排列，并按排列后的顺序求和，计算出组成 75% 总能量所需的数据个数 n，计算过程见公式（1 – 20）。

$$\begin{cases} \sum_{i=1}^{n}(U_i)^2 \leqslant 0.75 \sum_{i=1}^{N}(U_i)^2 \\ \sum_{i=1}^{n+1}(U_i)^2 > 0.75 \sum_{i=1}^{N}(U_i)^2 \end{cases} \tag{1 – 20}$$

通过个数 n 和栅格式扫描法中的单位面积 A_0（$A_0 = s^2$）可求得波束横截面积 A_{BCS}（0.3），有效辐射面积 A_{ER} 则由公式（1 – 21）计算。

$$A_{ER} = F_{ac} \times A_{BCS}(0.3) = F_{ac} \times n \times s^2 \tag{1 – 21}$$

为使波束横截面积的结果更加可靠，n 值应不少于 100。需注意：在旧版 YY/T 0750—2009 中 F_{ac} 为 1.354，在现行 YY/T 0750—2018 中则为 1.333，前者通过样品平均值获得，而后者通过具有恒定声压分布的简化声场模型获得，后者可避免可能的夸大，而且无须考虑不确定度对 F_{ac} 的作用。

（2）直线扫描法：

除了栅格式扫描法，常规测量时还可使用直线扫描法，此方法相比栅格法要求平移运动装置拥有更少自由度。其测试过程：将治疗头通过机械装置浸入水中固定，且声轴与针式水听器平行。水听器沿着垂直声束轴的方向，以固定步幅逐点扫描，且经过声束准直轴。与栅格法一样，测量边界应足够大，判定标准为扫描线边界处的信号电平应比峰值电平至少低 32dB。计算时，先将扫描线分为成对的半线扫描，从圆心位置到最远点之间的电压值构成一维数列，共（N – 1）/2 + 1 个。每个数据点对应一个环形，第 j 个圆环面积可再细分成 8×j 个单位面积。然后采用与栅格法相同的分析方法计算 n 值，区别在于 n 为单位面积的个数，此时半线扫描的波束横截面积由 $A_{BCS} = n\pi s^2/4$ 求出。接着将治疗头旋转 45° 后再进行同样测试，总共测试 4 次，对 8 个半线扫描的数据得出的波束横截面积结果进行平均后计算有效辐射面积。

（3）孔径法：

YY/T 0750—2018 附录中提供了一种采用辐射力天平和吸收孔径的有效辐射面积测量方法——孔径法，可用于设备验收试验，还可作为日常评估的简易方法。孔径法在辐射力天平凸形圆锥反射靶的上方增加一层声吸收材料，测量布置如图 1 -77 所示。通过声吸收材料上的开孔孔径大小改变辐射力天平的测量值，从而确定大部分功率所对应的面积，然后计算无遮挡时功率测量值的 75% 所对应的累计面积，该累计面积值除以 0.75 即可得出有效辐射面积的评估值。

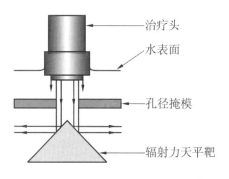

图 1 -77　孔径法测量布置概要图[1 -14]

3. 有效声强

超声理疗设备的声能量表征参数，除输出功率以外，还包括有效声强。输出功率可视为超声功率计的时间平均显示值，不区分连续或幅度调制波，使用辐射力天平或者超声功率计直接测量得出，功率较大时注意对水进行除气。而有效声强则是使用测得结果除以有效辐射面积计算得出。

需注意区分有效声强和时间最大声强，时间最大声强等于时间最大输出功率除以有效辐射面积。GB 9706.7—2008 中要求超声理疗设备的最大有效声强应不大于 $3\mathrm{W/cm^2}$，但对时间最大声强没有明确要求。

4. 声工作频率

在距离治疗头 z_p 处，基于观测置于声场中水听器输出的声信号频率，通过示波器对信号的分析采用过零频率技术得出声工作频率，测试布置示意图见图 1 -78。

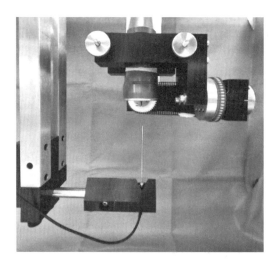

图 1 -78　声工作频率测试布置示意图

5. 波束不均匀系数

试验方法参照 YY/T 0750—2018 条款 7.4。首先，使用声场测试系统应根据 YY/T 0865.1—2011 建立治疗头的声束准直轴。声束准直轴为连接平行于治疗头端面的两个平面上的空间峰值时间峰值声压点之间的直线。第一平面位于距离约为远场的起始距离 $A_{ERN}/（\pi\lambda）$ 处，其中 A_{ERN} 是治疗头有效辐射面积的标称值，λ 是与声工作频率标称值对应的超声波长。第二平面宜初步选定在 $A_{ERN}/（3\pi\lambda）$ 处，若不可能在该距离或其附近找到单个峰值，则宜选在更远的距离 $2A_{ERN}/（\pi\lambda）$ 处。沿着此轴以 0.5mm 的步幅描绘轴向图，见图 1-79。确定最大有效值声压平面 z_p 的位置后，使用水听器在 z_p 处测量声工作频率 f_{awf} 和最大有效声压 p_{max}。可多次描绘轴向图以便于同时寻找到轴向上水听器可达到换能器远场的最远处，即最远轴向最大值 z_N。然后在垂直于声束准直轴距治疗头输出端面 0.3cm 处和最远轴向最大值 z_N 位置处的平面上，采用栅格式扫描法以 $s=0.5mm$ 的步幅确定波束横截面积，分别见图 1-80 和图 1-81，可计算出波束横截面积 $A_{BCS}（0.3）$ 和 $A_{BCS}（z_N）$，以及每个测量平面上的总均方声压 $pms_t（0.3）$ 和 $pms_t（z_N）$，前两个参数可用于计算有效辐射面积和波束类型。最后通过公式（1-22）、公式（1-23）、公式（1-24）计算出波束不均匀系数。

$$A_{ER} = 1.333 A_{BCS}（0.3） \tag{1-22}$$

$$R_{BN} = \frac{p_{max}^2 A_{ER}}{\overline{pms_t \cdot s^2}} \tag{1-23}$$

$$\overline{pms_t \cdot s^2} = \frac{1}{2}\{[pms_t（0.3）\times s^2（0.3）] + [pms_t（z_N）\times s^2（z_N）]\} \tag{1-24}$$

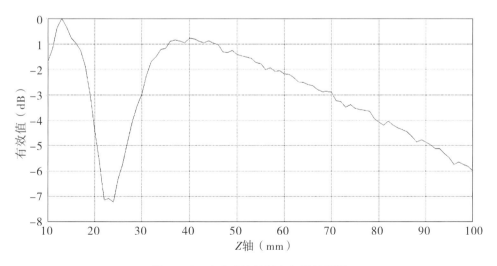

图 1-79 声束准直轴轴向扫描结果图

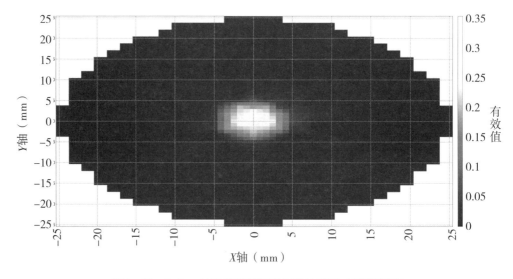

图1-80　0.3cm处波束横截面积扫描结果图（后附彩图）

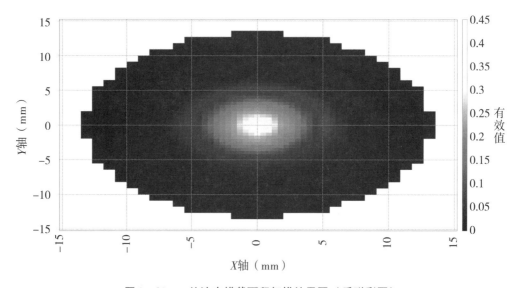

图1-81　z_N处波束横截面积扫描结果图（后附彩图）

四、超声设备的电磁兼容检测

（一）超声诊断设备的电磁兼容检测

超声诊断设备的电磁兼容检测应符合 YY 0505—2012 和 GB 9706. 9—2008 的要求。根据该样品预测试数据和产品技术分析，发射试验所选工作模式、配置和工况为预期最大发射状态，抗扰度试验工作模式所选参数设置和样品配置为预期最不利的状态。

根据技术审查指导原则的要求，电磁兼容检测发射试验中的传导发射、辐射发射及抗扰度试验中的静电放电、射频电磁场辐射、电快速瞬变脉冲群、射频场感应的传导骚扰应至少选择每类探头中预期最不利的一个型号，发射试验中的谐波失真、电压波动和闪烁及抗扰度试验中的浪涌、在电源供电输入线上的电压暂降、短时中断和电压变化、工频磁场应选择预期最不利的一个代表探头。对于同类探头的典型型号选择，应综合考虑探头的阵元总数、探测深度、中心频率等参数。

1. 发射试验

按照 GB 4824—2019 的规定，超声诊断设备根据制造商规定的预期用途分为 1 组 A 类或 B 类。[1-42] 属于 1 组 A 类的超声诊断设备应进行传导发射、辐射发射试验，属于 1 组 B 类的超声诊断设备应进行传导发射、辐射发射、谐波失真、电压波动和闪烁试验。根据超声诊断设备属于台式设备或落地式设备，其试验布置不同。

在进行发射试验时，如果超声诊断设备属于台式设备，则应将超声诊断设备放置在 80cm 高的绝缘台上，各电缆的任何超长部分应在电缆中心附近以 30 ~ 40cm 长的线段分别捆扎成 S 形，垂悬在接地平板与绝缘台之间。如果超声诊断设备属于落地式设备，则应将设备放置于 10cm 厚的绝缘板上，不能与接地平板有金属性的接触，设备的所有配件根据预期使用方式放在 80cm 高的绝缘桌或者绝缘板上，线缆不与接地平板接触，都应放置在绝缘板上，电缆超长部分参考台式设备的做法进行捆扎。辐射发射试验需要在内部电源和网电源供电条件下进行。台式和落地式超声诊断设备的辐射发射试验布置如图 1 - 82 所示。

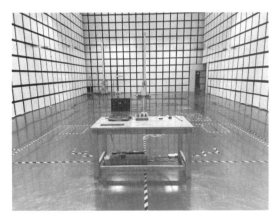
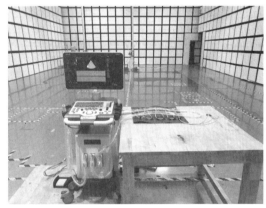

（a）台式设备　　　　　　　　　　　　　（b）落地式设备

图 1 - 82　超声诊断设备的辐射发射试验布置（后附彩图）

2. 抗扰度试验

GB 9706.9—2008 修改超声诊断设备抗扰度试验的符合性判据，替代了 YY 0505—2005 条款 36.202.1 j）第 8 个至第 11 个破折号的内容（注：现行 YY 0505—2012 已于 2012 年 12 月 17 日发布，2014 年 1 月 1 日实施，代替 YY 0505—2005），对于干扰施加过程中所产生波形中的噪声，图像中的赝像或失真或所显示数值的误差如果不被误认为生理效应影响诊断结果，则可以接受这样的试验现象；同时还需关注换能器组件表面的温度和预期腔内使用的换能器组件的非预期或不可控运动。

静电放电、射频电磁场辐射、射频场感应的传导骚扰、工频磁场需要在内部电源和网电源供电条件下进行。电快速瞬变脉冲群、浪涌、在电源供电输入线上的电压暂降、短时中断和电压变化试验后应验证超声诊断设备仅在网电源供电时能否继续工作。出现电快速瞬变脉冲群和射频场感应的传导骚扰时，应在超声诊断设备的超声换能器的操作者接触端和接地平板之间用模拟手和 RC 单元连接，模拟手模拟操作者的电容耦合作用，RC 元件模拟操作者对地的射频阻抗。如果超声诊断设备带有心电监测功能，在抗扰度试验时，应将心电导联线与心电模拟器连接，心电模拟器的模拟生理参数应设置为企业声称的产品能测量的最小生理参数值。

在射频电磁场辐射和射频场感应的传导骚扰试验前，应根据超声诊断设备配置超声换能器对应的预期用途，包括根据能否跟心电监测功能一起使用，确定进行试验时所采用的能产生最不利条件的调制频率是 2Hz 还是 1kHz（生理信号模拟频率）。在任何情况下对以2Hz 调制频率试验的设备或系统的驻留时间应不小于 3s，对所有其他设备或系统的驻留时间应不小于 1s。并且要在试验报告中写明所选用的调制频率和驻留时间。射频电磁场辐射的试验布置分为台式设备的布置和落地式设备的布置。当超声诊断设备由台式或落地式部件组成时，要保持正确的相对位置。台式设备应放置在 0.8m 高的绝缘试验台上，落地式设备置于 0.1m 高的非导体支撑物上。超声诊断设备引出的连线暴露在电磁场中的距离为 1m，超声诊断设备及其超声换能器需暴露于 1.5m×1.5m 的均匀场中。主机和连线之间的布线规则：如果制造商规定导线长度不大于 3m，则按制造商规定长度用线，导线捆扎成 1m 长的感应较小的线束；如果制造商规定导线长度大于 3m，或未规定，则受辐射的线长为 1m，其余长度为去耦部分，可以套上射频损耗铁氧体管。若超声诊断设备带有心电导联线，则心电导联线部分建议以蛇形布线的形式布置。台式和落地式超声诊断设备的射频电磁场辐射试验布置如图 1－83 所示。

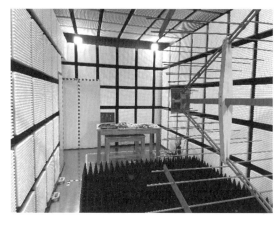 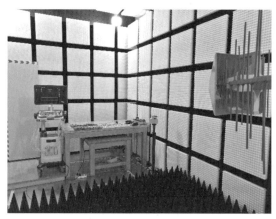

（a）台式设备 （b）落地式设备

图 1－83 超声诊断设备的射频电磁场辐射试验布置（后附彩图）

　　射频场感应的传导骚扰试验至少应对超声诊断设备上的每项功能的一根代表性电缆进行试验。超声诊断设备的所有患者耦合电缆可以逐个地或成束地进行试验，优先选择电流钳进行试验，在电流钳不适用的情况下，应使用电磁钳。如果超声诊断设备带有心电采集电缆，在做电流钳注入时，可以将心电采集电缆和超声换能器电缆一起注入。如果超声诊断设备带有等电位端子，则需要使用 CDN - M1 进行注入。对于脚踏开关电缆、适配器输出线等互联电缆，选择用电磁钳进行注入。分别用电流钳、电磁钳和 CDN - M1 注入骚扰信号的超声诊断设备射频场感应的传导骚扰试验布置如图 1 - 84 所示。

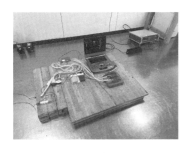 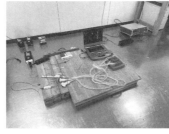 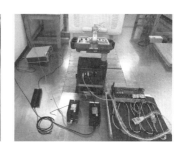

（a）电流钳注入　　　　　　（b）电磁钳注入　　　　　（c）CDN - M1 注入

图 1 - 84　超声诊断设备射频场感应的传导骚扰试验布置（后附彩图）

（二）超声多普勒胎心监护设备的电磁兼容检测

　　超声多普勒胎心监护设备分为胎儿心率仪和胎儿监护仪。胎儿心率仪和胎儿监护仪适用的电磁兼容标准都是 YY 0505—2012 和 GB 9706.7—2008，两种产品的试验要求和试验方法相似，后者通常比前者配件更多、功能更丰富。因此，本部分以胎儿监护仪为例介绍超声多普勒胎心监护设备的电磁兼容检测。

　　根据 YY 0505—2012 和 GB 4824—2019 的要求，超声多普勒胎儿监护仪在测试发射项目时，为了使超声多普勒胎儿监护仪在测试时处于最大发射状态，如有电池并且在充电时可正常工作，应消耗至低电量状态后在边充电边工作状态下测试，在测试的过程中应让超声多普勒胎儿监护仪的功能尽可能实现。因此，在测试的过程中，除了把宫缩压探头以及胎心探头开启之外，还应不断触发胎动按钮使胎动监测模块有信号输出。在测试前布置时，如胎心探头连接线、宫缩压探头连接线、胎动按钮连接线过长，可采用蛇形布线或者将线缆捆扎垂到离地面 30 ~ 40cm 高度的位置。其布置如图 1 - 85 所示。

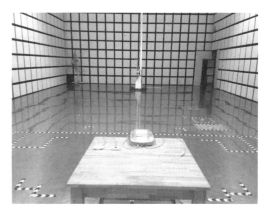

图 1 - 85　胎儿监护仪的辐射发射试验布置

超声多普勒胎儿监护仪在实现预期功能时，需要与人体接触，超声探头与人体有导电接触的患者耦合点。根据 YY 0505—2012 的要求，在电快速瞬变脉冲群和射频场感应的传导骚扰试验时，应在患者耦合点端连接模拟手和 RC 元件。超声多普勒胎儿监护仪的电快速瞬变脉冲群试验布置如图 1-86 所示。

在测试过程中发现，因为胎心信号是极为敏感的信号，施加干扰之后，超声多普勒胎儿监护仪较容易出现信号扰动的现象。如某产品测试的时候模拟器

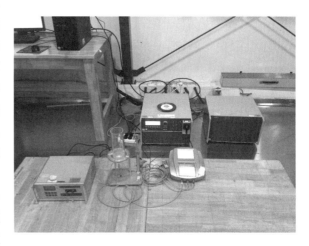

图 1-86　胎儿监护仪的电快速瞬变脉冲群试验布置

心率设置为 30 次/min，施加电快速瞬变脉冲群干扰后设备心率由 30 次/min 上升到 120 次/min。在整改时，要考虑到电快速瞬变脉冲群干扰信号有两种传播途径，一种是通过电源端线缆以传导的方式，另外一种是通过空间以辐射的方式。通过电源线耦合进机器内部导致机器工作异常的干扰信号主要为共模电压，因此可以在电源端增加能对共模电压起到抑制作用的滤波器，使得干扰信号在进入设备的初期就能被抑制。干扰能量也可能在电源线传导的时候通过空间辐射传播的方式对机器产生干扰，使得干扰信号未经过滤波器，通过信号线或者空间耦合到机器内部，使得设备出现不合格。针对信号线整改时，一方面考虑在空间辐射上面阻断，另一方面考虑阻断沿信号线传导的干扰信号。空间辐射阻断一般会通过屏蔽的方式，因此在整改的时候对信号电缆进行屏蔽，信号线屏蔽还需要有良好的接地。但超声多普勒胎儿监护仪的外壳是非金属的，屏蔽电缆只对高频成分起到干扰的作用。此时还需要在信号线上增加共模扼流圈，共模扼流圈实际上等同于低通滤波器，起到滤波的效果。经过对电源线和信号线两方面整改，超声多普勒胎儿监护仪的电快速瞬变脉冲群试验可合格。

射频场感应的传导骚扰试验是关于来自 150kHz～80MHz 频率发射机射频场感应的传导骚扰。干扰信号为常见的射频连续波辐射，包括电台、电视台、小功率无线电话等一系列无线设备电磁场。该电磁场会作用于设备的电缆，虽然被干扰的设备尺寸比骚扰信号的波长小，但设备一般会存在输入线和输出线（包括电源线、信号线、等电位电线）等引线。这些引线都会成为接收天线从而成为传导路径。因此在测试的过程中，通常会考虑对电源端的测试和信号线的测试。根据 YY 0505—2012，电源端测试推荐使用耦合/去耦网络注入、信号线通过钳注入。射频场感应的传导骚扰试验的测试波形为经过 80% 幅度调制正弦波形成的射频调幅波，其调制频率根据预期用途设定。非生命支持设备和系统在 3V（有效值）抗扰度电压上测试，生命支持设备和系统在非工科医频段 3V（有效值）抗扰度电压上测试、在工科医频段内 10V（有效值）抗扰度电压上测试。以超声多普勒胎儿监护仪为例，预期用途为监视、测量宫缩压和胎儿心率，并且是非生命支持设备。因此，在测试的过程中参数设置为调制频率 2Hz，驻留时间 3s，电压设置为 3V。若超声多普勒胎

儿监护仪为Ⅰ类设备，在耦合/去耦网络注入的时候选择 CDN - M3；而Ⅱ类的超声多普勒胎儿监护仪，在耦合/去耦网络注入的时候应选择 CDN - M2。其射频场感应的传导骚扰试验电源端测试布置如图 1 - 87 所示。

超声多普勒胎儿监护仪有胎心探头连接线、宫缩压探头连接线、胎动按钮连接线，其连接线会与患者形成患者耦合点，因此其连接线为患者耦合电缆。根据 YY 0505—2012 要求，患者耦合电缆应使用电流钳进行试验。使用电流钳注入时，干扰信号通过感性耦合的方式注入到信号线上。其射频场感应的传导骚扰试验信号线测试布置如图 1 - 88 所示。

在测试过程中，超声多普勒胎儿监护仪常出现心率异常升高的不合格现象。信号线都是非屏蔽的电缆，因此考虑改进信号线，将其屏蔽且屏蔽层做好接地连接，同时加入共模抑制滤波电路。对于耦合/去耦网络注入则考虑在电源端加入滤波器滤掉干扰，也可以尝试增加磁环进行抑制。通过对信号线及电源端等采取一系列改进措施后，测试可合格。

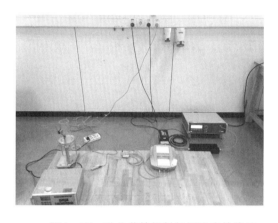

图 1 - 87　胎儿监护仪射频场感应的传导
骚扰试验电源端测试布置

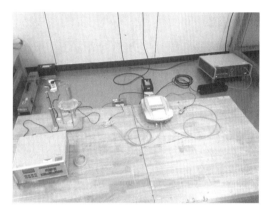

图 1 - 88　胎儿监护仪射频场感应的传导
骚扰试验信号线测试布置

（三）超声理疗设备的电磁兼容检测

常见的超声理疗设备通常包含电刺激功能和超声输出功能。稳定的超声功率输出是超声理疗设备最重要的性能指标之一。因此，在产品进行抗扰度试验时，应使用超声功率计实时监测产品的超声功率。同时，应使用示波器实时监测产品的电刺激输出，电刺激探头应连接制造商规定的无感阻抗。

根据 GB 4824—2019 的要求，对于超声理疗设备，在进行发射试验时，应将换能器和发生器连接后进行测量，换能器应浸在充满蒸馏水、直径约为 10cm 的非金属容器内。应在最大输出功率和二分之一最大输出功率两种工况下进行测量；如果输出电路可以调谐，则应分别在谐振和失谐状态下测量。测量中要考虑受试设备使用说明书中的技术规范。需注意，必要时设备的最大输出功率应按照 YY/T 0750—2018 规定的方法或由其衍生的方法进行测量。超声理疗设备的辐射发射试验布置如图 1 - 89 所示。

在进行抗扰度试验时，测试模式通常选择超声功能全功率输出的状态，将超声治疗头放置于超声功率计上，监测抗扰度试验过程中以及试验后功率输出的变化。对于带有其他治疗功能的超声理疗设备，应使用其他监测设备监测其能量输出，比如用示波器监测电刺激功能的输出。GB 9706.7—2008 中要求射频电磁场辐射试验对超声功能的全功率输出和半功率输出状态分别进行考核。因为超声治疗头和电极片在使用时会与患者直接接触，所以在进行电快速瞬变脉冲群和射频场感应的传导骚扰试验时，每个患者耦合点应有模拟手，并将模拟手接至单独的公共接点，该公共接点与 RC 元件端连接。其电快速瞬变脉冲群试验布置如图 1 - 90 所示。

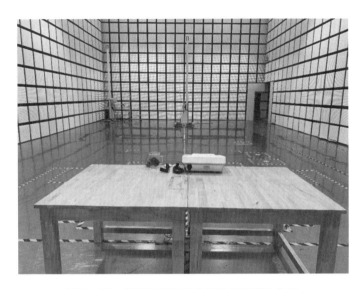

图 1 - 89　超声理疗设备的辐射发射试验布置

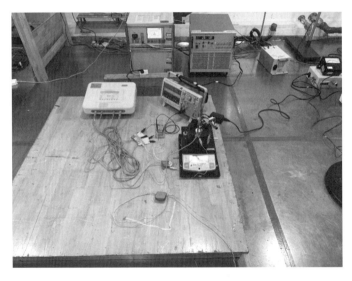

图 1 - 90　超声理疗设备的电快速瞬变脉冲群试验布置

第五节　超声设备检验标准和技术的发展趋势

一、超声诊断设备检验标准和技术的发展趋势

21世纪，在超声诊断学基础上发展了各种新技术和新方法，不但扩展了超声诊断技术的应用范畴，而且延伸了超声诊断技术的应用深度，极大拓展了现代超声诊断设备的发展和应用。[1-9]现代超声诊断设备从B型超声成像、彩色多普勒成像，向三维成像、造影成像、弹性成像、超声内窥镜等方面逐步发展，其主要发展趋势如下：

（一）三维成像

随着计算机技术和超声矩阵换能器技术飞速发展，已可实时获得空间声束信息，从而实现了实时三维成像超声技术的大变革，动态三维超声成像及实时三维（四维）超声成像为广大的医学工作者和受检者带来了全新的超声图像模式。[1-43]超声三维成像的基本原理为：将采集的一系列二维超声断面用叠加的方法构成人体器官的三维图像。其经历了静态三维超声成像、动态三维超声成像和实时三维超声成像（也称为"四维超声成像"）等阶段。

随着超声三维/四维成像技术逐渐趋于成熟，其被广泛应用于妇科[1-44]、产科[1-45]、心脏检查[1-46]、造影[1-47]以及基于图像融合的手术导航[1-48]等多个领域。例如：在产科超声应用中，对胎儿颜面部、颅脑和心脏等组织结构进行三维成像，可以给医生提供更直观的三维组织立体结构显示图，辅助医生进行分析、诊断和治疗。[1-49]

在实施相关检验标准和技术方法时，发现：①临床医生对三维超声的认可在很大程度上与系统提供的用户界面有关，制造商应给医生提供设计良好的人机交互，从而快速响应用户命令，让医生根据自身经验不断优化图像的分割与显示，确保临床诊断准确性。[1-9]②虽然超声三维成像能够为临床医生提供比二维成像更加丰富的空间信息，但三维成像对细节显示的分辨力不如二维成像，尤其对垂直于声速传播方向的平面图像分辨力相对较差。上述现状或问题的有效解决，需要社会各方的共同参与和努力。

超声三维成像在临床上应用越来越广泛，今后可在以下方面进一步研究发展[1-50]：①研究提高分辨力及空间位置显示准确度，使超声三维图像能更准确地显示病变部位和周邻结构的空间关系，不仅能帮助医生更准确地诊断疾病，还能辅助医生制订更合理的手术方案。②研究新算法，加快三维重建和图像处理速度。③提高用户界面性能，使操作更加简便明了，增强实用性。④研发重量更轻、体积更小的探头，使之可经食管插入，近距离显示心脏各个结构的立体形象，进一步提高图像质量，增加三维超声临床使用价值。

（二）造影成像

随着超声对比剂（造影剂）的发展，不断研究出临床应用所需的各种对人体无害、易排出、气泡更稳定且造影效果更好的对比剂，超声造影也成为近年来越来越受重视的新技术。[1-43] 超声造影成像的基本原理为：造影剂经静脉注射进入血液循环，利用超声系统来探测造影剂的超声回波信号。超声造影剂对声波的强反射大大增强了血流信号，使得原来不能被检测到的微小血管信号变得可以被检测。

目前，国内超声造影成像使用的造影剂主要是注射用六氟化硫微泡，其具有稳定性好、安全性高等独特优势，该造影剂的使用能够在一定程度上提高血液超声回波率，因为其和溶液介质接触界面属于超声波反射介质。六氟化硫气体能够在短时间内从人体中排出。研究证明，该造影剂的平均消除半衰期为 12 分钟，在 2 分钟内 85% 的六氟化硫气体会被排出，而 15 分钟后体内基本无六氟化硫气体存在，极大地提高了患者的诊疗安全性。从安全性方面考虑，六氟化硫微泡造影剂的应用范围逐渐扩大。[1-51] 另外，由于六氟化硫微泡所有成分均是无毒的，不良反应发生率极低，无肾毒性和心脏毒性，因此超声造影检查是一项安全可靠的临床诊断技术。

超声造影成像技术常采用脉冲反转或脉冲振幅调制技术，增强检测微泡的非线性谐波信号，抑制组织和组织运动产生的线性和非线性回波信号。[1-52] 超声造影剂微泡可以增强反射回波的强度，其直径很小，和血细胞的尺寸差不多，能够随着人体血液扩散到人体的各个器官。微泡运动具有显著的非线性特征，随着基于非线性特征的超声造影成像技术的成熟，在临床上超声造影成像已经广泛应用于肿瘤的良恶性鉴别、诊断及治疗。近年来，随着介入超声的发展，超声造影成像技术也成为恶性肿瘤消融治疗效果评估不可或缺的工具，发挥着重要作用。对于恶性肿瘤患者，在进行微波或射频消融等手段治疗之前，利用超声造影成像对病灶进行观察，记录肿瘤内造影剂的灌注情况并判断肿瘤的位置及大小，进而据此制订相应的消融治疗方案。进行消融治疗后，需要再次对患者进行超声造影检查，观察病灶位置的造影剂灌注情况，与术前的造影检查结果进行对比，评估消融手术的治疗效果。[1-53]

在实施相关检验标准和技术方法时，发现[1-9]：①现在国内暂无符合检测标准的专用体模和造影剂，通常将造影剂注入普通体模后以完成相关检测（如图 1-91 所示，与常规超声成像对比，造影成像效果更好）；②检验成本昂贵将导致检验标准和技术方法难以在国内广泛开展，其原因主要在于造影剂价格昂贵，且需考虑注入造影剂的普通体模是否能实现长期反复使用以减少成本，另外超声造影成像目前主要应用于大型三甲医院临床和研究，对于小型医院则难以推广。上述都是急需解决的问题。

超声造影成像在腹腔脏器、心脏等疾病中的影像诊断及器官介入治疗等方面占有明显优势，但超声造影剂价格昂贵，主要依赖进口，导致超声造影成像在我国推广尚需时日，而欧美发达国家已经建立了超声造影诊断各类疾病的影像学标准，并引导超声医学从传统单纯诊断向临床治疗方向逐步发展，应用前景广阔。我国亟须加快超声造影剂国产研发及商品化进程，紧抓超声造影技术引领的超声医学变革机遇，及时研究制定相关检验标准和技术。

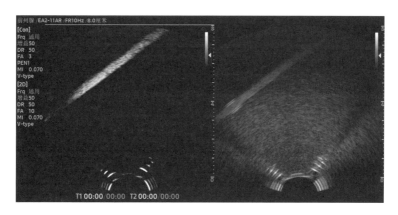

图1-91　将造影剂（六氟化硫微泡）注入普通体模后与注入前B超检测显影图对比（后附彩图）

（三）弹性成像

超声弹性成像技术及设备近十年发展迅速，已经成为研究热点。超声弹性成像的基本原理为：通过人体组织自身运动或外来施压作用于组织，产生组织压缩/运动，利用超声成像系统，采用一些算法获得代表组织弹性或内部应变分布的信息，帮助医生探测并发现硬度异常的组织。

对于弹性成像设备的检测主要采用声弹性体模，在一定的实验条件下，通过测量相应的技术指标来实现。针对所需的声弹性体模，YY/T 1521—2017规定了对超声弹性仿组织体模的技术要求和性能参数的测量方法。

超声弹性成像在技术上有不同的实现方式，针对不同的实现方式已经分别发布了不同的标准。首先，对于目前技术和设备发展相对较成熟的准静态超声应变弹性成像，YY/T 1419—2016规定了采用声弹性体模检测准静态超声应变弹性成像性能的术语、定义、试验装置及方法，其中检测指标主要有成像测量深度、杨氏模量比、应变比、成像空间分辨力和几何成像精度。同时，针对基于声辐射力的超声弹性成像，YY/T 1480—2016的检测指标与YY/T 1419—2016相比较，需要检测剪切波的速度而非准静态弹性成像中的应变。最后，对于基于外部振动的肝组织超声弹性成像，YY/T 1749—2020《基于外部振动的肝组织超声弹性测量设备》已于2020年9月27日发布，2022年9月1日实施。

在实施相关检验标准和技术方法时，发现：

（1）对弹性成像设备进行检测时，尽管声弹性体模的靶标在生产时已经计量合格，但将靶标压进体模后可能产生硬度上的改变，会导致杨氏模量与标称值不一致的情况，因此需要一种在体测量方法以确定弹性体模的实际标称值，从而降低对弹性测量准确性评价的不确定度。基于以上考虑，可采用一种具有一定可行性的弹性体模期间核查方法，但此方法仍有不足之处，例如只能确定靶标与背景材料的应变比而无法测量靶标实际的弹性模量，可作为下一步提升改进的研究方向。[1-6]

（2）因不同操作者测量手法不同，甚至同一个操作者在不同时刻的测量手法也不会一模一样，获得弹性成像的图像结果存在差异。虽然根据临床医生的实际使用方法，均是在得到清晰弹性成像的前提下进行测量，但用于制定相关检验标准和技术方法时，仍然存在着操作和判断的不确定性。[1-9]同时，探头与组织之间的压力往往因人而异，而超声弹性成像的结果对这一压力敏感，压力过小产生形变不足以有诊断意义，压力过大组织会出现非线性响应，也会降低弹性成像的准确度。[1-54]另外，不同制造商生产的设备在软件和硬件的设计中可能存在差异，导致在实际的临床应用中，对于同一检测使用不同制造商生产的超声弹性成像设备得到的结果可能会有差异。[1-55]因此，关于探头施加压力大小的测量设备、方法及相应标准需考虑纳入今后的研究发展方向。

目前，超声弹性成像技术已有初步商业化，但使其成为超声常规检查尚有一定距离。在实际临床检查中，弹性成像往往仅作为传统二维超声成像的辅助或补充，而不会作为一项独立的检查。[1-56]

（四）超声内窥镜

近年来，超声内窥镜技术发展迅速，在临床应用方面不断拓展。超声内窥镜成像的基本原理为：将微型超声探头安装于内窥镜顶端，以便在远程目视观察体腔内病变外部形态的同时，对腔壁组织进行实时超声成像，获得目标组织各层次结构的组织学特征信息。[1-57]YY/T 1676—2020《超声内窥镜》已于 2020 年 3 月 31 日发布，2022 年 10 月 1 日实施，该标准仅涉及超声内窥镜的超声结构和功能部分，规定了超声内窥镜涉及超声性能部分的术语和定义、要求和试验方法。

目前，超声内窥镜已经广泛用于人体腔内及附近组织器官疾病检查和治疗，其主要由普通电子内窥镜和高频超声换能器两部分组合而成。[1-58]常用于消化道疾病诊断的电子环扫型超声内窥镜，不用旋转设备就可以实现 360°超声扫描成像，光学部分可以获得消化道内表面黏膜上的病变特征，360°侧向环扫型超声换能器的扫描区域垂直于管腔四周，可以实现消化道管腔及周围组织器官的超声断层成像。两者相互结合，优势互补，可以提高消化系统疾病诊断和治疗的效率。

随着研发的深入，超声内窥镜技术愈发先进。超声内窥镜已经从一项单纯的医学影像技术发展成为能够引导介入诊断和治疗的多功能医疗设备，超声内窥镜引导下的穿刺已经成为其临床应用的一个重要分支。此外，在靠近血管的位置使用结合了多普勒成像技术的超声内窥镜，能够将它的诊断范围扩大到血流检查领域。近年来，超声内窥镜在探头细径化、变频、增强兼容性以及图像处理自动化等方面取得了长足发展，其超声图像处理器能够支持普通 B 超、彩色多普勒成像、造影成像、弹性成像、三维成像等多种成像模式。[1-59]未来，超声内窥镜将可能与虚拟导航、共聚焦激光扫描显微成像、光学相干层析成像、光声成像等技术结合，拥有更丰富完善的功能和更先进强大的性能，不断拓展临床应用领域，发展前景十分广阔。

与国外的超声技术相比，我国的相关技术还处于发展阶段，主要集中在中低端的超声换能器，国外的高端产品技术仍然处于垄断地位。[1-60]特别是高端超声内窥镜产品及其高端超声换能器等核心部件依赖进口，且主要集中配备在大型城市的大型医院，而中小型城市的许多医院仅配备了传统的电子内窥镜，并且各大医院对超声内窥镜的需求逐步上升，因此研发属于我国完全自主的高端超声内窥镜产品迫在眉睫，与之相匹配的相关检验标准和技术同样需紧跟步伐。

二、超声治疗设备检验标准和技术的发展趋势

20 世纪初国内外开始报道超声治疗疾病的案例，随着电子技术、计算机应用、精密仪器制造业等高科技发展至今，超声治疗范围不断扩大，从最早仅应用于理疗，逐步扩大到内科、外科、眼科、口腔科等各科疾病治疗，并发展到肿瘤治疗。超声治疗的基本原理为：主要利用超声波机械效应、热效应、空化与击破效应、触变效应和弥散效应等，或同时利用某几个生物效应，对某一疾病进行治疗。

目前，超声波治疗仪已被临床认可并扩展到越来越多的医院科室。自从德国科学家 Pohlman 提出超声波对新陈代谢有影响，在这一观点的促进作用下，国际上应用超声波治疗疾病的相关报告越来越多，推动了超声波治疗由实验室研究向临床应用的发展。[1-61]

经查阅大量研究资料发现，聚焦超声治疗技术是当前超声治疗研究的热点，主要分为以下两个研究方向：

（一）低强度聚焦超声（Low Intensity Focused Ultrasound，LIFU）

当今时代，比较流行的聚焦超声治疗慢性软组织疾病技术为低强度聚焦超声治疗技术。该技术的本质是使用超声进行治疗，它不仅有一般普通超声的治疗作用，同时又具有普通超声所没有的良好聚焦性、穿透性及抗衰减性。另外该类型超声波治疗技术没有高强度超声（HIFU）对正常组织细胞的破坏性和不良反应。[1-62]已有大量研究表明，对各类慢性软组织疾病使用低强度聚焦超声治疗技术，都能达到一定治疗效果。[1-63][1-64]聚焦超声换能器将产生的超声能量直接聚焦于靶细胞处，该治疗方法具有无创治疗特性。[1-65]王涛等通过观察聚焦超声治疗兔慢性软组织损伤验证了聚焦超声治疗机制，将聚焦超声作用于特定的穴位，能够发挥针灸作用，超声的热效应可以对穴位组织产生温热疗效，能够发挥舒筋活络的功效，并由经络或神经反射激活内源性阿片肽系统释放内源性镇痛物质，达到镇痛疗效。[1-66]LIFU 治疗具有普通超声波治疗的无创及局部治疗的特性，与传统封闭、针灸等有创治疗相比，LIFU 治疗疾病减少了感染的风险。[1-67][1-68][1-69]

（二）高强度聚焦超声（High Intensity Focused Ultrasound，HIFU）

高强度聚焦超声作为一种无创治疗手段在临床受到越来越多的关注。[1-70]HIFU 治疗靶向组织的损伤是通过换能器将体外的超声波聚焦于生物体内实现的，随着超声波能量在体内的聚焦和吸收，局部形成高能量的超声焦域，聚焦的靶器官或组织温度可以在瞬间达到 65℃~100℃的高温，利用高温所产生的热效应，同时联合超声波的空化效应、机械效应等综合效应，导致靶向器官短时间内产生凝固性坏死和蛋白变性等不可逆的病理变化，凝固性坏死组织可逐渐被吸收或瘢痕化，这一技术又被称为"热切除"。HIFU 治疗是利用超声波具有方向性、穿透性和可聚焦性进行的，理论上凡是具有良好超声通道的组织都可以

使用 HIFU 治疗。目前可使用的影像学引导治疗方式主要是超声和磁共振。超声引导下的 HIFU 治疗，其主要局限性在于对存在肋骨治疗窗限制、呼吸运动产生伪影、气体干扰等影响超声设备精确性的器官和组织的治疗效果欠佳，而磁共振引导下的 HIFU 治疗因治疗成本昂贵、治疗门槛高、技术难度大等原因，尚难以在临床工作中广泛推广与实施。[1-71]

现阶段对 HIFU 技术提出了更高的要求，为了实现 HIFU 技术更安全、高效、精细、动态及能够个性化治疗，需要进一步从理论、实验和临床等方面进行深入研究，如 HIFU 的瞬态物理机制、动态监控成像方法、高效治疗模式等。由于 HIFU 在治疗过程中杀死肿瘤细胞的同时，一方面可能会导致肿瘤周围正常组织结构的迅速破坏形成不可逆转性损伤，另一方面针对每一个不同的个体而言，肿瘤会有不同的导热率及周边血运动的影响，因此 HIFU 治疗中监控成像对于保证 HIFU 热疗安全性、实现有效地个体化治疗的意义非常重大。[1-72]YY 0592—2016《高强度聚焦超声（HIFU）治疗系统》已于 2016 年 1 月 26 日发布，2018 年 1 月 1 日实施，该标准规定了 HIFU 治疗系统的术语和定义、分类、要求、试验方法、检验规则以及标志、包装、运输和贮存。[1-73]另外，与 HIFU 治疗系统相关的新版标准 YY 9706.262—2021《医用电气设备 第 2 - 62 部分：高强度超声治疗（HITU）设备的基本安全和基本性能专用要求》已于 2021 年 3 月 9 日发布，将于 2023 年 5 月 1 日实施，该标准规定了 HITU 设备除通用标准中所列之外的安全要求。[1-74]

孙信等研究认为，聚焦超声治疗时的不同病理类型、不同年龄段、不同病变面积、不同病程之间治愈率差异有统计学意义。[1-75]可以看出，不同试验所得出的结论有所不同甚至相反，这也提醒我们需要进一步开展研究。目前，聚焦超声治疗没有一个相对客观的理论性的剂量学标准，也就无法根据术前的信息来制定较为精确的治疗剂量，这也导致目前的治疗仍依赖操作者的个人经验与技术水平，从而无法在短期内培养出大量的治疗医生，解决这个问题需要大量基础及临床研究，也是未来研究的一个重点。[1-76]

近年来，国内外有大量的超声治疗设备用于医院骨科、肿瘤科、妇产科等越来越多的科室，用以治疗神经痛、扭伤、脑瘤破坏及结石粉碎、定位脑手术等。关于超声治疗的创新越来越多，但同时需关注存在的现实问题，如：目前各类超声治疗设备的性能、治疗适应证、治疗副作用都具有很大差异，而治疗人员的专业水平也参差不齐。因此，亟须研究制定更具体的各类超声治疗设备相关检验标准和技术。

参考文献

[1-1] 万明习. 生物医学超声学［M］. 北京：科学出版社，2010.

[1-2] 伍于添，等. 医学超声设备：原理·设计·应用［M］. 北京：科学技术文献出版社，2012.

[1-3] ZHANG X，FINCKE J R，WYNN C M，et al. Full noncontact laser ultrasound：first human data［J］. Light：science & applications，2019，8（6）：1198-1208.

[1-4] 龚渭冰，李颖嘉，李学应，罗葆明. 超声诊断学［M］. 3 版. 北京：科学出

版社，2016.

［1-5］杨意，姜伟. 超声新技术在乳腺良恶性病变诊断中的应用进展［J］. 肿瘤预防与治疗，2020，33（11）：894-900.

［1-6］林鸿宁，杨航，刘智伟*. 超声弹性仿组织体模的期间核查方法研究［J］. 中国医疗器械信息，2021，27（21）：16-19.

［1-7］张婷. 基于PMN-PT/环氧2-2复合材料的360°电子环扫型超声内窥镜的研制［D］. 深圳：深圳大学，2020.

［1-8］陈毅，庞海鸥，王志俭. 国际电工委员会超声波技术委员会及国内技术对口单位的工作进展［J］. 声学技术，2013，32（4）：299-304.

［1-9］刘智伟，林鸿宁，羊妙玲. 现代超声诊断设备的检验标准和技术［J］. 中国医疗器械信息，2016，22（7）：35-40，49.

［1-10］国家市场监督管理总局，国家标准化管理委员会. 医用电气设备 第2-5部分：超声理疗设备的基本安全和基本性能专用要求：GB 9706.205—2020［S］.

［1-11］国家药品监督管理局. 超声理疗设备：YY/T 1090—2018［S］.

［1-12］国家食品药品监督管理局. 浅表组织超声治疗设备：YY 0830—2011［S］.

［1-13］国家食品药品监督管理局. 超声 理疗设备 0.5MHz～5MHz频率范围内声场要求和测量方法：YY/T 0750—2009［S］.

［1-14］国家药品监督管理局. 超声 理疗设备 0.5MHz～5MHz频率范围内声场要求和测量方法：YY/T 0750—2018［S］.

［1-15］中华人民共和国国家质量监督检验检疫总局，中国国家标准化管理委员会. 声学 超声功率测量 辐射力天平法及性能要求：GB/T 7966—2009［S］.

［1-16］国家食品药品监督管理总局. 医用超声诊断设备声输出功率的测量方法：YY/T 1084—2015［S］.

［1-17］国家市场监督管理总局，国家标准化管理委员会. 医用电气设备 第2-37部分：超声诊断和监护设备的基本安全和基本性能专用要求：GB 9706.237—2020［S］.

［1-18］国家食品药品监督管理总局. 超声 声场特性 确定医用诊断超声热场和机械指数的试验方法：YY/T 0642—2014［S］.

［1-19］国家食品药品监督管理局. 超声 水听器 第1部分：40MHz以下医用超声场的测量和特征描绘：YY/T 0865.1—2011［S］.

［1-20］Onda Corporation. AIMSIII with Soniq 5.4 Software User's Manual［Z］. 2019.

［1-21］National Electrical Manufacturers Association，American Institute of Ultrasound in Medicine. Acoustic output measurement standard for diagnostic ultrasound equipment，revision 3：NEMA standards publication UD 2-2004（R2009）［S］. National Electrical Manufacturers Association，2004.

［1-22］中华人民共和国国家质量监督检验检疫总局，中国国家标准化管理委员会. B型超声诊断设备：GB 10152—2009［S］.

［1-23］国家食品药品监督管理局. 超声彩色血流成像系统：YY 0767—2009［S］.

［1－24］国家食品药品监督管理总局．三维超声成像性能试验方法：YY/T 1279—2015［S］.

［1－25］国家食品药品监督管理总局．超声经颅多普勒血流分析仪：YY/T 0593—2015［S］.

［1－26］国家食品药品监督管理总局．超声　准静态应变弹性性能试验方法：YY/T 1419—2016［S］.

［1－27］国家食品药品监督管理总局．基于声辐射力的超声弹性成像设备性能试验方法：YY/T 1480—2016［S］.

［1－28］国家药品监督管理局．基于外部振动的肝组织超声弹性测量设备：YY/T 1749—2020［S］.

［1－29］国家食品药品监督管理总局．超声仿组织体模的技术要求：YY/T 0937—2014［S］.

［1－30］国家食品药品监督管理总局．超声多普勒仿血流体模的技术要求：YY/T 0458—2014［S］.

［1－31］国家食品药品监督管理总局．超声弹性仿组织体模的技术要求：YY/T 1521—2017［S］.

［1－32］国家食品药品监督管理局．超声诊断设备 M 模式试验方法：YY/T 0108—2008［S］.

［1－33］国家食品药品监督管理局．医用超声设备与探头频率特性的测试方法：YY/T 1142—2013［S］.

［1－34］国家食品药品监督管理局．单元式脉冲回波超声换能器的基本电声特性和测量方法：YY/T 1089—2007［S］.

［1－35］BAMBER J，COSGROVE D，DIETRICH C F，et al. EFSUMB guidelines and recommendations on the clinical use of ultrasound elastography：part 1：basic principles and technology［J］. Ultraschall in der medizin，2013，34（2）：169－184.

［1－36］国家药品监督管理局．超声多普勒胎儿心率仪：YY/T 0448—2019［S］.

［1－37］国家药品监督管理局．超声多普勒胎儿监护仪：YY/T 0449—2018［S］.

［1－38］国家食品药品监督管理局．超声　手持探头式多普勒胎儿心率检测仪　性能要求及测量和报告方法：YY/T 0749—2009［S］.

［1－39］中华人民共和国国家质量监督检验检疫总局，中国国家标准化管理委员会．医用超声诊断设备声输出公布要求：GB/T 16846—2008［S］.

［1－40］中华人民共和国国家质量监督检验检疫总局，中国国家标准化管理委员会．医用电气设备　第2－37部分：超声诊断和监护设备安全专用要求：GB 9706.9—2008［S］.

［1－41］中华人民共和国国家质量监督检验检疫总局，中国国家标准化管理委员会．医用电气设备　第2－5部分：超声理疗设备安全专用要求：GB 9706.7—2008［S］.

［1－42］国家市场监督管理总局，国家标准化管理委员会．工业、科学和医疗设备射频骚扰特性　限值和测量：GB 4824—2019［S］.

［1－43］韩丰谈，等．医学影像设备学［M］．北京：人民卫生出版社，2019．

［1－44］樊琪，姜晓龙，朱红．4D盆底超声成像评估子宫切除术后盆底功能障碍［J］．影像研究与医学应用，2020，4（8）：59－60．

［1－45］胡怡，李佳，刘虹，等．3D/4D成像在产前胎儿超声检查中的临床应用［J］．宁夏医学杂志，2009，31（9）：847－848，768．

［1－46］汤蕙瑜，孙雪，张颖．电子矩阵探头相关三维超声成像技术在胎儿心脏应用中的进展［J］．临床超声医学杂志，2020，22（2）：136－138．

［1－47］赵卫东．经阴道超声造影4D联合CCIS技术评价输卵管通畅性的价值［D］．南宁：广西中医药大学，2016．

［1－48］吕红梅．3D/4D超声成像技术应用于肝肾囊肿介入穿刺术的价值探究［J］．中国卫生标准管理，2016，7（13）：160－161．

［1－49］黄亚兰，姜琳琳，李瑞雪．医学超声成像技术发展和新趋势［J］．现代仪器与医疗，2021，27（3）：83－88．

［1－50］叶华山，郑敏，汪丽娜．三维超声成像技术发展及临床应用研究［C］//中华医学会医学工程学分会第十五次全国学术年会论文汇编．2015．

［1－51］再通古丽·巴吾东．六氟化硫微泡造影剂的临床应用［J］．世界最新医学信息文摘，2019，19（91）：153－154．

［1－52］张运，尹立雪，邓又斌，等．中国心血管超声造影检查专家共识［J］．中华超声影像学杂志，2016，25（4）：277－293．

［1－53］桑茂栋，丛龙飞．超声造影成像方法和系统：广东省，CN106971055B［P］．2019－10－25．

［1－54］SHIINA T，NIGHTINGALE K R，PALMERI M L，et al. WFUMB guidelines and recommendations for clinical use of ultrasound elastography：part 1：basic principles and terminology［J］．Ultrasound in medicine & biology，2015，41（5）：1126－1147．

［1－55］OZTURK A，GRAJO J R，DHYANI M，et al. Principles of ultrasound elastography［J］．Abdom radiol（NY），2018，43（4）：773－785．

［1－56］ZHAO C K，XU H X. Ultrasound elastography of the thyroid：principles and current status［J］．Ultrasonography，2019，38（2）：106－124．

［1－57］国家药品监督管理局．超声内窥镜：YY/T 1676—2020［S］．

［1－58］MURAD F M，KOMANDURI S，ABUDAYYEH B K，et al. Echoendoscopes［J］．Gastrointestinal endoscopy，2015，82（2）：189－202．

［1－59］耿洁，李全禄，李娜，等．医用超声内窥镜的研究现状与发展趋势［J］．中国医学物理学杂志，2010，27（5）：2122－2124．

［1－60］曹文武，孙恩伟，杨彬．巨压电弛豫铁电单晶及其在医用超声换能器中的应用．自然杂志，2017，39（1）：37－42．

［1－61］勾俊全．基于PID算法自适应低强度聚焦超声治疗装置的研究与设计［D］．重庆：重庆邮电大学，2019．

［1－62］荣雪芹．慢性软组织损伤在疼痛治疗中的重要认识［J］．中国医药科学，2011，1（6）：135－136.

［1－63］KONJEN N，NAPNARK T，JANCHAI S. A comparison of the effectiveness of radial extracorporeal shock wave therapy and ultrasound therapy in the treatment of chronic plantar fasciitis：a randomized controlled trial［J］．Journal of the medical association of Thailand，2015，98（Suppl 1）：S49－S56.

［1－64］TAN L，REN Y，KOOTEN T G V，et al. Low-intensity pulsed ultrasound（LIPUS）and pulsed electromagnetic field（PEMF）treatments affect degeneration of cultured articular cartilage explants［J］．International orthopaedics，2015，39（3）：549－557.

［1－65］徐城，刘丹彦．低强度聚焦超声治疗慢性软组织损伤性疼痛的疗效及远期评价［J］．中国康复医学杂志，2015，30（12）：1248－1252.

［1－66］王涛，苏静，陈文直，等．聚焦超声单次治疗慢性软组织损伤兔局部肌组织前列腺素 E2、pH 值以及血浆 β－内啡肽的变化［J］．中国组织工程研究与临床康复，2008，12（13）：2451－2454.

［1－67］CHENG X U，LIU D. The effect and long-term evaluation of low intensity focused ultrasound towards chronic soft tissue injury pain［J］．Chinese journal of rehabilitation medicine，2015，30（12）：13－16.

［1－68］OLIVEIRA P，SPERANDION E，FERNANDES K R，et al. Comparison of the effects of low-level laser therapy and low-intensity pulsed ultrasound on the process of bone repair in the rat tibia［J］．Revista brasiliera de fisioterapia，2011，15（3）：200－205.

［1－69］贺朝，李春元．超声波治疗下腰部软组织损害性疼痛的临床研究［J］．中国卫生标准管理，2017，8（14）：110－112.

［1－70］CLARK NATALIE A，MUMFORD SUNNI L，SEGARS JAMES H. Reproductive impact of MRI-guided focused ultrasound surgery for fibroids：a systematic review of the evidence［J］．Current opinion in obstetrics and gynecology，2014，26（3）：151－161.

［1－71］王斌．高强度聚焦超声（HIFU）无创闭合新西兰兔隐静脉的实验研究［D］．石河子：石河子大学，2021.

［1－72］田志鑫．高强度聚焦超声治疗中的热损伤监控成像研究［D］．太原：中北大学，2020.

［1－73］国家食品药品监督管理总局．高强度聚焦超声（HIFU）治疗系统：YY 0592—2016［S］．北京：中国标准出版社，2016.

［1－74］国家药品监督管理局．医用电气设备 第 2－62 部分：高强度超声治疗（HITU）设备的基本安全和基本性能专用要求：YY 9706.262—2021［S］．

［1－75］孙信，薛敏，邓新粮，等．影响超声聚焦治疗外阴上皮内非瘤样病变疗效的临床因素分析（英文）［J］．中南大学学报（医学版），2010，35（9）：933－939.

［1－76］杨森，张炼．聚焦超声治疗外阴白色病变的研究进展［J］．微创医学，2015，10（1）：78－80，91.

第二章

X 射线设备检验标准和技术

第一节　X射线设备概述

一、X射线设备的发展历史

医用 X 射线设备的发展主要经历了五个阶段：初始阶段、实用阶段、提高完善阶段、影像增强器阶段、数字化阶段。其简要发展历史如下[2-1][2-2]：

1895 年，德国物理学家威廉·康拉德·伦琴在维尔茨堡大学物理研究所进行阴极射线管高压放电实验时，发现了一种肉眼看不见、具有很强的穿透能力且能够使某些物质发出荧光的未知射线，鉴于当时无法解释其原理且无法知道这种射线的具体性质，故当时取名为"X 射线"。后来人们为了纪念伦琴这一重大发现，又把它称为"伦琴射线"。

1913 年，X 射线管从早期的冷阴极离子充气管发展成热阴极真空管，标志着 X 射线管正式由离子 X 射线管阶段转变为电子 X 射线管阶段。

1938 年，旋转阳极 X 射线管的问世，弥补了固定阳极 X 射线管存在的负载容量限制、靶面面积限制、连续工作负荷限制等缺点，不仅提高了 X 射线管的输出功率、减小了焦点尺寸，而且延长了 X 射线管的使用寿命，最终使得图像质量得到极大的提高。

1952 年，影像增强器问世，作为应用于 X 射线机成像系统的新型成像设备，提高了成像质量、成像稳定性，使透视图像的亮度和对比度得到了较大的改善，而且摆脱了只能在暗室操作的困扰，实现了明室操作和观察的功能。

20 世纪 80 年代 CR、DR、DSA 等 X 射线设备的出现，标志着 X 射线设备进入数字化阶段，具有强大的数字图像后处理功能，不仅提高了 X 射线诊断的准确性，而且曝光剂量小、宽容度大。

X 射线设备经过 100 多年的发展，已经成为临床检查不可或缺的重要设备之一。随着数字化 X 射线成像技术的发展，X 射线设备在临床的应用将会越来越广泛。

二、X射线设备的国外发展现状

国外 X 射线设备的发展已经形成一套成熟的体系，一直在寻求新的射线源、更好的成像技术。国外 X 射线设备具有品牌优势，并且其发展时间长，人才、技术储备充足；在图像软件处理算法、高功率高压发生器、高功率 X 射线球管、高分辨率低剂量平板探测器等关键部件和整机结构设计等方面领先。国外目前比较有创意且极具意义的探索研究方向主要有：常压状态时能产生 X 射线的球管，这将成为 X 射线设备智能化、远程化、小型化、快速化、精准化、多模态融合、诊疗一体化发展必不可少的一部分；钙钛矿探测器作为一个重要研究方向，具有原料成本低、转换效率高、辐照稳定性高等特点。

三、X射线设备的国内发展现状

经过近十年对先进前沿技术的探索和学习，国内X射线设备发展迅猛，尤其是在国产探测器、国产球管、图像处理、整机设计等方面已接近国外知名品牌水平。国内的X射线设备制造商一方面会根据医院在使用过程中遇到的问题和反馈意见，在功能上做进一步的完善，以便让医生更加方便地操作设备；另一方面会在成像算法上精益求精，让图像质量更清晰，更完美。所以国内自主生产的常规X射线机在功能上能够接近国外的水平，在成像质量等性能方面基本能满足临床的要求。近年来，国内研发了动态三维影像重建系统，其具有扫描时间短、剂量低等特点，这表明DR的三维时代即将到来。在"十四五"医疗装备产业发展规划中的5个专项行动里，已经把三维智能数字化X射线摄影系统列为重点医疗装备供给能力提升行动。国内X射线设备生产企业应抓住机会，大力发展X射线成像技术，协同科研机构以及同行企业建立合作关系，部署战略计划，分工研究开发，才能让国产X射线设备品牌更具有竞争力。

第二节　X射线设备的基本原理、结构和应用

一、X射线设备的定义和分类

X射线设备是通过X射线透过人体各组织器官来实现人体成像的，它利用人体各组织器官的密度和厚度的不同、对X射线的衰减程度不同等特点，然后用模拟化（如胶片）或者数字化的形态来显示各组织器官的影像。

目前，X射线设备的分类方式多种多样，一般可以按照临床应用、结构特点、输出功率、成像方式等进行分类，具体如下[2-3]：

（1）按临床应用不同进行分类：普通摄影、透视、胃肠、乳腺、牙科、数字减影血管造影、手术等X射线设备和X射线计算机体层摄影设备等。

（2）按结构特点不同进行分类：便携式、移动式、固定式等。

（3）按输出功率不同进行分类：小型、中型、大型等。小型X射线设备是指最大管电流在100mA以下的X射线设备，中型X射线设备是指最大管电流在100~500mA的X射线设备，大型X射线设备是指最大管电流在500mA以上的X射线设备。[2-4]

（4）按成像方式不同进行分类：直接成像、间接成像、模拟成像、数字成像等。

二、X 射线设备的基本原理和结构

X 射线设备的工作原理：当高压发生装置产生的 X 射线照射人体时，因人体各组织器官的密度与厚度不同，对 X 射线的吸收程度不同，使得探测器接收到的 X 射线强度不同，该信息再通过计算机系统上的应用软件进行后处理，最后将处理后的信息通过显示器或胶片等形式显现，从而使得医师能够由此获得临床诊断信息。

X 射线设备主要由 X 射线发生装置、X 射线成像装置、X 射线辅助装置等组成。

（1）X 射线发生装置包括高压发生装置、X 射线管、控制装置。其作用是高压发生器提供电能给 X 射线管，X 射线管将该电能转换为 X 射线能量并产生 X 射线，医生通过控制装置调节曝光参数（如管电压、管电流、曝光时间等）。本部分主要功能是产生 X 射线，并控制 X 射线的质和量。

（2）X 射线成像装置包括探测器及数据采集单元、应用软件、显示器、计算机系统。其作用是探测器及数据采集单元将 X 射线转换为电信号（电流或电压），并将此信号进行采集，采集的电信号通过应用软件进行图像处理，最后通过显示器将图像显现出来。本部分主要功能是采集、处理、显示图像信息。

（3）X 射线辅助装置包括诊视床、滤线器、制动装置、支持装置、胶片打印机、高压注射器等。本部分主要功能是根据临床检查和诊断的实际需求，配备相对应的辅助装置，以便操作者能够更好地使用 X 射线设备。

三、X 射线设备的技术应用

随着数字化成像技术的发展，X 射线成像质量越来越高，并辅以计算机后处理等技术，使图像质量、清晰度更进一步提高，其诊断价值也获得更大提升。另外，不同的 X 射线机应用于人体不同部位，其成像图像的算法预处理也截然不同，例如：乳腺 X 射线机和胃肠 X 射线机的成像算法对其研究的部位都有特别细致的处理，从而促使临床技术应用等方面开展更深入的研究。

第三节　X 射线设备的检验标准

一、X 射线设备的国际标准化组织

IEC 负责医用 X 射线设备相关标准化工作的部门为 TC62 医用电子设备技术委员会下属的 SC62B 诊断成像设备分技术委员会（编号 IEC/TC62/SC62B）。IEC/TC62/SC62B 下设

8 个工作组、7 个维护组、1 个联合工作组和 1 个顾问组，主要职责：为了安全有效的应用，编制各种医疗诊断成像设备，如 X 射线成像设备（DR）、计算机断层扫描设备（CT）、磁共振成像设备（MRI）、配件、成像设备的使用寿命期内质量程序（例如验收测试和稳定性测试）相关国际标准，以及发展和完善诊断成像设备相关的术语、概念和定义。

医用 X 射线设备的相关现行国际标准主要有：

（1）IEC 60601 – 1 – 3：2021 Medical electrical equipment—Part 1 – 3：General requirements for basic safety and essential performance—Collateral Standard：Radiation protection in diagnostic X-ray equipment；

（2）IEC 60601 – 2 – 28：2017 Medical electrical equipment—Part 2 – 28：Particular requirements for the basic safety and essential performance of X-ray tube assemblies for medical diagnosis；

（3）IEC 60601 – 2 – 45：2015 Medical electrical equipment—Part 2 – 45：Particular requirements for the basic safety and essential performance of mammographic X-ray equipment and mammographic stereotactic devices；

（4）IEC 60601 – 2 – 54：2018 Medical electrical equipment—Part 2 – 54：Particular requirements for the basic safety and essential performance of X-ray equipment for radiography and radioscopy；

（5）IEC 60601 – 2 – 63：2021 Medical electrical equipment—Part 2 – 63：Particular requirements for the basic safety and essential performance of dental extra-oral X-ray equipment；

（6）IEC 60601 – 2 – 65：2021 Medical electrical equipment—Part 2 – 65：Particular requirements for the basic safety and essential performance of dental intra-oral X-ray equipment。

二、X 射线设备的国内标准化组织

国家标准化管理委员会批准成立的相关专业标准化（分）技术委员会主要有全国医用电器标准化技术委员会医用 X 射线设备及用具分技术委员会（编号 SAC/TC10/SC1），由国家药品监督管理局筹建及进行业务指导，负责专业范围为医用 X 射线设备及用具，其秘书处设在辽宁省医疗器械检验检测研究院。

医用 X 射线设备的相关现行国内标准主要有：

（1）GB 9706.3—2000《医用电气设备　第 2 部分：诊断 X 射线发生装置的高压发生器安全专用要求》；

（2）GB 9706.11—1997《医用电气设备　第二部分：医用诊断 X 射线源组件和 X 射线管组件安全专用要求》（注：新版 GB 9706.228—2020《医用电气设备　第 2 – 28 部分：医用诊断 X 射线管组件的基本安全和基本性能专用要求》已于 2020 年 12 月 24 日发布，将于 2023 年 5 月 1 日实施）；

（3）GB 9706.12—1997《医用电气设备　第一部分：安全通用要求　三. 并列标准

诊断 X 射线设备辐射防护通用要求》（注：新版 GB 9706. 103—2020《医用电气设备第 1 - 3 部分：基本安全和基本性能的通用要求 并列标准：诊断 X 射线设备的辐射防护》已于 2020 年 12 月 24 日发布，将于 2023 年 5 月 1 日实施）；

（4）YY/T 0010—2020《口内成像牙科 X 射线机专用技术条件》；

（5）YY/T 0106—2021《医用诊断 X 射线机通用技术条件》；

（6）YY/T 0347—2009《微型医用诊断 X 射线机专用技术条件》；

（7）YY/T 0706—2017《乳腺 X 射线机专用技术条件》；

（8）YY/T 0707—2020《移动式摄影 X 射线机专用技术条件》；

（9）YY/T 0740—2009《医用血管造影 X 射线机专用技术条件》（注：新版 YY/T 0740—2022《医用血管造影 X 射线机专用技术条件》已于 2022 年 5 月 18 日发布，将于 2023 年 5 月 1 日实施）；

（10）YY/T 0741—2018《数字化摄影 X 射线机专用技术条件》；

（11）YY/T 0742—2021《胃肠 X 射线机专用技术条件》；

（12）YY/T 0744—2018《移动式 C 形臂 X 射线机专用技术条件》；

（13）YY/T 0745—2009《遥控透视 X 射线机专用技术条件》；

（14）YY/T 0746—2021《车载医用 X 射线诊断设备专用技术条件》；

（15）YY/T 0936—2014《泌尿 X 射线机专用技术条件》；

（16）YY/T 1732—2020《口腔曲面体层 X 射线机专用技术条件》。

三、X 射线设备的检验标准及条款解读

选取了部分较重要且典型的 X 射线设备检验标准：

（1）YY/T 0010—2020《口内成像牙科 X 射线机专用技术条件》；

（2）YY/T 0706—2017《乳腺 X 射线机专用技术条件》；

（3）YY/T 0741—2018《数字化摄影 X 射线机专用技术条件》；

（4）YY/T 0744—2018《移动式 C 形臂 X 射线机专用技术条件》；

（5）YY/T 0746—2021《车载医用 X 射线诊断设备专用技术条件》。

对以上 5 份 X 射线设备检验标准的条款解读如下：

（一）YY/T 0010—2020《口内成像牙科 X 射线机专用技术条件》[2-5]

1. 标准条款解读

🔔 条款

5.3.1 X 射线管电压

X 射线管电压应符合下列要求：

a）制造商应规定 X 射线管电压的调节范围和调节方式，并应符合以下规定：可采用管电压固定和管电压可调节两种形式，管电压应不低于 60kV；如采用分档调节，相邻档管电压增量应不超过 5kV；

b）制造商应规定 X 射线管电压值的偏差，但至少应符合 GB 9706.3—2000 中 50.103.1 的要求。

🔊 条款解读

对比旧版 YY/T 0010—2008，修改了管电压范围的要求，明确了管电压应不低于 60kV，无论是固定式还是可调节式的牙科机都要满足最低不低于 60kV。

🔔 条款

5.3.2　X 射线管电流

X 射线管电流应符合下列要求：

a）制造商中应规定 X 射线管电流的调节范围和调节方式，并应符合以下规定：可采用管电流固定、管电流分档调节，或电流时间积调节三种方式；最大管电流选择范围应 ≤10mA；

b）制造商应规定 X 射线管电流值的偏差，但至少应符合 GB 9706.3—2000 中 50.103.2 的要求。

🔊 条款解读

对比旧版 YY/T 0010—2008，修改了管电流范围的要求，删除了全景机的特殊要求，明确了所有牙科机的管电流应不高于 10mA，避免了过大的管电流所带来的大剂量而产生的风险。

🔔 条款

5.3.3　加载时间

加载时间应符合下列要求：

a）制造商应规定加载时间的调节范围和调节方式；分档数应按优先数系 R10 或 R20 系列选取；

b）制造商应规定加载时间值的偏差，但至少应符合 GB 9706.3—2000 中 50.103.3 的要求。

🔊 条款解读

对比旧版 YY/T 0010—2008，修改了加载时间范围的强制要求，删除了"加载时间调节范围应不小于 0.2s~2.0s"，使得制造商在生产过程中有更多的剂量组合。

🔔 条款

5.3.4　电流时间积

如有电流时间积指示，应符合下列要求：

a）制造商应规定电流时间积的调节范围和调节方式，并应符合以下规定：应满足 5.3.2a）和 5.3.3a）中管电流和加载时间组合要求；对于每一档管电压，其最高与最低电流时间积比值应不小于 16；

b）制造商应规定电流时间积值的偏差，但至少应符合 GB 9706.3—2000 中 50.103.4 的要求。

🔔 条款解读

对比旧版 YY/T 0010—2008，修改了电流时间积比值的范围要求。无论是固定式还是可调节式的牙科机，其最高与最低电流时间积比值都应不小于 16。

🔔 条款

5.3.6 手持式牙科机

5.3.6.1 随附文件

手持式牙科机应在随附文件中提供：

a）对操作者的泄漏辐射和杂散辐射值；

b）避免因为 X 射线源组件在加载期间的动作而造成图像降级方面的指导；

c）指定的有效占用区域的说明图纸及尺寸；

d）制造商指定的用来评价对操作者泄漏辐射及杂散辐射的方法，以及因为动作导致图像降级方面的方法。

5.3.6.2 手持式牙科机表面的泄漏辐射

手持式牙科机可接触的表面（不包括 X 射线出线口），泄漏辐射值应不大于 0.25mGy/h。

🔔 条款解读

对比旧版 YY/T 0010—2008，单独增加了对手持式牙科机的要求，并要求在随机文件中注明有关泄露辐射的条款，且规定了手持式牙科机可接触的表面（不包括 X 射线出线口）的泄漏辐射值应不大于 0.25mGy/h（常规的牙科机 1m 外的泄露辐射限值），有效地评估了手持式牙科机工作时的安全性。

🔔 条款

5.4.1 X 射线束的限制和校准

设备上标记和记录的 X 射线野尺寸与 X 射线野实际尺寸的准确度应符合制造商规定的误差。

🔔 条款解读

对比旧版 YY/T 0010—2008，X 射线束的限制和校准未有改动，限束装置的射出野尺寸不应超过直径为 6cm 的圆。

🔔 条款

5.4.2 焦点至皮肤距离

牙科机的焦点至皮肤距离应不小 20cm。

🔔 条款解读

对比旧版 YY/T 0010—2008，明确了焦皮距的限值，无论是固定式还是可调节式的牙科机的焦皮距都应不小于 20cm。

🔔 条款

5.4.3 线对分辨率

带有电子X射线影像接收器的牙科机，制造商应规定线对分辨率。

🔖 条款解读

这是专门对带有电子X射线影像接收器的牙科机的要求，测试时要采用厚度为6mm纯铝衰减（纯度不低于99.5%），使用0.05mm铅厚度空间分辨率测试卡。

🔔 条款

5.4.4　低对比度分辨率

带有电子X射线影像接收器的牙科机，制造商应规定低对比度分辨率。

🔖 条款解读

这是专门对带有电子X射线影像接收器的牙科机的要求，测试时采用的体模上要有直径范围0.1~1.0mm、孔深度范围0.1~1.0mm的100个圆孔，并将低对比度分辨率测试卡置于探测器上。

🔔 条款

5.4.5　影像均匀性

带有电子X射线影像接收器的牙科机，制造商应规定牙科机的影像均匀性的最大值及所使用的SID和加载因素。除非制造商另有声明，影像规定采样点的灰度值标准差 R 与规定采样点的灰度值均值 V_m 之比应不大于2.5%。

🔖 条款解读

这是新增的专门对带有电子X射线影像接收器的牙科机的要求，主要参考了DR的测试方法。由于牙科机的影像接收器普遍比较小，像素非常少，并未取"像素×像素"和"长×宽"等采样方法，所以在图像中心及各象限中心的位置上选取5个面积为10%长×10%宽的采样区域，读取采样区域中像素的灰度值，并计算出每个采样区域内像素灰度值的平均值。

🔔 条款

5.5.3　跌落实验

在正常工作状态下，手持式牙科机在5cm高度下自由坠落在硬性表面上，应不会导致意外曝光，并能正常工作。

🔖 条款解读

这是新增的对手持式牙科机的要求，主要参考了GB 9706.1的要求。需注意，在正常工作状态下（下一步操作即可曝光状态），进行测试前、中、后，牙科机都不应该因为不可抗力因素而导致意外曝光，并且在试验后能通过人为操控正常工作，所以在设计牙科机时，曝光控制装置应该设置为只能通过人为有意识的操控才能曝光。

🔔 条款

5.6.2　成像时间

带有电子X射线影像接收器的牙科机，应在制造商规定时间内成像。

📢条款解读

这是专门对带有电子 X 射线影像接收器的牙科机的要求，主要参考了 DR 的测试方法。

🔔条款

5.8　环境试验

应符合 YY/T 0291 的要求。初始、中间或最后检测项目至少应包括 5.3.1a）、5.3.2a）、5.3.3a）、5.3.4a）、5.4.3、5.4.4 的内容。

📢条款解读

对比旧版 YY/T 0010—2008，增加了环境试验后的检测项目内容，额外增加了 5.4.3、5.4.4 关于图像性能的检测要求；不同类型的牙科机（固定式/手持式）需根据产品的特点分别执行 YY/T 0291 中Ⅰ组或Ⅱ组的要求。

2. 标准实施过程中的常见问题及解决对策

低对比度分辨率测试时，可利用体模配套的软件来分析 IQF。若无相应软件，可通过目测成像图像来描绘 IQF 的曲线，该测试结果会受到显示器的分辨率和刷新率等因素的影响，建议用高质量的显示器来描绘 IQF 的曲线，结果会更加准确。

（二）YY/T 0706—2017《乳腺 X 射线机专用技术条件》[2-6]

1. 标准条款解读

🔔条款

5.2　电功率

5.2.1　最大输出电功率

乳腺机应规定导致最大输出电功率的 X 射线管电压和 X 射线管电流的相应组合。

5.2.2　标称电功率

应规定在加载时间为 0.1s、X 射线管电压为 30kV 时，X 射线发生装置所能提供的以千瓦（kW）为单位的最大恒定电功率输出作为给出的标称电功率。如果这个值不能预选，可用最接近 30kV 的 X 射线管电压值和最接近的加载时间值，但不得短于 0.1s。

标称电功率应与 X 射线管电压和 X 射线管电流以及加载时间的组合一起给出。

📢条款解读

电功率体现了乳腺机的电输出能力。

🔔条款

5.3　加载因素控制及显示

5.3.1　X 射线管电压

5.3.1.1　乳腺机应规定 X 射线管电压调节范围和调节方式，最高 X 射线管电压值不应超过 50kV。

5.3.1.2　制造商应规定 X 射线管电压值的偏差，但至少应符合 GB 9706.24—2005 中

50.103.1a）的要求。

5.3.2　X射线管电流

5.3.2.1　如提供X射线管电流显示时，乳腺机应规定X射线管电流调节范围和调节方式。

5.3.2.2　制造商应规定X射线管电流值的偏差，但至少应符合GB 9706.24—2005中50.103.2的要求。

5.3.3　加载时间

5.3.3.1　如提供加载时间显示时，乳腺机应规定加载时间调节范围和调节方式。

5.3.3.2　制造商应规定加载时间值的偏差，但至少应符合GB 9706.24—2005中50.103.3的要求。

5.3.4　电流时间积

5.3.4.1　如提供电流时间积显示时，乳腺机应规定电流时间积调节范围和调节方式。

5.3.4.2　制造商应规定电流时间积值的偏差，但至少应符合GB 9706.24—2005中50.103.4的要求。

🕪 条款解读

X射线管电压、X射线管电流、加载时间、电流时间积等加载因素的调节范围和准确性为临床使用提供足够的辐射条件，获得所期望的诊断水平，防止了不正确的输出。

通过控制X射线管电压调节范围和准确性，准确控制X射线的质；通过控制X射线管电流、加载时间、电流时间积调节范围和准确性，准确控制X射线的量，以满足临床应用中的不同情况。

🔔 条款

5.3.5　防过载

乳腺机应有防过载措施，保证加载因素的选择不会超过X射线管的额定容量。应符合使用说明书中给出的最大加载因素组合。

🕪 条款解读

防过载措施可有效防止乳腺机的X射线管组件过载而损坏，同时降低或阻止因X射线管组件过载而产生的安全风险。

🔔 条款

5.3.6　焦点

5.3.6.1　制造商应规定X射线管组件焦点标称值。

5.3.6.2　采用普通曝光模式时，X射线管组件焦点标称值不应大于0.4；采用放大摄影曝光模式时，X射线管组件焦点标称值不应大于0.2。

5.3.6.3　当提供多个焦点时，除使用自动照射量控制（AEC）调节焦点外，应在曝光前显示预选的焦点。

5.3.6.4　如果自动选择焦点时，曝光后，应显示实际曝光的焦点。

5.3.7　靶面材料

5.3.7.1 乳腺机应规定 X 射线管采用的靶面材料。

5.3.7.2 当提供多种靶材时，除使用 AEC 调节靶材外，应在曝光前显示预选的靶材。

5.3.7.3 如果自动选择靶材时，曝光后，应显示实际曝光的靶材。

5.3.8 附加滤过

5.3.8.1 乳腺机应规定所采用的附加滤过。

5.3.8.2 当提供多种滤过时，除使用 AEC 调节附加滤过，应在曝光前显示预选的附加滤过。

5.3.8.3 如果自动选择附加滤过时，曝光后，应显示实际曝光的附加滤过。

🔖 条款解读

焦点、靶面材料、附加滤过的指示有助于操作者选择更适用于临床使用的设置条件。

🔔 条款

5.4.1 自动照射量控制（AEC）系统。

5.4.1.1 乳腺机应提供自动照射量控制（AEC）系统。

5.4.1.2 随机文件中应描述自动照射量控制功能的实现方法。

5.4.1.3 数字式乳腺机自动照射量控制的重复性应用剂量或毫安秒的偏差来衡量，且偏差值不应大于 ±5%。

5.4.1.4 制造商应规定数字式乳腺机在不同厚度的聚甲基丙烯酸甲酯（PMMA）体模下自动照射量控制响应的对比度噪声比（CNR）最小值。

🔖 条款解读

自动曝光控制功能可实现在满足图像诊断质量的前提下，将射线辐射水平控制在最低，降低医患辐射风险。还可简化摄影操作技术。AEC 方式下辐射输出的重复性测试可有效控制患者辐射剂量，保证成像质量。

🔔 条款

5.4.2 伪影

应无可见伪影存在。

🔖 条款解读

伪影会影响图像质量，甚至影响诊断结果。

🔔 条款

5.4.3 残影

数字式乳腺机摄影时，残影系数值应小于 0.3。

🔖 条款解读

残影是前次影像信号读取后，由于信号清除不彻底而导致在随后一次影像中产生的前次影像的部分或全部。残影会影响图像质量，甚至影响诊断结果。

🔔 条款

5.4.4　防散射滤线栅

5.4.4.1　随机文件中应给出防散射滤线栅的配置情况（如有栅或无栅、动栅或静栅）。

5.4.4.2　在规定的加载时间和/或体模厚度范围内，应无明显可见的栅影。

5.4.4.3　对动态式滤线栅施加最大压迫力时，不应影响滤线栅的运动。

5.4.4.4　在放大摄影模式下，滤线栅应被移出，无须留在辐射束中。

📣 条款解读

滤线栅会影响剂量、图像质量，其类型、状态应被指明。

🔔 条款

5.4.5　空间分辨率

5.4.5.1　屏片式乳腺机空间分辨率不应小于12lp/mm。

5.4.5.2　数字式乳腺机空间分辨率不应小于5lp/mm。

📣 条款解读

空间分辨率体现了乳腺机对高密度感兴趣区的分辨能力。

🔔 条款

5.4.6　低对比度分辨率

数字式乳腺机，制造商应规定低对比度分辨率。

📣 条款解读

低对比度分辨率体现了乳腺机对低密度感兴趣区或低对比度感兴趣区的分辨能力。

🔔 条款

5.4.7　乳腺平均腺体剂量

5.4.7.1　乳腺机应显现每次辐照的乳腺平均腺体剂量。

5.4.7.2　数字式乳腺机应显示每一幅采集图像的平均腺体剂量。

5.4.7.3　乳腺机普通摄影模式下的平均腺体剂量应满足表1的限值。

表1　每个厚度的PMMA材料设定的最大平均腺体剂量要求

PMMA厚度值/mm	等价乳腺厚度值/mm	最大平均腺体剂量值/mGy
20	21	1.0
40	45	2.0
70	90	6.5

📣 条款解读

为患者受照剂量水平提供可靠有效的指示，对评估患者辐射危害具有重要意义。

🔔 条款

5.4.8 数字影像均匀性

影像接受器规定的中心区域与四周区域灰度值的最大偏差不应大于±10%。

📢 条款解读

乳腺机成像的影像均匀性对图像质量至关重要，可保证其对相同衰减的响应一致性。

🔔 条款

5.5 机械装置性能

5.5.1 机械运动

5.5.1.1 应规定投照架垂直方向移动行程范围，行程范围偏差值应小于±5%。

5.5.1.2 应规定投照架转动角度范围及偏差值，角度偏差值应小于±2°。

5.5.1.3 投照架应在全行程任意位置上锁定。

5.5.1.4 焦点——影像接收面（FID）的距离值不应小于600mm。

5.5.1.5 电源中断时，除压迫板外机械运动处于锁止状态。

5.5.2 压迫装置

5.5.2.1 处于压迫状态时压力应保持稳定，至少1min内压力值变化不应超过10%。

5.5.2.2 若适用，设备能够显示所施加的力，其指示值偏差应小于±20N。

5.5.3 压迫板

压迫板应符合GB 9706.24—2005的相关要求。

5.5.4 制动力

机械装置中的直线运动和旋转运动部分应有制动装置（悬挂装置中要求随遇平衡不需要制动的除外），其制动力不应小于100N。

5.5.5 长度指示值

长度（压迫厚度除外）的指示值与实际值的偏差，不应大于指示值的±5%。

5.5.6 角度指示值

角度的指示值与实际值的偏差由制造商规定。

📢 条款解读

机械运动范围、长度指示值、角度指示值多涉及功能性支持与定位部件，直接影响临床应用过程中的定位范围和准确性。机械装置制动的有效性可降低对患者、操作者等人群的机械风险。压迫板性能会直接影响对乳腺的压迫和成像。

🔔 条款

5.5.7 移动式乳腺机的移动性能

人力移动的乳腺机在平坦的水泥地面上移动，加于手把处的启动推（拉）力不应大于250N。

📢 条款解读

靠人力移动的移动式乳腺机应便于转运移动。

🔔 条款

5.5.8　承重

支撑成年患者的装置（如：脚踏板、椅子、床），在承受 100kg 质量时能够正常工作。

📢 条款解读

患者支撑装置应设计、制造成使身体损伤和固定件意外松动的危险降到最低。

2. 标准实施过程中的常见问题及解决对策

（1）加载因素准确性：

靶材指示应是准确的，射线管与高压应适配，比如应经训管，才可保证准确性。

（2）防散射滤线栅：

应注意滤线栅对图像质量的影响。测试图像质量时，应注意试验布局中是否应放置滤线栅。

（3）低对比度分辨率：

鉴于许多器件可以有效地测量低对比度分辨率，如使用与标准建议不同的试验器件，应将所使用试验器件的说明与低对比度分辨率的测量结果一起记录。

（4）电源中断：

电源中断时，除压迫板外机械运动处于锁止状态，制动装置的设计应避免在断电后不能制动。

（三）YY/T 0741—2018《数字化摄影 X 射线机专用技术条件》[2-7]

1. 标准条款解读

🔔 条款

5.2　电功率

5.2.1　最大输出电功率

产品技术要求中应规定导致最大输出电功率的 X 射线管电压和 X 射线管电流的相应组合。

5.2.2　标称电功率

产品技术要求中应规定在加载时间为 0.1s、X 射线管电压为 100kV 时，DR 系统所能提供的以 kW 为单位的最大恒定电功率输出作为给出的标称电功率。如果这个值不能预选，可用最接近 100kV 的 X 射线管电压值和最接近的加载时间值，但不得短于 0.1s。

标称电功率应与 X 射线管电压和 X 射线管电流以及加载时间的组合一起给出。

📢 条款解读

电功率体现了 DR 系统的电输出能力。

🔔 条款

5.3　加载因素及控制

5.3.1　X 射线管电压

X 射线管电压应符合下列要求：

a）产品技术要求中应规定X射线管电压的调节范围和调节方式；

b）产品技术要求中应规定X射线管电压值的偏差，但至少应符合GB 9706.3—2000中50.103.1的要求。

5.3.2　X射线管电流

如有X射线管电流指示，应符合下列要求：

a）产品技术要求中应规定X射线管电流的调节范围和调节方式；

b）产品技术要求中应规定X射线管电流值的偏差，但至少应符合GB 9706.3—2000中50.103.2的要求。

5.3.3　加载时间

如有加载时间指示，应符合下列要求：

a）产品技术要求中应规定加载时间的调节范围和调节方式；

b）产品技术要求中应规定加载时间值的偏差，但至少应符合GB 9706.3—2000中50.103.3的要求。

5.3.4　电流时间积

如有电流时间积指示，应符合下列要求：

a）对于以间歇方式工作的DR系统，产品技术要求中应规定电流时间积的调节范围和调节方式；

b）产品技术要求中应规定电流时间积值的偏差，但至少应符合GB 9706.3—2000中50.103.4的要求。

条款解读

X射线管电压、X射线管电流、加载时间、电流时间积等加载因素的可调节范围体现了DR系统的电输出能力。

X射线管电压、X射线管电流、加载时间、电流时间积等加载因素的输出准确性保证了DR系统的性能和安全。

条款

5.3.5　防过载

DR系统应有防过载措施，保证加载因素的选择不会超过X射线管的额定容量。应符合使用说明书中给出的最大加载因素组合。

条款解读

防过载措施可有效防止DR系统的X射线管组件过载而损坏，同时降低或阻止因X射线管组件过载而产生安全风险。

条款

5.3.6　自动曝光控制

DR系统应具有自动曝光控制（AEC）功能。AEC方式下辐射输出的重复性应满足空气比释动能测量值的变异系数应不大于0.05。

📢 条款解读

自动曝光控制功能可实现在满足图像诊断质量的前提下，将射线辐射水平控制在最低，降低医患辐射风险，还可简化摄影操作技术。AEC方式下辐射输出的重复性测试可有效控制患者辐射剂量，保证成像质量。

🔔 条款

5.3.7　X射线野与影像接收面之间的对应关系

设备在各种正常使用方式下，分别在随机文件规定的临床使用的最小SID和最大SID情况下进行测量，测量结果应符合下述要求：

a）当影像接收器平面与基准轴垂直时，沿着影像接收面的两个主轴的每一个轴，X射线野各边与影像接收面的各边之间的偏差之和应不超过标示的焦点到影像接收器的距离的3%；

b）两轴线的偏差之和应不得超过标示的焦点到影像接收器的距离的4%；

c）对于采用线阵扫描探测器的数字摄影系统，在探测器成像位置上，X线照射野面积A和实际接受成像面积B应满足"$|\frac{A-B}{A}| < 10\%$"。其中面积A可以用胶片成像方式或其他测量射线野尺寸的仪器实际测量；面积B可按式（1）进行计算：

$$B = (a \times N) \times (b \times M) \quad\cdots\cdots\cdots\cdots\cdots\cdots\cdots\cdots\cdots\cdots\cdots (1)$$

式中：

a——感光像素水平方向尺寸；

N——数字图像水平方向像素数；

b——感光像素垂直方向尺寸；

M——数字图像垂直方向像素数。

📢 条款解读

X射线野与影像接收面之间的对应关系直接影响DR系统辐射防护安全。

🔔 条款

5.3.8　剂量面积积指示

DR系统应有摄影的剂量面积积指示值大于$5\mu Gy \cdot m^2$时，指示值与测量值的误差不大于$\pm 35\%$。

📢 条款解读

剂量面积积（DAP）对评估患者辐射危害具有重要意义，DAP指示及其准确性为患者受照剂量水平提供可靠有效的指示。

🔔 条款

5.3.9　儿科摄影要求

DR系统如声明适合儿科摄影，则应符合下列要求：

a）应提供儿科摄影的临床协议；

b）在选择儿科摄影的临床协议时，应提示操作者是否移除实体滤线栅；

c）实体滤线栅应不用工具即可移除，插入和拔出状态应能清晰可见或明确指示；

d）应配置可选附加滤过，至少包括不低于0.1mm铜或3.5mm铝的等效滤过。

🔊 条款解读

儿科摄影明显区别于成人常规摄影，DR系统应为儿科摄影提供专用临床协议及附加滤过等措施。

🔔 条款

5.4.1 空间分辨率

在厚度为25mm的铝（纯度大于99.5%）衰减体模情况下空间分辨率应不小于2.5lp/mm。

5.4.2 低对比度分辨率

标称入射野模式下的低对比度分辨率应不大于2.3%。

5.4.3 动态范围

在标称视野模式下可辨别的动态阶楔数应不小于16。

🔊 条款解读

空间分辨率、低对比度分辨率、动态范围三个参数指标可综合体现DR系统的成像性能。

🔔 条款

5.4.4 影像均匀性

制造商应规定DR的影像均匀性的最大值及所使用的SID和加载因素。除非制造商另有声明，影像规定采样点的灰度值标准差R与规定采样点的灰度值均值V_m之比应不大于2.5%。即式（2）：

$$\frac{R}{V_m} \times 100\% \leqslant 2.5\% \quad\cdots\cdots\cdots (2)$$

式中：

R——灰度值标准差；

V_m——灰度值均值。

🔊 条款解读

DR系统成像的影像均匀性对图像质量至关重要，可保证DR系统对相同衰减的响应一致性。

🔔 条款

5.4.5 有效成像区域

应规定所采用的探测器的有效成像区域在x，y两个方向上的最大尺寸，实际有效视野尺寸应不小于制造商声称有效视野尺寸的95%。

🚩 条款解读

通过规定有效成像区域，确保可用于成像的最大尺寸符合声称值。

🔔 条款

5.4.6　残影

无可见残影存在。

🚩 条款解读

残影是前次影像信号读取后，由于信号清除不彻底而导致在随后一次影像中产生的前次影像的部分或全部。残影会影响图像质量，甚至影响诊断结果。

🔔 条款

5.4.7　伪影

无可见影响临床诊断的伪影存在。

🚩 条款解读

伪影会影响图像质量，甚至影响诊断结果。

🔔 条款

5.4.8　（长骨）图像拼接性能

DR 系统如有（长骨）图像拼接功能，则应符合下列要求：

a）自动图像拼接采集过程中，相邻两次拍摄的射线野重叠区域应小于 8cm；

b）自动拼接后的图像上，拼接部位的重叠或拉升应小于 3mm；

c）图像拼接功能中，应提供手动调节功能；

d）拼接后的图像上，拼接处应有标识。

🚩 条款解读

长骨拼接功能临床应用广泛，对长骨拼接功能的验证可有效减少患者接受的辐射剂量，控制拼接误差。

🔔 条款

5.4.9　探测器校正及稳定性试验

a）DR 系统应具有支持用户进行常规的探测器校正的功能；

b）制造商应在随机文件中给出稳定性试验的内容及频次，DR 系统宜提供稳定性试验程序。

🚩 条款解读

探测器校正及稳定性试验功能可使用户简单快捷地对平板探测器定期进行图像质量验证和图像校正，从而保证系统图像稳定性。

🔔 条款

5.4.10　量子探测效率

制造商在随机文件中应给出使用的探测器在指定标准辐射质量、照射剂量和不同空间频率（至少 0.5 lp/mm，1.0 lp/mm，1.5 lp/mm，2.0 lp/mm，2.5 lp/mm，直到略低于 NYQUIST 采样频率的最高频率）的量子探测效率值。

条款解读

量子探测效率是体现平板探测器性能的重要参数之一，公布其量子探测效率有助于用户及监管机构便捷获取基线值，可对 DR 系统进行连续性的性能状态评估。

条款

5.5.1　机械运动范围

产品技术要求中应规定机电辅助装置的转动角度范围和纵向、横向、垂直方向运动范围及其偏差值。

5.5.2　长度指示值

长度的指示值与实际值的偏差，应在指示值的 ±5% 范围内。

5.5.3　角度指示值

角度的指示值与实际值的偏差，应在 ±1 个最小分度值的范围内。

条款解读

机械运动范围、长度指示值、角度指示值多涉及 DR 系统中功能性支持与定位部件，直接影响临床应用过程中的定位范围和准确性。

条款

5.5.4　制动

机械装置中的直线运动部分应有制动装置。在网电源断电或按下急停开关后，运动部件也应制动。（悬挂装置中要求随遇平衡不需要制动的除外）其制动力应不小于 100N。旋转运动部分的制动力应由产品技术要求规定。

条款解读

机械装置制动的有效性可降低对患者、操作者等人群的机械风险。

条款

5.5.5　承重

支撑成年患者的装置，在承受均匀分布的 135kg 质量后应能正常工作。

条款解读

患者支撑装置应设计、制造成使身体损伤和固定件意外松动的危险减到最小。

条款

5.5.6　噪声

在空载状态下运行时（非承重状态）产生的噪声应不大于 A 计权 70dB（不包括 3s 以内的非持续和非周期性的噪声）。

注：考虑复合运动可能产生的噪声。

条款解读

应充分考虑系统的各种使用状态，尤其要注意复合运动可能产生的噪声。

🔔 **条款**

5.6.1　网络通信

应符合 DICOM3.0 标准，制造商应在随机文件中提供 DICOM3.0 标准的符合性声明。

📣 **条款解读**

基于 DICOM3.0 标准的网络通信，可实现不同设备或组件间的通信，且便于空间分布。

🔔 **条款**

5.6.2　信息管理

a）应能对患者及图像信息进行管理；

b）应具有曝光参数的记录和显示功能；

c）应能进行患者姓名的显示和输入功能；

d）应能在图像上显示左右标记符号。

📣 **条款解读**

DR 系统应具有临床所需的最基本的软件功能，以保障临床有效应用。

🔔 **条款**

5.6.3　成像时间

成像时间应不大于 12s。

📣 **条款解读**

测试成像时间前，应对 AEC 功能及其重复性进行验证。

2. 标准实施过程中的常见问题及解决对策

（1）剂量面积积指示：

剂量面积积指示功能其准确性应考虑到 DR 系统的各种使用情况，如可选择的附加滤过片的切换。

（2）儿科摄影功能：

DR 系统如声明适合儿科摄影，则建议在儿科摄影状态下，也应做图像性能测试或验证。

（3）影像均匀性：

DR 系统的影像均匀性不同于平板探测器部件的影像均匀性，会受到机械装置定位准确性、位于射线束中的各部件材料均匀性等因素影响。

（4）有效成像区域：

DR 系统中，滤线栅的固定装置、探测器的固定装置等可能会位于射线束中的各部件不应对影像接收面造成非预期的遮挡，否则可能会造成有效成像区域变小。

（5）残影：

DR 系统应规定两次拍片间隔，不应过短，否则会出现残影，甚至影响诊断。

（6）探测器校正及稳定性试验：

探测器校正及稳定性试验对用户具有重要意义，该功能应尽量易于操作，便于获取结果。

（四） YY/T 0744—2018《移动式 C 形臂 X 射线机专用技术条件》[2-8]

1. 标准条款解读

🔔 条款

1　范围

本标准规定了移动式 C 形臂 X 射线机（以下简称 C 形臂 X 射线机）的术语和定义、分类和组成、要求和试验方法。

本标准适用于有 C 形臂机械支撑装置的移动式 X 射线机，该产品主要用于医疗卫生机构外科手术中的定位和检查。本标准不适用于最大焦点—影像接收器距离（SID）小于 60cm 的 C 形臂 X 射线机。

📢 条款解读

YY/T 0744—2018 版本对比 2009 版本增加了 SID 适用范围的要求，即最大 SID 小于 60cm 的 C 形臂 X 射线机不适用本标准。

🔔 条款

5.2.1　最大输出电功率

C 形臂 X 射线机应规定透视和/或摄影模式下导致最大输出电功率的 X 射线管电压和 X 射线管电流的相应组合。

📢 条款解读

X 射线机的最大输出电功率主要与配置的 X 射线发生装置有关，制造商应规定导致最大输出电功率的 X 射线管电压和 X 射线管电流的相应组合。摄影模式与透视模式（连续透视/脉冲透视）下的最大输出电功率一般是不一致的，制造商应分别标示并进行测试。本条款主要考量 X 射线机是否能够满足标称最大电功率，即是否能提供相应高能量的 X 射线。

🔔 条款

5.2.2　标称电功率

应规定在加载时间为 0.1s、X 射线管电压为 100kV 时，X 射线发生装置所能提供的以千瓦（kW）为单位的最大恒定电功率输出作为给出的标称电功率。如果这个值不能预选，可用最接近 100kV 的 X 射线管电压值和最接近的加载时间值，但不得短于 0.1s。

标称电功率应与 X 射线管电压和 X 射线管电流以及加载时间的组合一起给出。

📢 条款解读

X 射线机的标称输出电功率主要与配置的 X 射线发生装置有关，制造商应规定导致标称输出电功率的 X 射线管电压（100kV）、X 射线管电流和加载时间的相应组合。若 X 射线管电压无法选择 100kV，应选取最接近 100kV 的 X 射线管电压值。标称电功率主要是摄影模式下标示的，主要考量 X 射线机是否能够满足标称电功率，即是否能提供相应高能量的 X 射线。

🔔 条款

5.3.1　X 射线管电压

X 射线管电压应符合下列要求：

a）制造商应规定 X 射线管电压调节范围和调节方式；

b）制造商应规定 X 射线管电压值的偏差，但至少应符合 GB 9706.3—2000 中 50.103.1 的要求。

📢 条款解读

本条款要求制造商明确 X 射线管电压的调节范围和调节方式，以及规定 X 射线管电压值的偏差，该偏差应不大于 $\pm 10\%$。X 射线管电压与 X 射线的质相关，即管电压越高，则产生的 X 射线穿透能力越强，在临床使用中应根据不同的诊断体位选择不同档位的 X 射线管电压，为了保证诊断图像的效果也应该确保 X 射线管电压的精度。

🔔 条款

5.3.2　X 射线管电流

X 射线管电流应符合下列要求：

a）制造商应规定连续和最高帧率脉冲透视模式下的 X 射线管电流调节范围和调节方式；

b）制造商应规定 X 射线管电流值的偏差，但至少应符合 GB 9706.3—2000 中 50.103.2 的要求。

📢 条款解读

本条款要求制造商明确 X 射线管电流的调节范围和调节方式，以及规定 X 射线管电流值的偏差，该偏差应不大于 $\pm 20\%$。X 射线管电流与加载时间一起决定了 X 射线的量，即管电流或者加载时间越高，则产生的 X 射线剂量越大，剂量过大或者过小都会导致不理想的图像效果，因此在临床使用中应根据不同的诊断体位选择不同档位的 X 射线管电流，为了保证诊断图像的效果也应该确保 X 射线管电流的精度。

🔔 条款

5.3.3　加载时间

加载时间应符合下列要求：

a）如提供加载时间显示并具有单帧摄影功能时，制造商应规定单帧摄影的加载时间调节范围和调节方式；

b）制造商应规定加载时间值的偏差，但至少应符合 GB 9706.3—2000 中 50.103.3 的要求。

📢 条款解读

本条款要求制造商规定摄影模式下加载时间的调节范围和调节方式，以及规定加载时间的偏差，该偏差应不大于 $\pm (10\% + 1\text{ms})$。X 射线管电流与加载时间一起决定了 X 射线的量，即管电流或者加载时间越高，则产生的 X 射线剂量越大，剂量过大或者过小都会导致不理想的图像效果，因此在临床使用中应根据不同的诊断体位选择不同档位的加载时间，为了保证诊断图像的效果也应该确保加载时间的精度。

🔔 条款

5.4.1 空间分辨率

空间分辨率应符合下列要求：

a）对于影像增强器系统，制造商应规定透视、透视点片和摄影模式下的标称入射野空间分辨率，但不应小于表1的规定值；

b）对于平板探测器系统，制造商应规定透视和摄影模式下的空间分辨率及对应的视野尺寸。

表1 标称入射野与空间分辨率要求

标称入射野尺寸/mm	110 (4.5in)	150 (6in)	230 (9in)	310 (12in)	350 (15in)
空间分辨率/（lp/mm）≥	1.2	1.2	1.2	1.0	0.8

📢 条款解读

制造商应该根据配置的影像增强器系统或平板探测器系统的标称入射野尺寸来制定最低空间分辨率。空间分辨率越高，图像质量越好；相反，较低的空间分辨率则图像模糊，影响临床诊断，因此本条款规定了最小空间分辨率。

🔔 条款

5.4.2 低对比度分辨率

标称入射野模式下的低对比度分辨率应符合下列要求：

a）透视模式的低对比度分辨率不应大于5.6%；

b）透视点片和摄影模式的低对比度分辨率不应大于4%。

📢 条款解读

制造商应分别规定透视模式与摄影模式下的低对比度分辨率。低对比度越高，图像质量越好，图像细节越清晰，临床使用中一些微小病灶或者轻微骨裂也更容易被发现，因此本条款规定了低对比度的下限。由于透视模式是连续实时影像，受限于当前的技术限制，一般情况下，摄影模式下的低对比度分辨率比透视模式下的高。

🔔 条款

5.4.3 动态范围

空间分辨率应符合下列要求：

a）对于影像增强器系统，在标称视野模式下，透视的可辨别动态阶楔数不应小于12，透视点片和摄影的可辨别动态阶楔数不应小于13；

b）对于平板探测器系统，在标称视野模式下，透视的可辨别动态阶楔数不应小于14，摄影的可辨别动态阶楔数不应小于16。

📢 条款解读

通过综合测试卡上的可辨别动态阶楔数来衡量设备的动态范围，动态范围越大，在较复杂的人体结构中更具优势，图像质量则越好，因此本条款规定了动态范围的下限。

🔔 条款

5.4.4　平板探测器系统影像均匀性

制造商应规定 C 形臂 X 射线机的影像均匀性的最大值及所使用的 SID 和加载因素。除非制造商另有声明，影像规定采样点的灰度值标准差 R 与规定采样点的灰度值均值 V_m 之比应不大于 2.2%，见式（1）。

$$\frac{R}{V_m} \times 100\% \leqslant 2.2\% \quad \cdots\cdots\cdots\cdots\cdots\cdots\cdots\cdots\cdots\cdots\cdots\cdots (1)$$

式中：

R——灰度值标准差；

V_m——灰度值均值。

📣 条款解读

影像均匀性是评定图像质量的一个重要指标，设备的均匀性越好，则对最终临床诊断中成像的影响越少，越能还原人体组织的真实情况。在 2018 新版标准中，测试点从原来的 5 个增加到 9 个，测量范围覆盖面更广，间接提高了对图像质量的要求。

🔔 条款

5.4.5　图像亮度稳定度

如产品具有自动透视功能，C 形臂 X 射线机的图像亮度稳定度不应大于15%。

📣 条款解读

自动透视模式能够在临床使用中极大减少介入医生的工作量。常见的自动透视模式，设备可以根据人体结构的衰减情况来自动调整管电压和管电流，以获得最佳诊断影像。但是这一项技术需要设备能够保证良好的图像亮度稳定性，才能在临床使用中给医生提供稳定、可靠的诊断图像。

🔔 条款

5.4.9　透视恢复时间

透视恢复时间不应大于5min。

📣 条款解读

C 形臂 X 射线机透视功能一般用于临床手术，意外的透视中断会给手术过程造成致命伤害，因此需要保证能够在较短时间内迅速恢复透视功能，以免意外发生。

🔔 条款

5.5.1　剂量指示

C 形臂 X 射线机剂量指示应符合下列要求：

a）使用说明书应规定剂量指示值的测量参考点及校准信息。

b）透视过程中，空气比释动能率应以毫戈每分（mGy/min）为单位连续指示，至少每秒刷新一次，且该指示应在正常工作位置清晰可见。

c）从上次清零设置开始，所有透视和摄影产生的空气比释动能的累计值应以毫戈（mGy）为单位连续指示但至少每5s刷新一次，或者在加载结束后5s内指示，且该指示应在正常工作位置清晰可见。

d）空气比释动能率和累计空气比释动能的指示值应能明确区分。

e）空气比释动能和空气比释动能率的准确性：

——超过6mGy/min的空气比释动能率指示值的误差不应大于35%；

——超过100mGy的累计空气比释动能指示值的误差不应大于35%。

f）C形臂X射线机应提供从上次清零设置开始所有透视和摄影产生的累计剂量面积积的指示，剂量面积积的累计值在超过$5\mu Gym^2$时的误差应不大于±35%，指示单位宜为戈平方米（Gym^2）。

注：上述空气比释动能、空气比释动能率和剂量面积积的显示单位可使用SI的词头。

🕮 条款解读

X射线对人体有不可逆转的电离辐射伤害，因此在放射诊断中，应时刻注意作用于病患的X射线剂量。产品应具有剂量指示功能，且保证剂量指示的准确性，避免病患在临床中接受过多的辐射剂量，造成不必要的辐射伤害。

🔔 条款

5.5.2 影像接收器入射面的辐射剂量

制造商应规定影像接收器入射面标称视野尺寸的空气比释动能或空气比释动能率，但不应大于表2或表3的规定值。

注1：如标称入射野尺寸（影像增强器的直径或平板探测器的长边）小于25cm，辐射剂量限值参照25cm的限值。

注2：表2和表3的限值适用于由平均值控制的系统，如采用最大值控制的系统，制造商需声明一个转换因子，但该因子不小于0.5。

注3：三维成像的空气比释动能限值是指在预先定义的扫描角度范围和扫描图像数内的一个完整检查过程所得到的剂量。

表2 影像增强器入射面辐射剂量限值

操作模式	影像增强器入射野尺寸			
	25cm	30cm	36cm	38cm
自动透视模式	0.60μGy/s	0.42μGy/s	0.29μGy/s	0.26μGy/s
序列摄影和透视图像减影模式（≤10帧/s）	2.0μGy/帧	1.4μGy/帧	0.96μGy/帧	0.87μGy/帧
序列摄影图像减影	5.0μGy/帧	3.5μGy/帧	2.4μGy/帧	2.2μGy/帧
三维成像低对比度模式	700μGy			
三维成像高对比度模式	60μGy			

注：对于其他尺寸的影像增强器入射面辐射剂量限值，以标称射线野尺寸25cm为参

考值，用下列公式进行计算。

$$K_B^d \leqslant K_B^{25} \cdot (25/d)^2$$

式中：

K_B^d——标称射线野实际尺寸为 d 时的影像增强器入射面辐射剂量限值；

K_B^{25}——标称射线野尺寸为 25cm 时的影像接收器入射面辐射剂量限值；

d——影像增强器标称射线野实际尺寸。

表3　平板探测器入射面辐射剂量限值

操作模式	平板探测器入射野尺寸			
	20cm	25cm	30cm	40cm
自动透视模式	0.60μGy/s	0.60μGy/s	0.50μGy/s	0.38μGy/s
序列摄影或透视图像减影模式（≤10帧/s）	2.0μGy/帧	2.0μGy/帧	1.7μGy/帧	1.3μGy/帧
序列摄影图像减影	5.0μGy/帧	5.0μGy/帧	4.2μGy/帧	3.1μGy/帧
三维成像低对比度模式	700μGy			
三维成像高对比度模式	60μGy			

注：对于其他尺寸的平板探测器入射面辐射剂量限值，以平板探测器边缘长 25cm 为参考值，用下列公式进行计算。

$$K_B^a \leqslant K_B^{25} \cdot (25/a)$$

式中：

K_B^a——入射野最大边缘长为 a 时的平板探测器入射面辐射剂量限值；

K_B^{25}——标称射线野尺寸为 25cm 时的平板探测器入射面辐射剂量限值；

a——平板探测器入射野最长边缘长度。

📢 条款解读

本条款主要模拟实际临床使用中影像接收器所接受的辐射剂量，要求影像接收器在较低的剂量水平下能正常工作，间接地降低了对人体的辐射剂量。

🔔 条款

5.5.3　透视入射空气比释动能率

在管电压与管电流的任意组合下，透视入射空气比释动能率应满足：

a）空气比释动能率不应大于 88mGy/min；

b）如设备提供高剂量的选择装置，当设备工作在高剂量状态时，系统应有指示该状态的连续示警声，空气比释动能率不应大于 176mGy/min。

📢 条款解读

本条款主要通过测量距离影像接收器表面 30cm 处的空气比释动能来模拟实际临床使用中病人所接受的辐射剂量，辐射剂量越低，对人体的电离辐射伤害越小。这就要求制造商在追求更高图像质量的同时，保证对人体的辐射剂量在一个安全的范围内。

2. 标准实施过程中的常见问题及解决对策

（1）摄影模式下的 X 射线管电流、加载时间和电流时间积的调节方式：

摄影模式下的 X 射线管电流、加载时间和电流时间积未按照 GB 9706.3—2000 的要求在优先数系 R'10/R'20 中选取，制造商应修改程序且严格按照 GB 9706.3—2000 中的优先数系 R'10/R'20 设置调节范围和调节方式。

（2）加载因素值精度：

当加载因素值（X 射线管电压、X 射线管电流、加载时间和电流时间积）精度不符合标准要求时，一般对高压发生器进行校正后，可保持较好的加载因素精度。需注意，在校正过程中，应尽可能对不同档位的参数进行校正，使用方在日常使用中也应当定期进行高压发生器的校正维护。

（3）图像参数：

新版标准中空间分辨率、低对比度分辨率和动态范围需在同一张测试图像中读取，因此制造商需要在空间分辨率和低对比度分辨率之间做一个平衡，这是新版标准中的一个难点。一般在测试不合格的情况下，对平板探测器进行校正，能够有效提高图像质量。需注意，在日常使用中也应定期对平板探测器进行图像校正。

（五）YY/T 0746—2021《车载医用 X 射线诊断设备专用技术条件》[2-9]

1. 标准条款解读

🔔 条款

5.1 工作条件

5.1.1 环境条件

除非另有规定，车载医用 X 射线诊断设备的工作环境条件应满足：

a）环境温度：10℃~40℃；

b）相对湿度：30%~75%；

c）大气压力：700hPa~1 060hPa。

5.1.2 电源条件

车载医用 X 射线诊断设备的工作电源条件应满足：

a）制造商规定的电源电压及相数，网电压波动应不超过标称值的 ±10%；

b）电源频率：50Hz ±1Hz；

c）制造商规定的电源电阻；

d）制造商规定的电源容量。

📣 条款解读

本条款规定了车载医用 X 射线诊断设备的工作条件，其工作条件包括环境条件和电源条件。如果制造商对车载医用 X 射线诊断设备的环境条件没有特殊要求，那么应该符合标准的规定。输入电源的大小直接影响车载医用 X 射线诊断设备的工作情况，因此每台车载医用 X 射线诊断设备都应该规定其电源电压及相数，而且电压的波动范围不能超过标称值的±10%。目前国内工频一般为50Hz，因此电源频率还需要满足50Hz±1Hz。车载医用X射线诊断设备的组成中包括高压发生器，根据GB 9706.3—2000中的10.2.2a）表101对供电网参考电阻值的规定（见表2-1），如果供电网电阻不超出下表给定值，那么就认为供电网具有适合高压发生器运行的足够低的阻抗。本标准要求车载医用X射线诊断设备的工作电源电阻，也是基于高压发生器在运行时能够有足够低的阻抗，以减少高压发生器对操作者产生的安全隐患。因此，在运行车载医用X射线诊断设备之前，首先需要保证在规定的工作条件内。

表2-1　供电网电阻参考值[2-10]

高压波形	根据6.8.2a）4）标称电功率，kW	供电网电压，V							
		480	440	415	400	240	230	208	120
		供电网电阻，Ω							
单峰	0.5								
	1.0	2.4	2.0	1.79	1.66	0.95	0.81	0.70	
	2.0	1.6	1.3	1.19	1.10	0.60	0.55	0.45	0.15
	4.0	1.0	0.80	0.72	0.66	0.40	0.36	0.30	0.10
	8.0	0.50	0.40	0.36	0.33	0.24	0.22	0.18	0.06
	10.0	0.40	0.34	0.30	0.27	0.12	0.11	0.09	0.032
	16.0	0.24	0.20	0.18	0.17				
双峰	4.0	1.6	1.3	1.19	1.1				
	8.0	1.0	0.80	0.72	0.66				
	10.0	0.80	0.67	0.60	0.55	0.40	0.36	0.30	0.10
	16.0	0.50	0.40	0.36	0.33	0.24	0.22	0.18	0.06
	20.0	0.40	0.34	0.30	0.27	0.18	0.18	0.14	0.045
	32.0	0.24	0.20	0.18	0.17	0.12	0.11	0.09	0.032
	50.0	0.16	0.14	0.12	0.11				
六峰及十二峰直到恒定电压	16.0	0.83	0.65	0.60	0.55				
	20.0	0.64	0.50	0.48	0.44				
	32.0	0.40	0.34	0.30	0.27				
	40.0	0.32	0.27	0.24	0.22	0.19	0.18	0.14	0.045
	50.0	0.24	0.20	0.18	0.17	0.14	0.15	0.11	0.035
	75.0	0.16	0.14	0.12	0.11				
	100	0.12	0.10	0.09	0.09				
	150	0.08	0.07	0.06	0.056				

🔔 条款

5.3 运载车辆的空间要求

随机文件应规定运载车辆安装最小使用空间的长度、宽度、高度。

📢 条款解读

本条款对运输车载医用 X 射线诊断设备的车辆进行了规定。在生产车载 X 射线机的前期，一定要考虑运载车辆的安装使用空间，包括长度、宽度、高度。受车辆大小的限制，本标准要求制造商必须规定安装的最小空间。此外，还需要做好车辆的屏蔽防护，以便减少 X 射线泄漏辐射的风险。本部分的检验方法为通过检查设备的随机文件来验证其是否符合所声明的要求。

🔔 条款

5.4 输入电源

5.4.1 标记和说明

车载医用 X 射线诊断设备输入电源的信息应在设备上有明确清晰的标记，并在使用说明书中有明确的说明。

5.4.2 输入电源的连接

车载医用 X 射线诊断设备的输入电源应便于在各种预期使用场所进行连接，宜为 220V 输入电压。

📢 条款解读

本条款对车载医用 X 射线诊断设备的输入电源进行了规定。正确地接入电源，是保证设备正常运行的前提条件，因此在车载医用 X 射线诊断设备上一定要明确清晰地标出输入电源的信息，应包含电源电压、相数、频率、输入功率等。标记还应符合 GB 9706.1—2007 中标记耐久性试验。在随机文件中，需要明确车载医用 X 射线诊断设备在所规定的使用场所内该如何与输入电源恰当连接。因目前国内供电网电压输出大多数为 220V，因此本标准建议的输入电压为 220V，但不限于 220V。

🔔 条款

5.5 安装稳定性

5.5.1 车载医用 X 射线诊断设备结构设计上应考虑对部件、元器件、接插件、布线、连接件等进行充分固定，车辆行驶后，不应产生影响基本安全和性能的连接松动。

5.5.2 应保证车载医用 X 射线诊断设备在运输和使用过程中的稳定性。设备的移动部件应有锁紧装置和/或配有锁定配件，在运输期间应充分固定。

📢 条款解读

本条款对车载医用 X 射线诊断设备的安装稳定性进行了规定。此类医用 X 射线诊断设备常用于体检车辆上，车辆在运输过程中会出现颠簸（如在道路不平坦的路面行驶），因此在车载医用 X 射线诊断设备的结构设计方面，应充分考虑各个部件是否处于良好固定状态。各个部件不可松动脱落在车载机的内部，避免内部电路短路等危害车载医用 X 射线诊断设备的情况发生。另外，如果设备配有移动部件，还需要有锁紧装置，降低运输和使用过程中车载医用 X 射线诊断设备的不稳定风险。

🔔 条款

5.6　保护接地要求

应保证保护接地的连续性。在设备使用过程中的车载医用 X 射线诊断设备的保护接地线应为永久性连接方式。并且设备的运载工具也应采取保护接地的措施。

📢 条款解读

本条款规定了车载医用 X 射线诊断设备的保护接地功能。保护接地指设备通过一根导线与大地相通，这根导线也被称为地线。当操作者或患者接触设备时，接地保护可将大的漏电流通过接地线传给大地，从而保护操作者或患者免受电击风险。车载医用 X 射线诊断设备的保护接地线应为永久性连接方式，即在车载医用 X 射线诊断设备工作期间一定要保证保护接地为永久性连接。此外，在运行期间运载车载医用 X 射线诊断设备的车辆也要保护接地，因此保护接地十分重要。

2. 标准实施过程中的常见问题及解决对策

本标准在实施过程中常见的问题主要有图像的成像质量。评价图像成像质量的主要指标有空间分辨率、低对比度分辨率、动态范围。在实测过程中，经常会遇到制造商把空间分辨率、低对比度分辨率等参数限值定得非常高，但并不能满足要求，出现这种情况的主要原因是它们在成像时并非通过同一幅图像来衡量而是通过不同图像来制定参数限值的。在检验过程中，需要综合此三方面来评估图像成像质量及定义参数的限定值。

第四节　X 射线设备的检验技术和方法

一、移动式 C 形臂 X 射线机

（一）产品介绍

移动式 C 形臂 X 射线机（见图 2-1）结构紧凑，体积小，X 射线发生装置和应用设备紧凑地组装在基座上，可以人力或电力驱动，移动方便。此类 X 射线机可以在病房内做流动性床边透视和摄影检查，配有影像增强器或动态平板时还可进行监视和介入性治疗。主要用于急症室或手术中的透视，如对异物进行透视定位，观察骨折复位过程及内

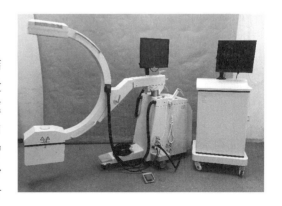

图 2-1　移动式 C 形臂 X 射线机

固定情况，检查结石取出手术取石是否彻底等。采用 C 形臂支架，能从各方位接近病人。C 形臂的两端分别安装 X 射线管头和成像装置，安装在台车上，可以由支架支撑做升降、前后移动、左右移动、摆动、旋转等动作，便于手术的进行。

（二）适用检验标准

（1）GB 9706.1—2007《医用电气设备　第 1 部分：安全通用要求》；

（2）GB 9706.3—2000《医用电气设备　第 2 部分：诊断 X 射线发生装置的高压发生器安全专用要求》；

（3）GB 9706.11—1997《医用电气设备　第二部分：医用诊断 X 射线源组件和 X 射线管组件安全专用要求》；

（4）GB 9706.12—1997《医用电气设备　第一部分：安全通用要求　三．并列标准诊断 X 射线设备辐射防护通用要求》；

（5）GB 9706.14—1997《医用电气设备　第 2 部分：X 射线设备附属设备安全专用要求》；

（6）GB 9706.15—2008《医用电气设备　第 1－1 部分：安全通用要求　并列标准：医用电气系统安全要求》；

（7）GB 9706.23—2005《医用电气设备　第 2－43 部分：介入操作 X 射线设备安全专用要求》；

（8）GB/T 10149—1988《医用 X 射线设备术语和符号》；

（9）GB/T 10151—2008《医用诊断 X 射线设备高压电缆插头、插座技术条件》；

（10）YY/T 0744—2018《移动式 C 形臂 X 射线机专用技术条件》；

（11）YY 0505—2012《医用电气设备　第 1－2 部分：安全通用要求　并列标准：电磁兼容　要求和试验》；

（12）YY/T 0076—1992《金属制件的镀层分类　技术条件》；

（13）YY/T 0106—2021《医用诊断 X 射线机通用技术条件》；

（14）YY/T 0291—2016《医用 X 射线设备环境要求及试验方法》；

（15）IEC 61910－1：2014《医用电气设备　辐射剂量文件　第 1 部分：摄影和透视设备辐射剂量结构化报告》（Medical electrical equipment—Radiation dose documentation—Part 1：Radiation dose structured reports for radiography and radioscopy）。

（三）检验技术和方法

1. 性能指标

（1）最大输出电功率：

在间歇方式（摄影）下，按导致最大输出电功率的加载因素组合加载，观察有无异常现象；在连续方式（透视）下，则需要连续加载 30s 以上。

（2）标称电功率：

按导致标称电功率 X 射线管电压、X 射线管电流、加载时间的组合加载，观察有无异常现象。

（3）X 射线管电压：

实际操作验证调节范围和调节方式是否满足要求，X 射线管电压值的偏差按 GB 9706.3—2000 条款 50.104.1 的规定进行，加载因素组合应参考表 2 - 2：

表 2 - 2 X 射线管电压准确性测试条件

试验时的加载因素	X 射线管电压	X 射线管电流	辐照时间
X 射线管电压 （间歇方式）	最低的	最高的	最短的
	最低的	最高的	接近 0.1s
	最高的	最高的	接近 0.1s
X 射线管电压 （连续方式）	最高的 90%	任意的	不适用
	最高的 60%	任意的	不适用

（4）X 射线管电流：

实际操作验证调节范围和调节方式是否满足要求，X 射线管电流值的偏差按 GB 9706.3—2000 条款 50.104.2 的规定进行，加载因素组合应参考表 2 - 3：

表 2 - 3 X 射线管电流准确性测试条件

试验时的加载因素	X 射线管电压	X 射线管电流	辐照时间
X 射线管电流 （间歇方式）	最高的	最低的	最短的
	最高的	最低的	接近 0.1s
	最高的	最高的	接近 0.1s
X 射线管电流 （连续方式）	最低的	最高的 20%	不适用
	最高的	最高的 20%	不适用

（5）加载时间：

实际操作验证调节范围和调节方式是否满足要求，加载时间值的偏差按 GB 9706.3—2000 条款 50.104.3a）的规定进行，加载因素组合应参考表 2 - 4：

表 2 - 4 加载时间准确性测试条件

试验时的加载因素	X 射线管电压	X 射线管电流	辐照时间
辐照时间	最高的	任意的	最短的
	最大的电功率		最短的

（6）电流时间积：

实际操作验证调节范围和调节方式是否满足要求，电流时间积值的偏差按 GB 9706.3—2000 条款 50.104.4 的规定进行，加载因素组合应参考表 2 - 5：

表 2 - 5　电流时间积准确性测试条件

试验时的加载因素	X 射线管电压	X 射线管电流	辐照时间
电流时间积	最高的	最低的电流时间积	
	最低的	最高的电流时间积	

（7）空间分辨率：

按图 2 - 2 进行测试布局，使用多功能测试卡，调整 SID 为系统允许的最小值，设置影像视野为标称入射尺寸，选择适当器官程序，自动透视或者摄影并记录空间分辨率值及相应加载因素组合。自动透视或摄影模式下，可增加适当的衰减体，使 X 射线管电压位于 75kV ±7kV 范围内。若无自动透视或摄影功能，则手动设置 X 射线管电压为 75kV ±7kV，手动调整管电流或者电流时间积至可看到最大可辨别的动态阶楔数时，记录空间分辨率及相应加载因素组合。

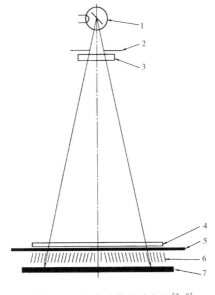

说明：1. X 射线管组件；2. 限束器；3. 25mm 厚铝衰减体；4. 多功能测试卡；5. 患者支撑装置或者其他支撑装置；6. 滤线栅；7. 影像接收器入射面。

图 2 - 2　图像质量测试布局[2 - 8]

移除多功能测试卡，将剂量仪的探测器放置在尽可能靠近影像接收器入射面，X 射线束中放置厚度为 1.5mm 的铜板并覆盖整个影像接收器入射面，自动透视或者摄影。可增加适当的衰减体使加载因素组合接近前一次的记录值。若无自动模式，手动设置之前记录的加载因素组合或接近值，再一次进行透视或者摄影操作。分别记录透视和摄影的空气比释动能和空气比释动能率，该剂量不应超过 YY/T 0744—2018 中表 2/表 3 的要求。

（8）低对比度分辨率：

选择空间分辨率测试中的标称视野的透视或者摄影图像，如需要，调整窗宽窗位，分别记录圆度清晰可见的低对比度圆孔的个数。

（9）动态范围：

选择空间分辨率测试中的标称视野的透视或者摄影图像，如需要，调整窗宽窗位，分别记录可辨别的动态阶楔数（影像接收器尺寸小于 16 寸，按制造商提供的测试方法进行）。

（10）平板探测器系统影像均匀性：

①移走滤线栅；

②校准平板；

③设置 SID 和加载因素为制造商声明的使用条件，设置 X 射线管电压和 SID 为平板校准时使用的条件；

④将厚度为 25mm 的纯铝衰减体模置于 X 射线束中心，使之覆盖整个照射野；

⑤按设置的 SID 和选择系统所提供的摄影程序进行摄影，存储图像；

⑥在影像中心、X 轴、Y 轴及对角线上离中心点约 2/3 的位置上选取 9 个采样区域，在每个采样区域中分别读取 64×64 个像素的灰度值，并计算出每个采样点内像素灰度值的平均值，然后按公式（2-1）及公式（2-2）计算：

$$V_m = \frac{1}{9} \sum_{i=1}^{9} V_i \qquad\qquad (2-1)$$

$$R = \sqrt{(V_i - V_m)2} \qquad\qquad (2-2)$$

式中：

V_m——9 个采样区域的灰度值均值；

V_i——每个采样区域的灰度值均值；

R——9 个采样区域的灰度值标准差。

（11）图像亮度稳定度：

将影像视野调整为系统允许最大尺寸，将厚度为 20mm 的纯铝（纯度不小于 99.5%）衰减体模置于 X 射线束中心，使之覆盖整个照射野，自动透视并存储透视图像。在影像中心、X 轴、Y 轴及对角线上离中心点约 2/3 的位置选取 9 个采样区域，在每个采样区域中分别读取 64×64 个像素的灰度值，并计算出每个采样区域内像素灰度均值，如无法直接读取灰度值，可采用亮度计直接读取屏幕上相应位置的九点亮度值，然后按公式（2-3）计算：

$$L_m = \frac{1}{9} \sum_{i=1}^{9} L_i \qquad\qquad (2-3)$$

式中：

L_m——第一次透视图像 9 个采样区域的灰度值均值或亮度；

L_i——每个采样区域的灰度值或亮度的均值。

增加一块同样衰减体，自动透视并存储透视图像，按上述方法计算灰度平均值或读取亮度值 Ln。用式（2-4）计算图像亮度稳定度 L（用%表示）。

$$L = 2\left|\frac{L_m - L_n}{L_m + L_n}\right| \times 100\% \qquad\qquad (2-4)$$

式中：

L_n——第二次透视图像 9 个采样区域的灰度值或亮度的均值；

L——图像亮度稳定度。

（12）剂量面积积准确性：

将剂量仪的探测器放在 X 射线束中的适当位置，如影像接收器表面或床面上，调整 X 射线野尺寸为 15cm × 15cm 或其他适当尺寸。透视或摄影至设备显示剂量面积积大于 $5\mu Gym^2$，用测量到的剂量值与空气比释动能剂量仪探测器处的射线野面积相乘，计算显示值与测量值的差。也可以使用剂量面积积表直接测量。

（13）影像接收器入射面的辐射剂量：

按图 2-3 布局进行测量，将衰减体 25mm 铝放在靠近限束器的 X 射线束中，如可能，去除滤线栅，剂量仪的探测器应靠近影像接收器的入射面。如需要，则添加适当的衰减体，使 X 射线管电压在 75kV ± 7kV 范围内。在不同操作模式下，测量防散射滤线栅后 X 射线影像接收器入射面处的空气比释动能或空气比释动能率。

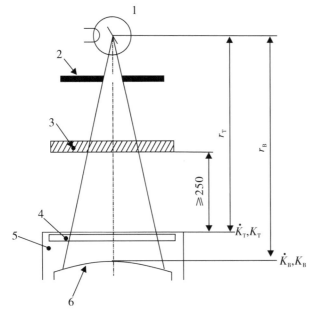

说明：1. X 射线管件组；2. 限束器；3. 衰减层；4. 防散射滤线槽；5. 患者支撑装置或影像接收器外壳；6. 影像接收器入射面；r_T 焦点至患者支撑装置；r_B 焦点到影像接收器平面距离；K_B $(\dot{K}_B)$. 摄影空气比释动能（透视空气比释动能率）；K_T $(\dot{K}_T)$. X 射线影像接收器入射面摄影空气比释动能（透视空气比释动能率）。

图 2-3　空气比释动能测试布局[2-8]

（14）透视入射空气比释动能率：

设置SID至最小，无附加衰减层，将剂量仪的探测器放置于沿X射线中心线、距影像接收器表面30cm处，用足够厚的铅板遮住影像接收器，自动透视至剂量最大稳定值，或手动调整管电压和管电流至最大值进行透视，记录测量值。

2. 环境试验

应符合YY/T 0291—2016的要求。

3. 电气安全

应符合 GB 9706.1—2017、GB 9706.3—2000、GB 9706.11—1997、GB 9706.12—1997、GB 9706.14—1997、GB 9706.15—2008的要求。

4. 电磁兼容性

应符合YY 0505—2012的要求。

（四）检验设备

1. 多功能测试卡

（1）原理和结构：

多功能测试卡总厚度达18.5mm，由下面几个部件构成：

①基体铜板：其厚度为1.5mm，边长为300mm×300mm，但空间分辨率检测区域的铜板厚度为1.1mm。

②动态范围的测量铜阶楔：其外径为150mm，内径为110mm，由17个阶梯组成，每一阶梯铜厚度在表2-6中规定。表中，铜厚度包括上述铜板的厚度（1.5mm），阶梯1~8比基体铜板薄，阶梯10~17比基体铜板厚。

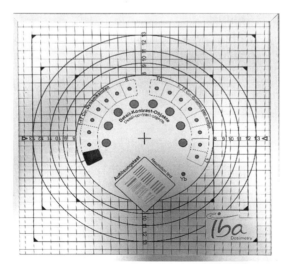

图2-4　多功能测试卡

表2-6　动态阶楔的厚度和其厚度公差（单位为毫米）

阶楔	1	2	3	4	5	6	7	8	9	10	11	12	13	14	15	16	17
铜厚度	0	0.18	0.36	0.54	0.74	0.95	1.16	1.38	1.50	1.73	1.96	2.21	2.45	2.70	2.96	3.22	3.48
铜厚度公差	/	±0.02	±0.02	±0.02	±0.02	±0.03	±0.03	±0.03	±0.05	±0.05	±0.05	±0.05	±0.05	±0.05	±0.05	±0.05	±0.05
PMMA厚度	4								17	12							

当X射线管电压设置在75kV和使用25mm铝衰减体时，则每一个铜阶楔相对于第9个阶楔的动态范围参考值见表2-7。

表2-7　动态范围参考值

阶楔	1	2	3	4	5	6	7	8	9	10	11	12	13	14	15	16	17
动态范围	16.0	11.3	8.0	5.66	4.00	2.83	2.00	1.41	1.00	1/1.41	1/2.00	1/2.83	1/4.00	1/5.86	1/8.00	1/11.30	1/16.00

③空间分辨率测试卡：由100μm厚的铅箔和空间分辨率为0.6~5lp/mm的线对组成，可测分辨率为0.6，0.7，0.8，0.9，1.0，1.2，1.4，1.6，1.8，2.0，2.2，2.5，2.8，3.1，3.4，3.7，4.0，4.5，4.6，5.0（lp/mm）。

④8个低对比度物体组件：其直径为10mm（图2-5中6），位于均匀的内部区域（图2-5中7），用于检验低对比度分辨率，孔的深度见表2-8。

表2-8　在PMMA中对比度细节的深度（单位为毫米）

细节编号	8	7	6	5	4	3	2	1
细节深度	0.4	0.6	0.8	1.2	1.7	2.4	3.4	4.0

当X射线管电压为75kV和使用25mm铝衰减体时，每个细节对比区相对于铜阶楔第9阶楔的对比度参考值见表2-9。

表2-9　对比度参考值

细节编号	8	7	6	5	4	3	2	1
对比度	0.9%	1.3%	1.8%	2.8%	4%	5.6%	8.0%	9.4%

⑤一组16个细节对比度物体：其直径为4mm（图2-5中3），在PMMA中深度为2.5mm。这些细节位于铜阶楔的每一个阶梯上（图2-5中2），用于检验铜阶楔的每一个阶梯中对比度分辨率。

⑥管电压检验区：从 0.78mm 厚的金属镱片中粗略检验辐射质量（图 2-5 中 4）。如果使用一个 25mm 铝衰减体，当 X 射线管电压大于 75kV 时，该区域在图像中显示为白色；当 X 射线管电压小于 70kV 时，该区域在图像中为黑色。

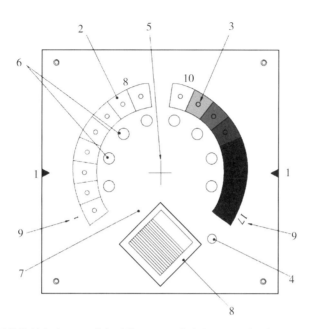

说明：1. X 射线管轴方向；2. 动态阶楔；3.16 个直径 4mm、深度 2.5mm PAMM 的低对比度孔；4. kV 检验区；5. 中心标记十字线；6.8 个直径 10mm 对比度细节物体组件；7. 无结构的中央区；8. 空间分辨率测试卡；9. 动态阶楔在影像上可显示的数字。

图 2-5　多功能测试卡[2-8]

（2）参数要求：

应符合 YY/T 0744—2018 附录 B 的要求。

（3）使用方法：

在空间分辨率、低对比度分辨率、动态范围中均使用到该设备，按照上述的空间分辨率测试方法进行测试，选择适当窗宽窗位来读取空间分辨率、低对比度分辨率、动态范围。

2. Piranha 型 X 射线综合测试仪

Piranha 型 X 射线综合测试仪，如图 2-6 所示，适用于 X 射线数字摄影系统、牙科 X 射线机、乳腺 X 射线机、透视 X 射线机、全景牙科 X 射线机、CT 机等设备的检测。主要用于检测剂量、剂量率、管电压、管电流、加载时间、电流时间积、半价层、总滤过等参数，一次曝光即可同时测量多个参数。有无线蓝牙和有线测量两种模式，同时还可以外接不同配件，例如非介入式钳流表、介入式管电流测试模块、亮度和照度探头以及袖珍隐形探头等进行各项测试。

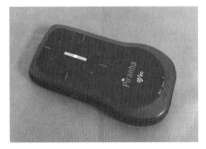
（a）主机

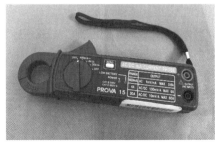
（b）钳流表

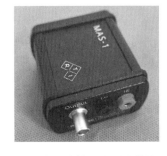
（c）介入式管电流测试模块

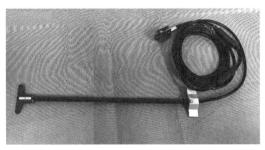
（d）袖珍隐形探头

图 2 - 6　Piranha 型 X 射线综合测试仪及测试探头

3. 剂量面积乘积仪

剂量面积乘积仪主要由主机、电离室（如图 2 - 7 所示）、电源和连接线组成。将电离室置于 X 射线束中，X 光子与电离室壁材料互相作用产生次级电子，次级电子会将电离室内的空气电离，电离电荷被收集后，进入电测量部分进行测量处理和显示。[2 - 11] 剂量面积乘积仪主要用于测试剂量或者剂量面积乘积。

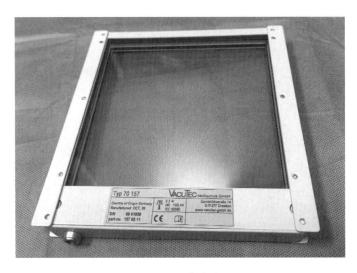

图 2 - 7　电离室

（五）技术案例分析

X射线管电流会影响X射线的量，即管电流值越高，产生的X射线剂量值越大。剂量过大或者过小都会导致不理想的图像效果，并且过大的不必要的剂量会给患者带来更大的辐射伤害。因此在临床使用中，为了保证优质的图像质量，减少不必要的辐射伤害，应根据不同的诊断体位选择不同档位的X射线管电流，并且确保X射线管电流的精度符合标准要求。

X射线管电流测试主要有非介入式和介入式两种。在实际应用中，移动式C形臂X射线机X射线发生装置大多使用一体化机头，即管组件和高压升压部分集成在一起，在这种情况下，由于没有高压电缆，非介入式测试方法并不适用。目前，介入式测试方法主要是通过介入式管电流测试模块直接串联接入一体化机头中的管电流电路中（部分厂商的介入式管电流测试模块需要严格区分正负极连接，否则无法正常读数），通过主机就可以直接读取X射线管电流、加载时间和电流时间积等参数。另外，也可以通过示波器间接测量X射线管电流，一体化机头或者其他高压发生器在电路板上会预留X射线管电流的反馈电路，通过示波器可以测试反馈电压，通过反馈比例即可以换算为管电流。使用该方法建议使用带有计算功能、高精度的示波器，以计算管电流平均值。

二、车载X射线机

（一）产品介绍

根据车载医用X射线诊断设备（车载X射线机）的预期用途，可分为五大类：X射线计算机体层摄影设备、乳腺摄影机、数字化摄影X射线机、遥控透视X射线机、透视摄影X射线机。[2-9]车载X射线机一般由高压发生器、X射线源组件、X射线成像装置和机械支撑装置等组成。其中X射线源组件包括X射线管组件、限束器；X射线管组件包括X射线管、X射线管管套。

常见名称举例：车载X射线机、车载X射线计算机体层摄影设备等。

（二）适用检验标准

（1）GB 9706.1—2007《医用电气设备　第1部分：安全通用要求》；

（2）GB 9706.3—2000《医用电气设备　第2部分：诊断X射线发生装置的高压发生器安全专用要求》；

（3）GB 9706.11—1997《医用电气设备　第二部分：医用诊断X射线源组件和X射线管组件安全专用要求》；

（4）GB 9706.12—1997《医用电气设备　第一部分：安全通用要求　三、并列标准　诊断X射线设备辐射防护通用要求》；

（5）GB 9706.14—1997《医用电气设备　第2部分：X射线设备附属设备安全专用要求》；

（6）GB 9706.15—2008《医用电气设备 第 1-1 部分：安全通用要求 并列标准：医用电气系统安全要求》；

（7）GB 9706.24—2005《医用电气设备 第 2-45 部分：乳腺 X 射线摄影设备及乳腺摄影立体定位装置安全专用要求》；

（8）GB/T 10149—1988《医用 X 射线设备术语和符号》；

（9）GB/T 19042.1—2003《医用成像部门的评价及例行试验 第 3-1 部分：X 射线摄影和透视系统用 X 射线设备成像性能验收试验》；

（10）GB/T 19042.5—2006《医用成像部门的评价及例行试验 第 3-5 部分：X 射线计算机体层摄影设备成像性能验收试验》；

（11）YY 0505—2012《医用电气设备 第 1-2 部分：安全通用要求 并列标准：电磁兼容 要求和试验》；

（12）YY/T 0106—2021《医用诊断 X 射线机通用技术条件》；

（13）YY/T 0310—2015《X 射线计算机体层摄影设备通用技术条件》；

（14）YY/T 0706—2017《乳腺 X 射线机专用技术条件》；

（15）YY/T 0741—2018《数字化摄影 X 射线机专用技术条件》；

（16）YY/T 0742—2021《胃肠 X 射线机专用技术条件》；

（17）YY/T 0745—2009《遥控透视 X 射线机专用技术条件》；

（18）YY/T 0746—2021《车载医用 X 射线诊断设备专用技术条件》。

（三）检验技术和方法

1. 性能指标

车载医用 X 射线诊断设备的性能指标基本要求检测方法是按照 YY/T 0310—2015、YY/T 0706—2017、YY/T 0741—2018、YY/T 0742—2021、YY/T 0745—2009 中规定的试验方法进行检测。其运载车辆空间要求、输入电源、安装稳定性、保护接地要求的检测方法是通过检查设备外部标记、检查设备结构和设计以及检查设备随机文件来进行验证。

2. 环境试验

应符合 YY/T 0291—2016 的要求。运输试验是在行车路面为二级公路，行车距离为 2 000km，行车速度为（60～80）km/h 的条件下进行的。试验完成后，需按照标准及制造商规定的检验项目对设备进行检测。

3. 电气安全

应符合 GB 9706.1—2007、GB 9706.3—2000、GB 9706.11—1997、GB 9706.12—1997、GB 9706.14—1997、GB 9706.15—2008、GB 9706.24—2005 的要求。

4. 电磁兼容性

应符合 YY 0505—2012 的要求。

（四）检验设备

根据运输车辆上的医用 X 射线诊断设备分类，选择符合各专用技术条件规定的检验设备。可参照 YY/T 0310—2015、YY/T 0706—2017、YY/T 0741—2018、YY/T 0742—2021、YY/T 0745—2009 等。

（五）技术案例分析

1. 安装稳定性

车载医用 X 射线诊断设备的安装稳定性有别于其他设备，因其在使用中需高频率、远距离运输，设备部件、元器件、插接件等应充分固定，不应因运输等产生松动。使用中可运动的部件在运输时应能锁定或配有足够强度的锁紧装置，保证在运输过程中充分固定。一般具有悬吊结构的支撑装置不宜应用在车载设备中。

2. 环境试验

车载医用 X 射线诊断设备通常属于在一般环境中使用设备，在使用中允许受到一般的振动与冲击，且在全使用寿命周期中需不断运输。为充分模拟使用中可能遇到的环境条件，车载医用 X 射线诊断设备一般有别于载具内设备的专用技术条件要求，应符合 YY/T 0291—2016 中 II 组的要求，振动试验和碰撞试验应在整机的运输状态下进行，运输试验需将设备正常安装在运载工具上并使各移动部件处于运输状态行进 2 000km。

三、乳腺 X 射线机

（一）产品介绍

乳腺 X 射线机，亦称为钼靶 X 射线机，主要用于女性乳腺组织摄影或数字化体层成像，也可用于非金属异物和其他软组织如血管瘤的摄影，它能够及时发现乳腺组织中的肿块及微小的钙化点，是检测早期临床无症状隐匿性乳腺癌的重要仪器。

乳腺 X 射线机带有活检穿刺立体定位或数字化体层成像功能时，管理类别为 III 类，否则管理类别为 II 类。

乳腺 X 射线机通常由机架、X 射线发生装置、乳腺压迫器、影像接收装置组成，可能带有活检穿刺立体定位装置，数字化产品还带有工作站和显示系统。一般采用钼或铑等材料制作 X 射线管靶面，使用较低的管电压形成低能量的 X 射线进行摄影。

常见名称举例：乳腺 X 射线机、数字化乳腺 X 射线机等。

（二）适用检验标准

（1）GB 9706.1—2007《医用电气设备　第 1 部分：安全通用要求》；

（2）GB 9706.11—1997《医用电气设备　第二部分：医用诊断 X 射线源组件和 X 射线管组件安全专用要求》；

（3）GB 9706.12—1997《医用电气设备　第一部分：安全通用要求　三、并列标准诊断 X 射线设备辐射防护通用要求》；

（4）GB 9706.14—1997《医用电气设备　第 2 部分：X 射线设备附属设备安全专用要求》；

（5）GB 9706.15—2008《医用电气设备　第 1－1 部分：安全通用要求　并列标准：医用电气系统安全要求》；

（6）GB 9706.24—2005《医用电气设备　第 2－45 部分：乳腺 X 射线摄影设备及乳腺摄影立体定位装置安全专用要求》；

（7）GB/T 10149—1988《医用 X 射线设备术语和符号》；

（8）GB/T 17006.9—2003《医用成像部门的评价及例行试验　第 2－10 部分：稳定性试验乳腺 X 射线摄影设备》；

（9）GB/T 19042.2—2005《医用成像部门的评价及例行试验　第 3－2 部分：乳腺摄影 X 射线设备成像性能验收试验》；

（10）YY 0505—2012《医用电气设备　第 1－2 部分：安全通用要求　并列标准：电磁兼容　要求和试验》；

（11）YY/T 0076—1992《金属制件的镀层分类技术条件》；

（12）YY/T 0106—2021《医用诊断 X 射线机通用技术条件》；

（13）YY/T 0291—2016《医用 X 射线设备环境要求及试验方法》；

（14）YY/T 0480—2004《诊断 X 射线成像设备通用及乳腺摄影防散射滤线栅的特性》；

（15）YY/T 0706—2017《乳腺 X 射线机专用技术条件》；

（16）YY/T 1541—2017《乳腺 X 射线机高压电缆组件及插座技术条件》。

（三）检验技术和方法

1. 性能指标

（1）X 射线管电压：

实际操作验证调节范围和调节方式是否满足要求，X 射线管电压值的偏差按 GB 9706.24—2005 条款 50.104.1 的规定进行，加载因素组合参考表 2－10：

表 2－10　X 射线管电压准确性测试加载因素组合及测试次数

X 射线管电压	电流时间积	测量次数
30kV	最低的	10
	中间的	10
	最高的	10

（续上表）

X射线管电压	电流时间积	测量次数
最低X射线管电压	最低的	10
	中间的	10
	最高的	10
最高X射线管电压	最低的	10
	中间的	10
	最高的	10

（2）X射线管电流：

实际操作验证调节范围和调节方式是否满足要求，X射线管电流值的偏差按GB 9706.24—2005条款50.104.2的规定进行，加载因素组合参考表2-11：

表2-11　X射线管电流准确性测试加载因素组合

X射线管电流	X射线管电压	辐照时间
最低指示值	最高指示值	最短指示值
最低指示值	最高指示值	接近0.1s
最高指示值	最高指示值	接近0.1s

（3）加载时间：

实际操作验证调节范围和调节方式是否满足要求，加载时间值的偏差按GB 9706.24—2005条款50.104.3的规定进行，加载因素组合参考表2-12：

表2-12　加载时间准确性测试加载因素组合

加载时间	X射线管电压	X射线管电流
最短指示值	最高指示值	任意指示值
最短指示值	最高电功率	

（4）电流时间积：

实际操作验证调节范围和调节方式是否满足要求，电流时间积值的偏差按 GB 9706.24—2005 条款 50.104.4 的规定进行，加载因素组合参考表 2-13：

表 2-13　电流时间积准确性测试加载因素组合

X 射线管电流	辐照时间	X 射线管电压
最小电流时间积指示值		最高指示值
最大电流时间积指示值		最低指示值

（5）自动照射量控制（AEC）系统：

实际操作验证设备是否具有自动照射量控制（AEC）系统，查阅随机文件验证随机文件是否有自动照射量控制功能的实现方法。

自动照射量控制的重复性：

将 40mm 厚的 PMMA 体模放置在患者支架上，体模边沿与患者支架胸壁侧对齐；压迫板压在体模上；设置临床常用的管电压和靶/滤过，进行 AEC 曝光；重复曝光 5 次，计算每次测量的电流时间积或剂量值与对应平均值的最大偏差。（注：自动曝光控制应提供在一个所有可能的组合，例如带滤线栅、不带滤线栅、放大摄影、非放大摄影和各种靶/滤过的组合下实现其功能；此外测量剂量的探头应避免影响 AEC 的传感器。）

分别将 20mm、40mm、60mm 厚的 PMMA 体模放置在患者支架上，体模边沿与患者支架胸壁侧对齐，压迫板压在体模上，进行 AEC 曝光，记录管电压、电流时间积和靶/滤过等曝光参数。将厚度为 0.20 ± 0.01mm（纯度不低于 99.9%，尺寸为 30mm × 30mm）的铝片放在 PMMA 体模上表面，使用前面同等的曝光参数进行手动曝光（如果不能完全一致，则选用最接近的曝光参数）。获取各厚度曝光未处理影像，分别测量图 2-8 所示的区域 2 内大小为 400mm^2 的兴趣区，其铝片影像的灰度值均值和标准差（m_{Al}，σ_{Al}）；以及区域 1 内大小为 400mm^2 的兴趣区，其背景影像的灰度值均值和标准差（m_{BG}，σ_{BG}），按照公式（2-5）计算 CNR 值。[2-6]

$$CNR = \frac{m_{BG} - m_{Al}}{\sqrt{\dfrac{\sigma_{BG}^2 + \sigma_{Al}^2}{2}}} \qquad (2-5)$$

式中：

m_{Al}——为区域 2 灰度值均值；

σ_{Al}——为区域 2 灰度值标准差；

m_{BG}——为区域 1 灰度值均值；

σ_{BG}——为区域 1 灰度值标准差。

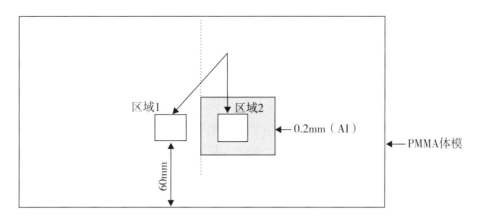

图2-8　*CNR*测量示意图[2-6]

（6）残影：

如图2-9所示，采用两次曝光的方法，第一次将40 mm厚PMMA体模放置于患者支架上，使其完全覆盖胸壁端到乳头端，但左右只遮盖一半，设置临床常用的曝光条件，手动曝光采集图像；第二次将40mm厚PMMA体模与探测器同向置于患者支架上，使其完全覆盖探测器，将0.1mm厚（纯度不低于99.9%，尺寸为60mm×60mm）铝板放置于PMMA体模中央位置，采用与第一次相同的摄影条件进行曝光采集图像，两次曝光间隔约1min。按公式（2-6）计算残影系数[2-6]：

$$残影系数 = \frac{AverageCounts(3) - AverageCounts（2）}{AverageCounts(1) - AverageCounts（2）} \tag{2-6}$$

式中：

AverageCounts（1）——兴趣区1内400mm^{2}大小的平均灰度值；

AverageCounts（2）——兴趣区2内400mm^{2}大小的平均灰度值；

AverageCounts（3）——兴趣区3内400mm^{2}大小的平均灰度值。

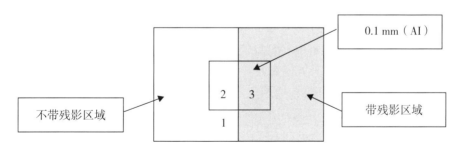

图2-9　残影区域示意图[2-6]

（7）防散射滤线栅：

查阅随机文件，实际操作观察。

乳腺X射线机设置有滤线栅摄影模式的乳腺头—尾位采集图像状态；安装可获得最大

施加力的压迫板和与之相适应的影像接收器；将 2mm 厚的铝板固定在 X 射线源组件与压迫板之间，并覆盖整个 X 射线野；采用 AEC 模式进行曝光并记录合适的电流时间积。将铝板去除，将具有足够覆盖影像接收器的 20mm 厚的 PMMA 体模放在患者支架中心位置上，体模边沿与患者支架胸壁侧对齐，用记录的同等 mAs 再一次辐照，成像不应有可见的栅影。分别在 ±90° 和 180° 位置下进行重复测量。

乳腺 X 射线机设置有滤线栅摄影模式的乳腺头—尾位采集图像状态；然后用体模（这个物体宜用厚度为 20 ~ 50mm 沙袋或软的橡皮块）。对应于最小的影像接收器的规格，体模的长宽为 100 ~ 120mm；对应于较大的影像接收器的规格，体模的长宽为 120 ~ 150mm，覆盖在患者支架上，对压迫装置施加最大的力，在此情况下运动动栅，采用 AEC 模式进行曝光，成像不能有可见的栅影、无异常噪声。分别在 ±90° 和 180° 位置以及不同的影像接收器模式下进行重复测量。

（8）空间分辨率：

将 45mm 厚的 PMMA 体模置于患者支架上，体模边沿与患者支架胸壁侧对齐；再将两个分辨力卡分别与 X 射线管组件呈水平和垂直方向放在体模上；按制造商给定参数进行曝光，如未给定，选取 AEC 进行曝光。数字式乳腺 X 射线机图像可通过对比度、亮度调节，达到最佳可视效果。

（9）低对比度分辨率：

可采用 CDMAM 低对比度试验卡，将低对比度分辨率测试卡置于探测器表面，按照制造商规定的加载因素，或用 25kV 的 X 射线管电压和适当的电流时间积进行曝光，曝光 16 次（在曝光过程中，略微移动体模，得到体模细节对探测器像素点位置略有变化的一组图像）。将 16 幅图像导入 CDMAM 配套测试软件并得到可见度临界值。

可采用乳腺成像体模，将低对比度分辨率测试卡置于探测器表面，X 射线野覆盖标称有效成像区域。按照制造商规定的加载因素，或用 25kV 的 X 射线管电压和适当的电流时间积进行曝光，适当调节影像至最佳，目测观察，确定分辨率值。

（10）乳腺平均腺体剂量：

将 40mm 厚的 PMMA 体模置于患者支架上，体模边沿与患者支架胸壁侧对齐；选用临床所用对 45mm 厚的人体乳房的 AEC 曝光条件下自动曝光，记录管电压、毫安秒和靶/滤过等曝光参数；移出 PMMA 体模，将剂量仪探测器置于患者支架胸壁侧向内 60mm 处 X 射线束轴上，探测器厚度有效点与体模表面（患者支架上方 40mm）的位置相同（无厚度有效点标记以探测器厚度中心为准）；选用相同的曝光参数进行手动曝光（如果手动曝光参数选择与 AEC 不能完全一致，则选用最接近的曝光参数），记录入射空气比释动能值；根据 YY/T 0706—2017 附录 C 中公式（C.1）换算成乳腺平均腺体剂量。用 20mm、70mm 厚的 PMMA 体模重复以上测量和计算。

注：根据体模成分，40mm 厚的 PMMA 相当于 45mm 厚的平均人体乳腺对于 X 射线的吸收。为了获取临床对 45mm 厚乳腺的 AEC 曝光条件，可将压迫板调至 45mm 处进行 AEC 曝光。此方法中压迫板和 PMMA 之间可能会产生空隙和零压迫力，如果系统要求必须在有压力情况下曝光，则可在 40mm 厚 PMMA 体模上垫 5mm 厚泡沫塑料（或其他不显著影

响X射线吸收的材料），并将压迫板压在泡沫塑料表面，使得压迫板高度保持在45mm并且造成压迫力，系统能够正常曝光。

（11）数字影像均匀性：

在测试之前，应对影像接收器进行校准。将40mm厚的PMMA体模放在患者支架上，体模覆盖整个支撑台，并且体模边沿与患者支架胸壁侧对齐。将限束器开口设置最大。选取临床常用X射线管电压，mAs和靶/滤过进行手动曝光，或者选用AEC进行自动曝光。获取上述曝光后的未处理影像，按照图2-10所示，在未处理影像的中央区位置和距边缘20mm四个位置分别选取约100mm² 大小的兴趣区，测量其平均灰度值。依据公式（2-7）计算图像中心兴趣区与图像四角兴趣区灰度值的偏差（D_e），最大偏差值应符合要求。[2-6]分别用20mm和70mm的PMMA体模重复上述试验。

$$D_e = \frac{V_{cen} - V_{cor}}{V_{cen}} \times 100\% \tag{2-7}$$

式中：

D_e——图像中心兴趣区与图像四角兴趣区灰度值的偏差；

V_{cen}——图像中心兴趣区的灰度值均值；

V_{cor}——图像四角兴趣区的灰度值均值。

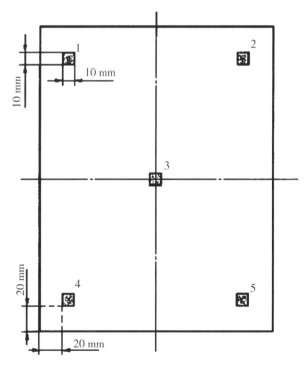

图2-10　数字影像均匀性测试区域示意图[2-6]

2. 环境试验

应符合 YY/T 0291—2016 的要求。检测项目至少应包括 X 射线管电压、X 射线管电流、加载时间、电流时间积的调节范围和调节方式、制动力（电气制动时）、软件功能。

3. 电气安全

应符合 GB 9706.1—2007、GB 9706.11—1997、GB 9706.12—1997、GB 9706.14—1997、GB 9706.15—2008、GB 9706.24—2005 的要求。

4. 电磁兼容性

应符合 YY 0505—2012 的要求。

（四）检验设备

1. CDMAM 低对比度试验卡

Artinis CDMAM 低对比度试验卡专门用于测试乳腺 X 射线摄影系统非常低的对比度和检测非常小的细节，即低对比度。CDMAM 被认为是世界黄金标准。

低对比度试验卡结构：0.5mm 铝（99.5%）基座，具有 16 排不同厚度（0.03～2.0μm）和 16 行不同直径（0.06～2.0mm）的纯金箔片（99.99%），表面覆盖 5.5mm 厚 PMMA。金箔片以 16 排和 16 行的矩阵形式排列。每排的金箔片直径是相同的，其厚度则以对数形式增加。

2. 乳腺成像体模

（1）乳腺 X 射线机性能检测体模 M12 型：

半圆型透明插件式乳腺体模：6mm 厚度的聚甲基丙烯酸甲酯（PMMA）板，含有水平和垂直的高分辨率线对（各 6 组），分别为 5、8、10、12、14、16（lp/mm）；低对比度物体：钻孔，5mm 的直径，深度为 0.10、0.15、0.20、0.25、0.30、0.35、0.40、0.50（mm）；增加辐射衰减量的区域：3.5mm PMMA + 2.5mm PTFE（聚四氟乙烯）的区域用于测量光学密度。20 mm 厚度的 PMMA 板、40 mm 厚度的 PMMA 块；两排钢珠（每排 5 个）：直径均为 2 mm，用于检查原发 X 线束（靠近胸壁侧信息的丢失），标记区域：用于放置剂量探测器和光学密度的测量。

（2）乳腺 X 射线机性能检测体模 011A 型：

外覆盖层模拟脂肪组织，里面的物体模拟微小钙化、乳房导管纤维钙化和腺体组织中的肿瘤团块，既用于屏/片乳腺摄影，也可应用于 CR/DR 数字乳腺 X 射线摄影；线对卡：20 Lp/mm；碳酸钙斑点（mm）：0.130、0.165、0.196、0.230、0.275、0.400、0.230、0.196、0.165、0.230、0.196、0.165；灰阶（1cm 厚度）：100% 的腺体、70% 的腺体、50% 的腺体、30% 的腺体、100% 的脂肪；尼仑纤维（直径 mm）：1.25、0.83、0.71、0.53、0.30；半球型组织块（75% 的腺体 / 25% 的脂肪，厚度 mm）：4.76、3.16、2.38、1.98、1.59、1.19、0.90；尺寸：12.3cm×18.5cm×4.5cm；重量：1.0kg。

3. Piranha 型 X 射线综合测试仪

见本节前文所述的移动式 C 形臂 X 射线机检验设备。

（五）技术案例分析

在对防散射的动态式滤线栅施加最大压迫力时，部件的强度、定位和布局会影响滤线栅的运动：

（1）如果位于运动式滤线栅和压迫板间的部件（如患者支撑装置或者其他支撑装置）强度不够，在施加最大压迫力时，部件产生过大形变可能会影响滤线栅的运动。因此，应在设计时考虑部件的强度、滤线栅与其他部件的预留距离等因素。

（2）如果施加最大压迫力时，力被传导至动态滤线栅的结构性部件上，也可能会造成动态滤线栅结构性部件产生形变，从而影响滤线栅的正常运动。因此，应在设计时考虑结构性部件的定位和布局。

四、口腔 X 射线机

（一）产品介绍

口腔（口内片）X 射线机是在医疗范围所用的 X 射线机中最小型的。其不仅容量小，而且结构简单、操作灵活，可用于投照口内 X 射线照片。口内片 X 射线机类型主要包括：

（1）常规 X 射线牙片机：①低频 X 射线牙片机；②高频 X 射线牙片机。

（2）小焦点 X 射线牙片机。

口腔 X 射线机基本有三种形式：可移动立式、壁挂式和在综合诊疗台上的镶带模式。其结构主要由 X 射线机头（X 射线球管、变压器）、支臂和控制部分组成。以上三种形式性能大致相同，可参照 X 射线室的具体条件选择合适的口腔 X 射线机。

常见名称举例：牙科 X 射线机、数字化牙科 X 射线机等。

（二）适用检验标准

（1）GB 9706.1—2007《医用电气设备　第 1 部分：安全通用要求》；

（2）GB 9706.3—2000《医用电气设备　第 2 部分：诊断 X 射线发生装置的高压发生器安全专用要求》；

（3）GB 9706.11—1997《医用电气设备　第二部分：医用诊断 X 射线源组件和 X 射线管组件安全专用要求》；

（4）GB 9706.12—1997《医用电气设备　第一部分：安全通用要求　三、并列标准诊断 X 射线设备辐射防护通用要求》；

（5）GB 9706.14—1997《医用电气设备　第 2 部分：X 射线设备附属设备安全专用要求》；

（6）GB 9706.15—2008《医用电气设备　第 1－1 部分：安全通用要求　并列标准：医用电气系统安全要求》；

（7）GB/T 19042.4—2005《医用成像部门的评价及例行试验　第 3－4 部分：牙科 X 射线设备成像性能验收试验》；

（8）YY 0505—2012《医用电气设备　第 1－2 部分：安全通用要求　并列标准：电磁兼容　要求和试验》；

（9）YY/T 0010—2020《口内成像牙科 X 射线机专用技术条件》；

（10）YY/T 0291—2016《医用 X 射线设备环境要求及试验方法》。

（三）检验技术和方法

1. 性能指标

（1）最大输出电功率：

以间歇方式工作的牙科机，按导致最大输出电功率的加载因素组合加载，观察有无异常现象。

（2）标称电功率：

以间歇方式工作的牙科机，按导致标称电功率的 X 射线管电压、X 射线管电流、加载时间的组合加载，观察有无异常现象。

（3）X 射线管电压：

按下列方法进行：

①实际操作，验证是否符合 YY/T 0010—2020 条款 5.3.1a）的要求；

②X 射线管电压值的偏差按 GB 9706.3—2000 条款 50.104.1 的规定进行。

（4）X 射线管电流：

按下列方法进行：

①实际操作，验证是否符合 YY/T 0010—2020 条款 5.3.2a）的要求；

②X 射线管电流值的偏差按 GB 9706.3—2000 条款 50.104.2 的规定进行。

（5）加载时间：

按下列方法进行：

①实际操作，验证是否符合 YY/T 0010—2020 条款 5.3.3a）的要求；

②加载时间值的偏差按 GB 9706.3—2000 条款 50.104.3a）的规定进行。

（6）电流时间积：

按下列方法进行：

①实际操作，验证是否符合 YY/T 0010—2020 条款 5.3.4a）的要求；

②电流时间积值的偏差按 GB 9706.3—2000 条款 50.104.4 的规定进行。

（7）防过载：

按下列方法进行：

调整牙科机各参量至使用说明书中规定的最大加载因素组合值，当再调节任一加载因素至相邻增加档时，加载因素条件不再增加或牙科机处于过载状态。对于 X 射线管电压连续调节的牙科机，防过载装置的动作电压值在高于使用说明书中规定的最高 X 射线管电压值时（但不能超过 5kV），应不能曝光和/或示警。

（8）随附文件：

检查制造商随机文件。

（9）手持式牙科机表面的泄漏辐射：

选取标称电功率，最长加载时间曝光，测量手持式牙科机可接触表面的空气比释动能，按照 1h 内允许加载总的电流时间积，计算泄露辐射应不超过 YY/T 0010—2020 条款 5.3.6.2 的要求。

（10）X 射线束的限制和校准：

按 GB/T 19042.4—2005 条款 5.5.2 的规定进行。

（11）焦点至皮肤距离：

按 GB/T 19042.4—2005 条款 5.6.2 的规定进行。

（12）线对分辨率：

置厚度为 6mm 的纯铝（纯度不低于 99.5%）衰减体模于射线束中心，使之覆盖整个照射野；采用 0.05mm 铅厚度空间分辨率测试卡，置于探测器上。调整 SID 为正常临床使用的距离，选择适当的加载因素进行曝光，如需要，调整窗宽窗位，记录空间分辨率值及相应加载因素组合。

（13）低对比度分辨率：

将低对比度分辨率测试卡（参见 YY/T 0010—2020 附录 A）置于探测器上，调整 SID 为正常临床使用的距离，选择适当的加载因素进行曝光，存储图像，通过软件分析图像质量指数（Image Quality Figure，IQF）或者图像质量指数倒数百分率（Image Quality Figure Inverse，IQF_{inv}）。

（14）影像均匀性：

置厚度为 6mm 的纯铝（纯度不低于 99.5%）衰减体模于射线束中心，使之覆盖整个照射野；调整 SID 为正常临床使用的距离，选择适当的加载因素进行曝光，存储图像。

在图像中心及各象限中心的位置上选取 5 个面积为 10% 长 × 10% 宽的采样区域，读取采样区域中像素的灰度值，并计算出每个采样区域内像素灰度值的平均值。

按公式（2-8）、（2-9）计算：

$$V_m = \frac{1}{5}\sum_{i=1}^{5} V_i \tag{2-8}$$

$$R = \sqrt{(V_i - V_m)^2} \tag{2-9}$$

式中：

V_m——5 个采样区域的灰度值均值；

V_i——每个采样区域的灰度值均值；

R——5 个采样区域的灰度值标准差。

（15）机架的机械性能：

实际操作时，转动角度范围用长度、角度量具测量，角度量具的最小分值应不大于 0.5°，纵向、横向、垂直方向运动范围用长度量具测量。

（16）X 射线管头转动性能：

实际操作时，用角度量具测量。

（17）跌落实验：

应从规定的高处以 3 个不同起始状态自由坠落到平放于硬质基础上 50mm 厚的硬木板上各 1 次。试验时，应不会导致意外的曝光，实验结束后，牙科机应能正常工作。

（18）噪声：

声级计探头距牙科机表面 1m，距地面 1.5m，用声级计"A"级计权网络进行测量，按最大噪声值计算。

（19）操作软件功能：

实际操作检查。

（20）成像时间：

置厚度为 6mm 的纯铝衰减体模于射线束中心，使之覆盖整个照射野，进行曝光，测试从曝光开始到屏幕上显示出能满足诊断要求的正常图像所需要的时间。

（21）外观：

目力检查。

2. 环境试验

应符合 YY/T 0291—2016 的要求。初始、中间或最后检测项目至少应包括 YY/T 0010—2020 条款 5.3.1a)、5.3.2a)、5.3.3a)、5.3.4a)、5.4.3、5.4.4 的内容。

3. 电气安全

应符合 GB 9706.1—2007、GB 9706.3—2000、GB 9706.11—1997、GB 9706.12—1997、GB 9706.14—1997、GB 9706.15—2008（若适用）的要求。

4. 电磁兼容性

应符合 YY 0505—2012 的要求。

（四）检验设备

主要有 X 射线机多功能质量检测仪、示波器、散漏射线巡测仪、光野射线野一致性测试工具、钢卷尺、声级计等。

（五）技术案例分析

影响低对比度分辨力检测结果的主要因素有：

（1）物理位置：将低对比度分辨率测试卡放置于被测样机的 X 射线照射野中心，并选取合适的照射野，测试卡与射线束轴垂直，尽量贴近影像接收器的接收面，调整 SID 为正常临床使用的距离。

（2）软件设置：设置的摄影参数为 60kV（无论是固定式还是可调节式的），电流时间积不做要求（建议选取临床常用的），通过调节窗宽、窗位获取最清晰的图像，通过软件分析获取低对比度分辨力。

五、X射线设备的电磁兼容检测

参照 GB 4824—2019 对台式或者落地式产品的试验布置要求，对 X 射线设备产品及其部件进行布置。在传导发射试验时，如果 X 射线设备由多个供电部件组成，除了测试电源端口之外，其他的供电部件应通过另外一个人工电源网络供电，以降低其他供电部件对测试电源端口测试结果的影响。X 射线设备进行传导发射试验的布置如图 2-11 所示。根据 GB 4824—2019 规定，对于诊断用 X 射线装置，在其间歇工作模式下，准峰值限值可在原有要求的基础上放宽 20dB。因此诊断用 X 射线装置、CT 设备在测试过程中曝光扫描模式的准峰值限值可以比运动模式和待机模式放宽 20dB。

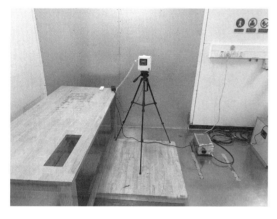
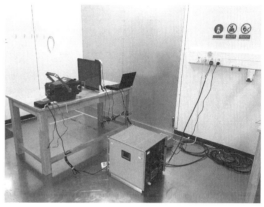

（a）落地式X射线设备　　　　　　　（b）多供电部件的X射线设备

图 2-11　X射线设备的传导发射试验布置（后附彩图）

在进行抗扰度试验之前，应明确测试设备的样品构成、测试模式设置、基本性能及相关符合性准则。成像类设备和系统设备的基本性能应包含但不止于：输出能量、输出时间/频率准确，定位准确，不产生非预期动作，能量监测装置正常工作、能准确报警/提示，图像性能完好，正常识别，不影响诊断。

X 射线设备的工作模式包括：①定位和曝光扫描成像的正常工作模式；②通电不工作的待机模式。抗扰度试验对这两种工作模式都需考虑。YY 0505—2012 条款 36. 202. 1 j) 符合性准则规定了不允许基本性能和安全有关性能降低的情况。其中有任务非预期运行的产生，包含非预期或非受控的动作。在定位完毕到扫描模式开始之间的间隙中，存在着患者在检查床的待机状态。此时发生非预期的动作对在检查床上的患者有重大安全隐患。因此，待机模式也是抗扰度试验需重点关注的模式。

由于 X 射线设备配置的部件和线缆通常比较多，在进行试验前应确认清楚测试模式是否尽可能涵盖所有部件，线缆是否都连接完整，还需确认部件和线缆的放置是否满足各项测试项目对试验布置的要求，应尽可能将线缆放置在 10cm 模板上而非直接与接地平板接触，以保证试验结果的有效性和复现性。

第五节 X 射线设备检验标准和技术的发展趋势

回顾历史，X 射线设备的发展主要由其核心部件技术的发展推动。现今，网络化、智能化成为 X 射线设备的主要特点。下面主要从 X 射线管、成像装置等硬件技术探索及设备的专科化和智能化等方面介绍 X 射线设备发展趋势，各种新型 X 射线设备的相关检验标准和技术也需紧随研究制定。

一、X 射线设备的射线源发展趋势

目前，X 射线的产生依然主要采用热阴极 X 射线球管结构，在真空环境中加热阴极使钨丝电子获得足够能量、克服表面势垒成为自由电子，电子经电场加速轰击阳极金属靶产生 X 射线。在该过程中，仅有约 1% 电子能量转化为 X 射线能量，绝大部分转化为热能。此种球管具有技术成熟、成本低等优势，但是存在以下几个缺陷：第一，热阴极 X 射线球管需额外加热电路，导致球管体积和重量较大，不利于仪器小型化。第二，需较长的调制时间，时间分辨率较低。第三，阴极产生的电子束方向性较差，电子聚焦比较困难，不利于高分辨成像。第四，工作前需预热，阴极正常工作时温度较高，容易使阴极电子源器件表面活性金属受热蒸发损坏，降低 X 射线球管使用寿命。此外，该类型球管功耗大，能量利用率低。[2-12]

不同于热阴极 X 射线球管，冷阴极 X 射线球管利用场致发射原理产生自由电子，通过外加强电场使阴极材料表面势垒宽度变窄，当该势垒缩窄至与电子的德布罗意波长相近时，电子隧道效应使大量电子突破阴极材料表面至真空中成为自由电子，该方式在常温下即可产生大量自由电子。场致电子发射作为一种高效可控的自由电子产生方式，具有时间延迟极小、功耗低等优点，为 X 射线的产生提供了新的思路。此外，近年来随着纳米材料技术飞速发展，基于纳米材料场致发射特性的电子源吸引了众多科研人员及公司的关注，冷阴极 X 射线球管代替热阴极 X 射线管为近期研究热点。[2-12][2-13]

冷阴极电子源作为 X 射线球管阴极于 1956 年由 W. P. Dyke 等人提出。[2-14]在研究早期，科研人员采用的冷阴极材料主要为钨、钼等高熔点金属尖锥，由于这些材料电子发射面积和发射电流均非常小，不能满足实际应用要求。[2-15]到 20 世纪末 21 世纪初，以碳纳米管为代表的纳米材料被发现，该材料优异的场发射特性给冷阴极电子源的研究提供了重大契机，极大地推动了冷阴极 X 射线管的研究进展。[2-16][2-17]2001 年，日本名古屋工业大学最先报道了基于碳纳米管的冷阴极 X 射线管。[2-16]2002 年，美国北卡罗来纳大学教堂山分校的 O. Zhou 小组利用电泳法在金属衬底上沉积得到单壁碳纳米管，并将其作为冷阴极 X 射线管的阴极电子源。[2-17]此外，2008 年，S. Ooki 等人利用掺杂了铝的 ZnO 晶须作为冷

阴极，证明了该 X 射线球管具有良好成像性能。[2-18]2010 年，Y. Alivov 等人报道了以 TiO₂
纳米管作为冷阴极的三极 X 射线管，证明了 TiO_2 纳米管具有良好的场发射稳定性，720 h
电流波动小于 6%。[2-19]2015 年，中山大学陈军教授团队利用热氧化法制备出了大面积
ZnO 纳米线阵列，冷阴极发射区域面积达（45×45）mm^2，在 20 kV 阳极电压下得到了约
25 μm 的高分辨率成像。[2-20]

当前关于冷阴极 X 射线源的研究主要集中在以下两方面：一是，探索不同材料的冷阴
极电子源在 X 射线球管中的应用，以及基于冷阴极电子源研究具有小型化、微焦斑、快速
响应等特点的高性能 X 射线球管；二是，对器件制作工艺进行改进（如器件封装、工作寿
命、可靠性和稳定性等）和研究新成像系统的应用等。目前，基于碳纳米管等一维纳米材
料的分立型冷阴极 X 射线球管已被广泛研究，且有相应产品问世，但此种分立式 X 射线
球管很难做到紧密的阵列排列。大面积 ZnO 冷阴极阵列 X 射线源或许可为医疗成像诊断
技术提供新的思路与解决方案。[2-12][2-20]

二、X 射线设备的探测器发展趋势

间接成像探测器包括非晶硅、氧化铟镓锌（IGZO）及互补金属氧化物半导体
（CMOS）。其由闪烁体、传感器、读出电路、外围控制电路组成，其中闪烁体与传感器为
核心部分，决定平板探测器的主要性能。目前，间接转换探测器为主流，占 90% 以上。

闪烁体材料有碘化铯（CsI）和硫氧化钆（GdOS），其成像原理基本一致，主要将 X
射线转换为可见光。与 GdOS 相比，CsI 晶体的 X 射线转换效率高 30%~40%，横向光扩
散小，具有更高空间分辨率，然而其生产工艺较复杂，成本较高。

非晶硅探测器具有面积大、工艺成熟、材料稳定、能谱响应好及成本低等优势，为目
前静态平板探测器和大尺寸动态探测器的主流选择。然而，其具有电子迁移率低，图像噪
声大、分辨率低等缺点，主要适用于低端平板探测器中。随着探测器向灵敏、低噪声、高
帧速方向发展，CMOS、IGZO 探测器占有率会提高。IGZO 电子迁移率为非晶硅的 20~50
倍，响应速度快、分辨率高，可应用于高速、大尺寸动态平板探测器上，如 DSA、动态
DR 等；CMOS 探测器具有比非晶硅和 IGZO 探测器更优的分辨率、高低剂量 DQE（detec-
tive quantum efficiency）、电子迁移率，然而由于其尺寸受限，适用于高帧速率、中小尺寸
动态平板探测器，如乳腺、牙科等。[2-21][2-22][2-23]

直接成像探测器包括以非晶硒为代表的能量积分型探测器及以碲化镉（CdTe）、碲锌
镉（CZT）、单晶硅（Si）为代表的光子计数探测器，基本结构包括传感器、读出电路、外
围控制电路。其中，传感器为核心部分。直接成像避免了间接成像中闪烁体引起的光分
散，可实现更高空间分辨率。目前，非晶硒探测器主要应用于高端乳腺机[2-24]；光子计数
探测器为公认的下一代 X 射线成像技术，其利用半导体材料，通过设置阈值，可将信号与
电子噪声区分开，实现真正零噪音，此外光子计数探测器可实现多色成像，提升物质分辨
能力。[2-25]

三、X射线设备的专科化和智能化发展趋势

对于常规X射线摄影，图像中的信号为射线穿过路径上衰减信息的叠加，为二维成像，目前广泛应用于乳腺、脊柱、四肢等部位疾病的诊断，然而具有病灶易受遮挡、病变检出率低等缺点。随着临床需求及技术进步，X射线设备朝着专科化及智能化方向发展。

在口腔成像方面，口腔X射线成像设备经历了牙片机、全景机和CBCT等阶段的发展。[2-26]牙片机可对1~3颗牙齿进行二维高清成像，广泛应用于牙体、牙髓和牙周疾病的诊断，但具有成像视野小、无法获得牙齿之外影像的缺点。全景机通过将X射线球管从一侧颞下颌关节扫描至另一侧颞下颌关节，绕人体头部约120°，可获得全部牙齿的二维图像，为牙齿正畸矫正、牙齿修复提供图像依据。然而，牙片机和全景机均为二维成像，对于牙体牙髓疾病，容易出现影像重叠，导致漏诊或误诊。口腔CBCT实现了二维到三维的跨越，不仅可以提供多平面2D图像组成的全部牙齿的3D影像，还能进行冠状位、矢状位和横断位等多平面观察，且可直观显示三维立体结构。相比于牙片机，其具有辐射剂量较高的缺陷，但是，可完全替代全景机功能。

在人体脊柱、关节成像方面，由于在站立和卧位时相应部位承受压力不同，形态也相应不同。CT因结构限制，难以在负重位下进行三维成像。新研制的锥形束断层扫描三维DR可在站立位进行多角度扫描，经重建获得患者三维图像，更好地对负重状态下的患者脊柱、关节等部位形态进行全面评估，与CT相比具有剂量低、扫描时间短等优势。

在乳腺成像方面，乳腺X射线摄影（Mammography，钼靶）为目前乳腺癌筛查的标准方法，可发现乳腺组织中细小钙化灶。然而，致密性乳腺因密度较高，导致在二维钼靶图像中很难检测出微小钙化灶。乳腺断层摄影（DBT）通过在有限角度内对乳腺进行多次曝光，不仅可产生二维数字化乳腺图像，而且可利用重建算法获得乳腺断层图像，更好区分乳腺组织与病灶结构。[2-21]

此外，X射线设备正朝着智能化方向发展。新研制的各种X射线设备通过人工智能、大数据分析、远程诊断等技术实现了对多种疾病的辅助诊断，各种新技术融合及应用使临床诊疗更智能、精准、高效。

综合上述X射线设备发展趋势而言，对于各类诊断X射线机，比如泌尿X射线机、乳腺X射线机、口腔X射线机、透视和摄影X射线机、移动式C形臂X射线机等，国内目前均已制定了相关行业标准，从设备性能、环境试验以及安全上做出了基本的要求。随着X射线管、成像装置等X射线设备核心部件的技术发展，图像算法的进一步优化和人工智能技术的应用，X射线设备将具有低剂量、小型化、远程化、智能化等特性，未来可能会制定更多的针对设备核心参数的评价方法标准，统一评价标准和验证方法。数据安全、设备的可靠性等也将成为评价设备性能和安全的重要指标。

参考文献

［2-1］韩丰谈．医学影像设备学［M］．北京：人民卫生出版社，2016.

［2-2］王晓庆．医用 X 射线机工程师手册［M］．北京：中国医药科技出版社，2009.

［2-3］杨绍鹏．医疗设备质量检测与校准［M］．北京：人民卫生出版社，2017.

［2-4］徐小萍．医用 X 射线机应用与维护［M］．北京：人民卫生出版社，2011.

［2-5］国家药品监督管理局．口内成像牙科 X 射线机专用技术条件：YY/T 0010—2020［S］．

［2-6］国家食品药品监督管理总局．乳腺 X 射线机专用技术条件：YY/T 0706—2017［S］．

［2-7］国家药品监督管理局．数字化摄影 X 射线机专用技术条件：YY/T 0741—2018［S］．

［2-8］国家食品药品监督管理总局．移动式 C 形臂 X 射线机专用技术条件：YY/T 0744—2018［S］．

［2-9］国家药品监督管理局．车载医用 X 射线诊断设备专用技术条件：YY/T 0746—2021［S］．

［2-10］国家质量技术监督局．医用电气设备　第 2 部分：诊断 X 射线发生装置的高压发生器安全专用要求：GB 9706.3—2000［S］．

［2-11］江苏省计量科学研究院．医用 X 射线诊断设备计量与检测技术［M］．北京：中国质检出版社，中国标准出版社，2015.

［2-12］丁振强．新型平板 X 射线源的射束特性模拟及成像体模研制［D］．广州：南方医科大学，2019.

［2-13］ZHOU SHENGHAN, et al. Ultrafast Field-Emission Electron Sources Based on Nanomaterials［J］. Advanced materials, 2019, 31（45）：1805845.

［2-14］W P DYKE, W W DOLAN. Field emission［C］//Advances in electronics and electron physics. New York：Academic Press, 1956.

［2-15］E E MARTIN, J K TROLAN, W P DYKE. Stable, high density field emission cold cathode［J］. Journal of applied physics, 1960, 31（5）：782-789.

［2-16］H SUGIE, et al. Carbon nanotubes as electron source in an X-ray tube［J］. Applied physics letters, 2001, 78（17）：2578-2580.

［2-17］ZHOU OTTO, et al. Materials science of carbon nanotubes：fabrication, integration, and properties of macroscopic structures of carbon nanotubes［J］. Accounts of chemical research, 2002, 35（12）：1045-1053.

［2-18］SATOSHI OOKI, et al. X-ray source with cold emitter fabricated using ZnO conductive whiskers［J］. Japanese journal of applied physics, 2008, 47（9R）：7303.

［2－19］YAHYA ALIVOV，MICHAEL KLOPFER，SABEE MOLLOI. TiO$_2$ nanotubes as a cold cathode for X-ray generation ［J］. Applied physics letters，2010，96（24）：243502.

［2－20］CHEN DAOKUN，et al. Transmission type flat-panel X-ray source using ZnO nanowire field emitters ［J］. Applied physics letters，2015，107（24）：243105.

［2－21］JERROLD T BUSHBERG，et al. The essential physics of medical imaging ［M］. Philadelphia：Lippincott Williams & Wilkins，2011.

［2－22］侯玉欣，陈明，杨春雷. X 射线探测器的研究现状与展望 ［J］. 物理，2021，50（8）：526－533.

［2－23］苗青，王高，李仰军. X 射线成像探测器发展进展 ［J］. 传感器世界，2015，21（10）：7－12.

［2－24］陈霞. 医用非晶硒 X 射线探测器的发展趋势 ［J］. 中国电子商务，2013（22）：77－78，80.

［2－25］郝佳，张丽，陈志强，等. 彩色 X 射线成像技术新进展 ［J］. 中国体视学与图像分析，2011，16（2）：203－208.

［2－26］张庆. X 射线成像技术在口腔临床中的应用 ［J］. 中国医疗设备，2019，34（11）：161－164.

第三章

CT 设备检验标准和技术

第一节　CT 设备概述

一、CT 设备的发展历史

电子计算机 X 射线断层扫描技术（Computed Tomography，CT）不仅是医学发展史上最伟大、最重要的成就之一，同时也是医学影像领域中仅次于伦琴发现 X 射线的重大发明。医用 CT 设备简要发展历史如下[3-1][3-2][3-3][3-4]：

1967 年，英国 G. N. Housefield 在 EMI 实验中心提出了仅需要从单一平面获取投射读数的方法，这种断层方法被视为 CT 的基础；并在 1973 年末发明了全世界第 1 台商用 CT 设备，为头部 CT 机。

1974 年，美国 George Town 医学中心工程师 Ledley 成功设计和制作了全身 CT。

1983 年，美国 D. Boyd 发明了电子束 CT（第五代 CT）。

1989 年，出现了滑环技术以及首台螺旋 CT。

1998—2007 年，相继出现了 4～256 层的多层螺旋 CT。

2005 年，研制出了双源 CT。

2006 年，开启了 CT 能量成像研究序幕，随后诞生了能谱 CT。

2016 年，全球首台基于双层探测器的光谱 CT 诞生，实现了彩色光谱成像。

2021 年至今，随着新探测器技术不断进步，光子计数 CT 开始走向临床应用，CT 设备融合人工智能、临床大数据分析、多态融合技术、云诊断等新技术进一步发展。

二、CT 设备的国外发展现状

时至今日，国外大部分厂商均认为，关于 CT 设备的研发技术已趋于成熟，如何保证图像质量是现在各大厂商所面临的共同问题。他们迫切希望 CT 设备既能满足临床诊断需求，又能简化结构、降低成本和便于维修。为此，某些厂商已经在设备上取消了主计算机、阵列计算机、磁盘机和其他一些控制机柜，取而代之的是以微型器件分散在控制台、机架和床内，使设备达到最简易化的程度。与此同时，也有些厂商为体现自身技术水平，开发了具有特色的高级型 CT 设备，例如西门子公司的 CR 和东芝公司的 900s。西门子公司的 CR 采用了相对独特的高频发生器，极大地缩小了高压发生器的体积；而东芝公司则采用最新的扫描方式，具有超高速扫描和高空间分辨率。今后 CT 设备的发展方向是扫描速度更高速、结构更简易，以及 X 射线管容量更大和计算机更微型化。

三、CT 设备的国内发展现状

当今，我国的 CT 设备市场是相对集中的，这种高度集中意味着竞争需要更高的技术水平、更有效的管理和更强大的生产能力。我国的 CT 设备制造商与其他国家的制造商之间仍有一定差距。高端产品的核心技术通常掌握在外国厂商手中，这导致我国的 CT 设备市场对外国品牌严重依赖，特别是在高端领域。

虽然目前国内 CT 设备制造商的生产能力和技术水平还处于起步阶段，但随着政府对国产 CT 设备自主研发的支持和资金投入，可以预见，在未来 5 至 10 年内，CT 设备的市场结构将发生一定变化，国产 CT 设备的市场份额将有所提升。

由于没有替代 CT 设备的技术，CT 设备市场仍然属于"卖方市场"，CT 设备的市场价格主要由制造商之间的竞争决定。虽然随着 CT 设备配置的饱和，客户的议价能力会增强，但由于生产的限制，机器的整体成本很难大幅降低，这导致 CT 设备市场的竞争越来越激烈。预计未来我国 CT 设备市场的竞争主要取决于技术和产品性能，技术含量越高，产品性能越好，市场竞争力越强。

第二节　CT 设备的基本原理、结构和应用

一、CT 设备的定义和分类

在 1980 年前，人们将 CT 设备简单解释为：通过对某一个单层面成像而形成的 X 射线摄影技术的机器。通俗来说，CT 设备是指由投影重建图像的设备。[3-1] 1980 年 Herman 对"由投影重建图像"给出一个具体的解释：是指由已知一定位置的线积分（投影）来重建某类物理特性的二维分布。

目前市面上的 CT 设备种类不多，基本可以按照临床应用、结构特点（扫描方式）、探测源、具体使用场景等分类，具体如下：

（1）按临床应用不同进行分类：主要用于扫描头部以及口腔等小体积部位的头部 X 射线计算机体层摄影设备，应用于全身（躯干）扫描的 X 射线计算机体层摄影设备。

（2）按结构特点（扫描方式）不同进行分类：第一代、第二代 CT 设备（平移＋旋转扫描方式），第三代 CT 设备（旋转＋旋转扫描方式），第四代 CT 设备（静止＋旋转扫描方式），第五代 CT 设备（静止＋静止扫描方式），螺旋 CT 设备（利用滑环技术的旋转＋旋转扫描方式）。

（3）按探测源不同进行分类：第一代至第五代 CT 设备、螺旋 CT 设备、多层面螺旋

CT 设备（单个放射源），双源 CT 设备（两个放射源）。

（4）按具体使用场景不同进行分类：普通 CT 设备、显微 CT 设备、单光子发射 CT 设备（SPECT）、正电子发射 CT 设备（PET-CT）、螺旋式断层治疗机（放射治疗）。

在本节，主要介绍第一代至第五代 CT 设备。

二、CT 设备的基本原理和结构

CT 设备的工作原理：电子枪发射电子束，经聚焦线圈聚焦和偏转线圈控制后，电子束转向并投射于机架内的四排钨靶环上，产生旋转的 X 射线源，透过人体组织后被双列探测器阵列收集到扫描数据。

第一代 CT 设备多为头部专用机，采用的扫描方式为平移 + 旋转；第二代 CT 设备在第一代的基础上改变了扫描形状，增加了探测器数目，采用的扫描方式也是平移 + 旋转；第三代 CT 设备不仅比第二代多了不少探测器，采用的扫描方式也变为旋转 + 旋转；第四代 CT 设备采用的扫描方式为旋转 + 静止，相较于第三代无明显优势，现在基本没有厂商生产了。（如图 3 – 1 所示）

第五代 CT 设备与前四代有着本质区别。第五代 CT 设备由一个特殊的大型特质扫描电子束 X 射线管和静止排列的探测器环组成。它的 X 线束为倒置锥形，扇角呈 30°至 45°；探测器数目在 864 个以上，扫描时间为 0.03s 至 0.1s。（如图 3 – 2 所示）

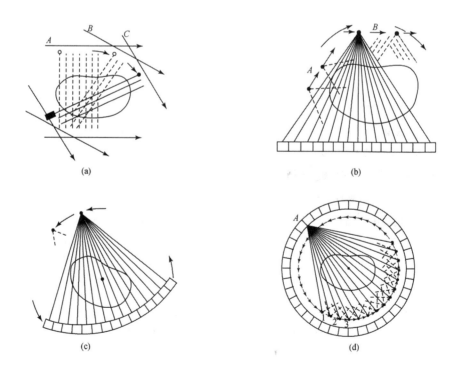

(a)

(b)

(c)

(d)

图 3 – 1　第一代至第四代 CT 设备扫描方式[3 – 1]

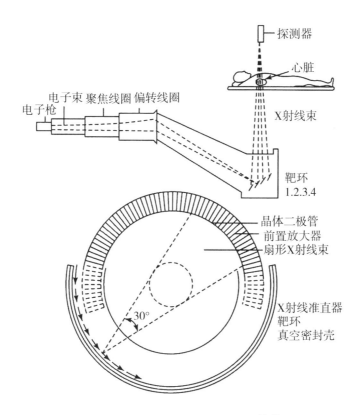

图 3 - 2　第五代 CT 设备结构原理图[3-1]

三、CT 设备的技术应用

第五代 CT 设备结合了电子束 CT 设备和多层 CT 设备的优点，没有因 X 射线球管的机械旋转而产生速度限制，扫描速度比多层 CT 设备快得多，极大地缩短成像时间，完成每周仅需 50 毫秒。第五代 CT 设备的超快速扫描可以完全避免心跳和血流的影响，因此主要用于心血管疾病的临床应用，是心血管疾病动态成像临床应用的最佳工具。[3-5]

第三节　CT 设备的检验标准

一、CT 设备的国际标准化组织

医用 CT 设备与医用 X 射线设备的国际标准化技术归口组织相同。（详见第二章）

医用 CT 设备的相关现行国际标准主要有：

（1）IEC 60601 - 1 - 3：2021 Medical electrical equipment—Part 1 - 3：General requirements for basic safety and essential performance—Collateral Standard：Radiation protection in diagnostic X-ray equipment；

（2）IEC 60601 - 2 - 28：2017 Medical electrical equipment—Part 2 - 28：Particular requirements for the basic safety and essential performance of X-ray tube assemblies for medical diagnosis；

（3）IEC 60601 - 2 - 44：2016 Medical electrical equipment—Part 2 - 44：Particular requirements for the basic safety and essential performance of X-ray equipment for computed tomography；

（4）IEC 61223 - 3 - 5：2019 Evaluation and routine testing in medical imaging departments—Part 3 - 5：Acceptance and constancy test—Imaging performance of computed tomography X-ray equipment；

（5）IEC 62985：2019 Methods for calculating size specific dose estimates for computed tomography。

二、CT 设备的国内标准化组织

医用 CT 设备与医用 X 射线设备的国内标准化技术归口组织相同。（详见第二章）

医用 CT 设备的相关现行国内标准主要有：

（1）GB 9706.11—1997《医用电气设备 第二部分：医用诊断 X 射线源组件和 X 射线管组件安全专用要求》（注：新版 GB 9706.228—2020《医用电气设备 第 2 - 28 部分：医用诊断 X 射线管组件的基本安全和基本性能专用要求》已于 2020 年 12 月 24 日发布，将于 2023 年 5 月 1 日实施）；

（2）GB 9706.12—1997《医用电气设备 第一部分：安全通用要求 三. 并列标准 诊断 X 射线设备辐射防护通用要求》（注：新版 GB 9706.103—2020《医用电气设备 第 1 - 3 部分：基本安全和基本性能的通用要求 并列标准：诊断 X 射线设备的辐射防护》已于 2020 年 12 月 24 日发布，将于 2023 年 5 月 1 日实施）；

（3）GB 9706.18—2006《医用电气设备 第 2 部分：X 射线计算机体层摄影设备安全专用要求》（注：新版 GB 9706.244—2020《医用电气设备 第 2 - 44 部分：X 射线计算机体层摄影设备的基本安全和基本性能专用要求》已于 2020 年 12 月 24 日发布，将于 2023 年 5 月 1 日实施）；

（4）YY/T 0310—2015《X 射线计算机体层摄影设备通用技术条件》；

（5）YY/T 0935—2014《CT 造影注射装置专用技术条件》；

（6）YY/T 1417—2016《64 层螺旋 X 射线计算机体层摄影设备技术条件》；

（7）YY/T 1625—2018《移动式 X 射线计算机体层摄影设备专用技术条件》。

三、CT 设备的检验标准及条款解读

选取了部分较重要且典型的 CT 设备检验标准：

（1）YY/T 0310—2015《X 射线计算机体层摄影设备通用技术条件》；

（2）YY/T 0935—2014《CT 造影注射装置专用技术条件》；

（3）YY/T 1625—2018《移动式 X 射线计算机体层摄影设备专用技术条件》。

对以上 3 份 CT 设备检验标准的条款解读如下：

（一）YY/T 0310—2015《X 射线计算机体层摄影设备通用技术条件》[3-6]

1. 标准条款解读

🔔条款

3　术语和定义

GB/T 10149、GB 9706. 18、GB/T 19042. 5—2006 和 YY 0637 界定的术语和定义适用于本文件。

📣条款解读

术语和定义可参考 GB/T 10149、GB 9706. 18、GB/T 19042. 5—2006 和 YY 0637。主要包含如下：

（1）X 射线计算机体层摄影设备（CT 扫描装置）：

对不同角度的 X 射线透射传输数据进行计算机重建，生成人体的横截面图像，从而用于医学诊断的 X 射线系统。

二次图像处理不包括在本标准范围内。[3-7]

CT 扫描装置主要由以下部分组成：扫描架、X 射线发生装置、探测器、患者支撑装置、控制台和计算机图像处理系统等。

（2）CT 运行条件：

所有主导 CT 扫描装置运行的可选参数，包括例如标称体层切片厚度、CT 螺距系数、滤过、峰值 X 射线管电压及 X 射线管电流和加载时间或电流时间积。

（3）CT 值：

用来反映计算机体层摄影图像中每个元素区域代表的 X 射线衰减的平均数值。

CT 值通常用单位 HU 表示，由公式（3-1）计算而得。

$$物质 CT 值 = \frac{\mu_{物质} - \mu_{水}}{\mu_{水}} \times 1\,000 \qquad (3-1)$$

式中，μ 为线性衰减系数。水的 CT 值为 0，空气的 CT 值为 -1 000。[3-8]

平均 CT 值就是指在某一个确定的感兴趣区域内所有像素的 CT 值的平均值。

（4）感兴趣区域（ROI）：

某一时刻在图像上划出的特别感兴趣的图像的局部部分。

（5）噪声：

均匀物质的图像中某一确定区域内 CT 值偏离平均值的程度。

噪声大小用感兴趣区域内均匀物质的 CT 值的标准偏差表示。

（6）均匀性：

整个扫描野均匀物质图像的 CT 值的一致性。

（7）空间分辨率：

当物体和背景衰减值的差远大于噪声时，计算机体层摄影设备在显示图像中能分辨出不同物体的能力。

空间分辨率又称为高对比度分辨率。

通常用每厘米内的线对数（LP/cm）或者可辨别物体的最小直径（mm）来表示。

（8）低对比度分辨率：

一个有规定形状和大小的物体可以从均匀的背景中分辨出来的最低对比度细节。

低对比度分辨率又称为密度分辨率。

通常用百分数来表示，见公式（3-2）：

$$低对比度 = \frac{CT_{目标} - CT_{背景}}{1\,000} \times 100\% \qquad (3-2)$$

（9）体层切片：

在单次轴向扫描中采集到 X 射线辐射传输数据覆盖过的体积。

在沿轴有多排探测器的 CT 扫描装置中，它是指单排采集通道（被选中的器件组）采集到数据覆盖过的体积，并不是指受辐照的总体积。

（10）体层切片厚度：

在体层切片等中心处所获得的灵敏度分布的最大半峰值全宽。

标称体层切片厚度是指在 CT 扫描装置的控制台上选择和指示的体层切片厚度。

（11）体层平面：

垂直于旋转轴的几何平面，如图 3-3 所示。

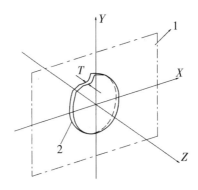

说明：1. 体层平面；2. 体模；T. 标称体层切片厚度。

图 3-3　直角坐标系[3-7]

（12）灵敏度分布：

以体层平面垂直线的位置函数表示的计算机体层摄影系统的相对响应值。

（13）半峰值全宽（FWHM）：

在曲线上具有曲线最大值一半的值处，平行于横坐标的两点之间的间隔。

🔔条款

5.2.1 图像噪声

应不大于 0.35%（中心剂量不大于 40mGy）。

📣条款解读

均匀物质的 CT 图像上每个像素点的 CT 值在其平均值的上下浮动，这就是噪声，主要包括量子噪声、电气系统噪声和重建算法引起的噪声，在图像上表现为雪花状斑点、不规则颗粒或网状纹路，是影响图像质量的主要因素之一。[3-9]

扫描均匀介质是确定系统扫描重建图像噪声情况最为简便的办法，水模是最佳均匀介质模体。应至少在制造商提供的典型成人头部扫描条件下试验。

🔔条款

5.2.2 CT 值的均匀性

水的 CT 值的均匀性不超过 ±4HU。

📣条款解读

对于均匀物质，其 CT 图像由中心到边缘的 CT 值是变化的，这就是均匀性。噪声与均匀性相互关联，改变扫描条件如层厚、剂量等，必然影响这两个指标。

扫描均匀介质是确定系统扫描重建图像 CT 值均匀性最为简便的办法，水模是最佳均匀介质模体。应至少在制造商提供的典型成人头部扫描条件下试验，在测量图像噪声获得的图像上直接测量计算即可。

🔔条款

5.2.3 CT 值的准确性

空气：−1 000HU ±10HU；水：0HU ±4HU。

📣条款解读

制造商应至少给出空气、水的 CT 值准确性。应至少在制造商提供的典型成人头部扫描条件下试验，在测量图像噪声获得的图像上直接测量即可。

🔔条款

5.2.4 空间分辨率（高对比度分辨率）

应选择在典型的头部和体部的 CT 运行条件，以及获得最高空间分辨率的 CT 运行条件。

产品标准应规定空间分辨率的要求和试验方法。

📣条款解读

在本标准中，未强制规定空间分辨率的要求和试验方法，制造商必须对此做出规定，应分别规定典型扫描条件以及获得最高空间分辨率的 CT 运行条件下的空间分辨率，建议对 X—Y 平面和 Z 轴方向、调制传递函数等于 10% 和 50% 时的空间分辨率都进行规定。应分别在制造商提供的典型头部扫描条件、典型体部扫描条件，以及获得最高空间分辨率的 CT 运行条件下试验。

本标准给出的推荐试验方法是目测法，此种方法需要使用到空间分辨率体模。常见的空间分辨率体模有两种类型：一种是平行排列的铝片；另一种是空气孔，以能够分辨出最小的分离元素（孔、线条）的间隔为准。

空间分辨率通常用每厘米内的线对数（LP/cm）或者可辨别物体的最小直径（mm）来表示。线对数越多，可辨别直径越小，表明空间分辨率越高。两种表示方法可以互换：若可分辨出线对为每厘米 n 个（LP/cm），则可换算成可分辨物体最小直径为 $5/n$（mm）。

除了目测法外，测试调制传递函数（MTF）也是空间分辨率的常见试验方法，具体试验方法详见本章第四节。

🔔 条款

5.2.5 低对比度分辨率

应选择典型的头部和体部的 CT 运行条件。

产品标准应规定低对比度分辨率的要求和试验方法。

📖 条款解读

低对比度分辨率是 CT 成像系统的重要指标之一，该指标能反映出人体组织结构的细微变化。

在本标准中，未强制规定低对比度分辨率的要求和试验方法，制造商必须对此做出规定。应分别在制造商提供的典型头部扫描条件和典型体部扫描条件下试验。

影响低对比度分辨率的主要因素是噪声和信噪比，而要降低噪声和信噪比就需要提高探测器的效率及 X 射线的剂量，因此低对比度分辨率恰当的声明方式为：中心剂量，低对比度分辨率，可观测的最小孔径。

🔔 条款

5.2.7 伪影

CT 图像中不应有伪影。

📖 条款解读

该指标也使用水模进行测试。应分别在制造商提供的典型头部扫描条件和典型体部扫描条件下试验。

🔔 条款

5.2.8 切片厚度

产品标准应规定切片厚度的标称值。切片厚度的实测值与标称值的偏差应不超过下面列出的值：

——对大于 2mm 的切片厚度：±1.0mm；

——对 1mm～2mm 的切片厚度：±50%；

——对小于 1mm 的切片厚度：±0.5mm。

📢 条款解读

应分别在制造商提供的典型头部扫描条件和典型体部扫描条件下试验。本标准只给出了轴向扫描的推荐试验方法，制造商应在产品标准中规定螺旋扫描方式的切片厚度的试验方法，可参考本章第四节描述进行。

🔔 条款

5.3 扫描架

扫描架应具有下述功能并满足规定的要求：

a）具有倾斜功能的 CT 扫描装置，其扫描架应对前后倾斜的角度给出指示，倾斜角度的偏差应不超过 ±2°；

b）至少应有矢状面、横断面的定位指示灯，在最窄的标称体层切片厚度时，光野的中心和体层切片的中心的一致性应在 2mm 之内；

c）至少应具备正位和侧位两种定位扫描功能；

d）旋转速度应分档设定，产品标准中应规定旋转速度的分档值，各档偏差应不超过 ±5%。如果旋转速度快于 0.3s/360°，偏差由产品标准规定。

📢 条款解读

本标准给出的定位灯精度的推荐试验方法为胶片检测法，除此之外常用的检测方法还有模体检测法。利用轴向扫描切片厚度体模进行测试，将体模置于扫描视野范围内，并使体模轴线与扫描架旋转轴线重合，确保定位灯对准体模上标记的中心点。采用典型头部扫描条件进行轴向扫描，获得定位光标记层的图像，测量斜面影像中心到模块图像中心的距离，然后将此距离乘以斜面到扫描平面倾斜角的正切值（即斜率），即为 Z 轴方向定位灯的误差值。

🔔 条款

5.4 患者支架

患者支架应具有下述功能并满足规定的要求：

a）具备高度调节功能的患者支架，其高度调节的范围至少为扫描架开口直径的一半；

b）患者支架中床面水平移动范围应不小于 1 000mm；

c）患者支架的定位应满足 GB/T 19042.5—2006 中 5.1 的要求。

📢 条款解读

GB/T 19042.5—2006 中 5.1：患者支架纵向的定位偏差应不超过 ±1mm；患者支架的回差应不超过 ±1mm；CT 运行条件下患者支架的步进移动也应满足纵向定位和回差的要求。

制造商应声明患者支架的最大安全载荷，试验应在等效载荷的负载下进行。

🔔 条款

5.5.1 X 射线管电压

应具有 X 射线管电压的预置功能，产品标准中应规定 X 射线管电压的预置值，管电压的偏差应不超过 ±10%。

📣 条款解读

X 射线管电压用峰值电压（kV_p）表示。测试方法包括介入式和非介入式。介入式法是测量管电压最直接的方法，且精度高，但需要拆开机器，利用分压器接在球管和高压电路之间。非介入式法精度稍低于介入式法，但其不需拆机和改变电路连接，测量方便。应确保探测器水平放置在 X 射线光野中心，射线束轴与探测器所在平面垂直，探测器中心与光野中心重合。

🔔 条款

5.5.2 X 射线管电流

X 射线管电流应分档设定，产品标准中应规定 X 射线管电流的分档值，各档的偏差应不超过 ±20%。

📣 条款解读

X 射线管电流用毫安平均值表示。测试方法同样包括介入式和非介入式。介入式法是将电流表串入 X 射线管高压电路中，测量直接、准确，但需要拆开机器和电路。非介入式法是将钳形电流表夹住靠近球管阳极端的高压电缆进行测量，精度较低，且不适合测量小毫安值及短曝光时间下的 X 射线管电流。

🔔 条款

5.5.3 曝光时间

轴向扫描曝光时间应分档设定，产品标准中应规定曝光时间的分档值。除非另有规定，轴向扫描、螺旋扫描曝光时间偏差应不超过 ±10%。

📣 条款解读

测量 X 射线管电压、X 射线管电流时，可同时测量曝光时间。

🔔 条款

5.7 CT 扫描装置提供用于放射治疗计划（RTP）图像时的要求

📣 条款解读

该条款包括：患者支架表面的定位、患者支架表面、诊断床垂度（患者支架的刚度）、用于患者定位的集成定位灯、产生 RTP 图像的典型扫描模式、HU 值转换、图像数据的几何精度等要求。

当制造商声明 CT 扫描装置提供图像可用于放射治疗计划时，应满足该条款的要求。本条款是 YY/T 0310—2015 新增内容。

2. 标准实施过程中的常见问题及解决对策

该标准作为 X 射线计算机体层摄影设备的通用技术条件标准，仅给出最低的要求和最基本的指导。制造商在研发、设计、生产和检验 X 射线计算机体层摄影设备过程中，不仅需参考该标准，还需根据产品的原理、分类、用途，参考其他相关行业标准及安全通标、安全专标等。而且，应根据产品自身的技术性能指标情况，参考本标准及其他相关标准来制定产品技术要求。

（二）YY/T 0935—2014《CT 造影注射装置专用技术条件》[3-10]

1. 标准条款解读

🔔 条款

1　范围

本标准规定了 CT（X 射线计算机体层摄影）造影注射装置（以下简称：注射装置）术语和定义、分类和组成、要求和试验方法。

本标准适用于注射装置。本标准不涉及注射装置专用的一次性针筒等附件。

📖 条款解读

该标准仅适用于 CT 造影注射装置，用于 CT 血管造影时造影剂及普通冲洗液的注入。不适用于 DSA（血管造影）高压注射装置以及 MRI（核磁共振）造影注射装置。

🔔 条款

5.2　注射速率

注射速率的设置范围应不小于 0.1mL/s ~ 8.0 mL/s，测量注射速率 R 与设定值 A 的误差应满足：$-(0.05A + 0.1) \leq R - A \leq 0.05A + 0.1$。

📖 条款解读

注射装置应有注射速率的调节范围，且调节范围应至少满足不小于 0.1 ~ 8.0 mL/s，可适用于不同身体状况的患者。注射速率过快或过慢，可能会导致身体出现不适或效率低下。因此，规定了实际的注射速率与设定值的误差应满足：$-(0.05A + 0.1) \leq R - A \leq 0.05A + 0.1$。

🔔 条款

5.3　注射剂量

注射剂量的设置范围应不小于 1.0mL ~ 100mL，测量注射剂量 R 与设定值 A 的误差应满足：$-(0.05A + 1) \leq R - A \leq 0.05A + 1$。

📖 条款解读

注射剂量的设置是由临床医生根据诊断需求，如结合临床症状、检查部位、检查病的种类等因素来确定。但由于病人的个体情况存在差异，特别需考虑病人的身体状况，因此应根据病人的体重设定注射总剂量。注射剂量的设置范围应至少满足 1.0mL ~ 100mL，测量注射剂量 R 与设定值 A 的误差应满足：$-(0.05A + 1) \leq R - A \leq 0.05A + 1$。

🔔 条款

5.4 吸药速率

如适用，产品标准中应规定注射装置的吸药速率。

📢 条款解读

在适用的情况下，制造商应规定单位时间内注射装置吸入造影剂的剂量。

🔔 条款

5.5 最大注射压力

使用针筒的注射装置所能达到的最大注射压力应不小于1.72MPa（250psi）。

📢 条款解读

在使用针筒的注射装置注射时压力能够达到的最大值，且最大值应不小于1.72MPa（250psi）。

🔔 条款

5.6 压力限制

注射装置应能设置注射时的压力限制，其偏差应不超过±20%。

📢 条款解读

当注射造影剂时，注射装置必须能够提供足够大的推力以推动针筒的活塞前行，所需推力大小主要与注射速率、造影剂浓度和温度、外接延长管长度和导管管径大小等有关。设定"压力限制"是设置注射装置所能提供的最大推力，当实际最大压力超过设定的压力限制时，注射装置不能按照设定的注射计划完成。因此，注射装置应能设置注射时的压力限制，且其偏差应不超过±20%。

🔔 条款

5.7 注射延迟时间

产品标准中应规定注射延迟时间的设定范围，其偏差应不大于±10%。

📢 条款解读

注射延迟时间是指注射装置在接收到启动信号后，经过设定的延迟时间后开始注射。制造商应规定注射延迟时间的设定范围且注射延迟时间的偏差应不大于±10%。

🔔 条款

5.8 扫描延迟时间

产品标准中应规定扫描延迟时间的设定范围，其偏差应不大于±10%。

📢 条款解读

扫描延迟时间是指用户启动推注计划后，注射装置立即按推注计划执行，同时显示扫描时间倒计时，倒计时结束用于指示用户开始扫描操作。制造商应规定扫描延迟时间的设定范围，且扫描延迟时间的偏差应不大于±10%。

🔔 条款

5.9　注射头旋转角度

如适用，注射头向上时应能保证将针筒内的空气排尽，向下与水平面夹角宜不小于10°。

📢 条款解读

在适用的情况下，注射头向上时应能保证将针筒内的空气排尽，以防空气栓塞，避免其可能导致患者受伤或死亡；注射头向下时，与水平面夹角宜不小于10°。

🔔 条款

5.10　功能

注射装置应有下列功能：

a）能显示已注射时间和已注射剂量；

b）当注射压力超过压力限制值时，应能发出明确的信号提示使用者，并停止注射；

c）应具有扫描室外控制注射和停止的功能；

d）注射过程中可随时停止注射。

📢 条款解读

（1）保证操作者能实时了解注射状态；

（2）为避免对患者造成伤害，当注射压力超过压力限制值时，应能发出明确的信号提示使用者，并停止注射；

（3）为避免操作人员接触到电离辐射伤害和当有危急的情况下能及时停止运行，注射装置应具有扫描室外控制注射和停止的功能；

（4）为防止突发情况，注射过程应可随时停止。

🔔 条款

5.11　外观

应符合下列要求：

a）表面清洁，色泽均匀，无锋锐棱角，毛刺及伤斑，裂缝等缺陷；

b）金属镀层应符合 YY 0076—1992 中 2 级外观的要求；

c）控制器件固定牢固，控制可靠。

📢 条款解读

本条款保证了注射装置的性能和安全基本要求，避免在使用过程中因设备外观对操作者造成损伤和对治疗操作造成影响。

🔔 条款

5.12　环境试验

应符合 GB/T 14710—2009 的要求。在初始、中间或最后检测中，设备应能正常使用，无异常现象。

📢 条款解读

本标准充分考虑各种使用环境：注射装置可能在比较恶劣的环境下使用。因此，注射装置应符合 GB/T 14710—2009 的要求，在初始、中间或最后检测中，保证设备能正常使用，无异常现象。

注射速率是环境试验后较为重要的一个检测项目，如出现注射速率过快或过慢等异常现象，会导致身体出现不适或治疗效率低下等不良后果。因此，在通过环境试验各项目后，设备需满足实际的注射速率与设定值的误差要求。

另外，外观要求同样也是环境试验中的一个重要考察指标，主要考虑注射装置在经过振动、碰撞和运输试验（注射装置正常出厂包装条件下）后，是否出现锋锐棱角、毛刺及伤斑、裂缝等缺陷，其控制器件是否固定牢固、控制可靠，避免在使用过程中因设备外观对操作者造成损伤和对治疗操作造成影响。

🔔 条款

5.13　安全

应符合 GB 9706.1—2007、GB 9706.15—2008（如适用）、YY 0505—2012、YY/T 0708—2009 的要求。

📢 条款解读

注射装置应符合 GB 9706.1—2007、GB 9706.15—2008（如适用）、YY 0505—2012、YY/T 0708—2009 的要求，以确保基本的安全。

CT 造影注射装置是一种较为重要的医疗设备。在电网正常供电的情况下，其能进行造影注射。如出现网电源中断的情况，会中断注射动作，当重新注射时会增加造影注射时间，引起患者的不适和疼痛。另外，需配合 CT 设备重新曝光扫描，增加对患者和操作者的辐射剂量。为保证其能正常运行工作，部分产品配备内部电源进行供电。当内部电源供电时，应满足内部电源与设备未保护接地外壳之间不相连接，且能通过耐压测试。否则，可能会导致操作者发生电击危险。

2. 标准实施过程中的常见问题及解决对策

2020 年 12 月，国家药品监督管理局发布了 YY/T 0935—2014 第 1 号修改单，标准修改单针对条款 5.4 吸药速率进行了修改，由"如适用，产品标准中应规定注射装置的吸药速率"修改为"如设备具有吸药速率调节功能，应在随附文件中给出调节说明"。同时也将条款 6.4 吸药速率的试验方法进行了修改，由"实际操作，予以验证"修改为"通过查阅随附文件和实际操作，予以验证"。在标准实施后，由于制造商普遍不太关注相关标准的更新或修改，导致后期产品不符合新标准要求。随着科技快速发展，各行业不断优化产品，相关标准也随之不断制修订。制造商应随时关注最新标准发布信息，提前了解和应对，对产品做出及时调整，避免产品出现不合格情况。

（三）YY/T 1625—2018《移动式 X 射线计算机体层摄影设备专用技术条件》[3-11]

1. 标准条款解读

🔔 条款

3　术语和定义

GB/T 10149、GB 9706.18 和 GB/T 19042.5—2006 界定的以及下列术语和定义适用于本文件。

📖 条款解读

术语和定义可参考 GB/T 10149、GB 9706.18 和 GB/T 19042.5—2006。主要包含以下这些：

（1）CT 剂量指数 100（$CTDI_{100}$）：

单次轴向扫描产生的沿着体层平面垂直线的剂量分布除以体层切片数目 N 与标称体层切片厚度 T 的乘积从 $-50mm$ 到 $+50mm$ 的积分。

$$CTDI_{100} = \int_{-50mm}^{+50mm} \frac{D(z)}{N \times T} dz \qquad (3-3)$$

式中：$D(z)$ 为沿着体层平面垂直线 z 的剂量分布，这个剂量是作为空气吸收剂量给出的；N 为 X 射线源在单次轴向扫描中产生的体层切片数；T 为标称体层切片厚度。

注 1：剂量按空气吸收剂量给出。这一规定是为了避免发生目前的混淆而要求的，因为有一些 CT 扫描装置的制造商是根据空气中的吸收剂量来表示剂量计算值，而另有一些制造商是根据聚甲基丙烯酸酯（PMMA）的吸收剂量来表示剂量计算值。

虽然 CT 剂量指数 100 是指空气中的吸收剂量，但实践中在 PMMA 剂量体模里测得的空气吸收剂量与用电离室在体模中测得的空气比释动能非常近似。

注 2：本定义假定剂量分布以 $z = 0$ 为中心。

注 3：典型的单次轴向扫描是 X 射线源旋转 360°。

（2）加权 $CTDI_{100}$（$CTDI_w$）：

加权 $CTDI_{100}$（$CTDI_w$）定义如下：

$$CTDI_w = \frac{1}{3} CTDI_{100(中心)} + \frac{2}{3} CTDI_{100(周边)} \qquad (3-4)$$

式中：$CTDI_{100(中心)}$ 为在剂量体模的中心处测得的 $CTDI_{100}$ 值；$CTDI_{100(周边)}$ 为在剂量体模的外围（表面向里 10mm 的 0°、90°、180°、270°位置）测得的四个 $CTDI_{100}$ 的平均值。

（3）CT 螺距系数：

在螺旋扫描中 X 射线源每转时的患者支架在 z 方向的行程 Δd 除以标称体层切片厚度 T 和体层切片数 N 的乘积所得到的比值：

$$CT\ 螺距系数 = \frac{\Delta d}{N \times T} \tag{3-5}$$

式中：N 为 X 射线源在单次轴向扫描中产生的体层切片数；T 为标称体层切片厚度；Δd 为 X 射线源每旋转一周患者支架在 z 方向的行程。

（4）体积 $CTDI_w$（$CTDI_{vol}$）：

在某一选择的 CT 运行条件下，在扫描覆盖的总体积上的平均剂量。

体积 $CTDI_w$（$CTDI_{vol}$）定义如下：

①轴向扫描：

$$CTDI_{vol} = \frac{N \times T}{\Delta d} \cdot CTDI_w \tag{3-6}$$

式中：N 为 X 射线源在单次轴向扫描中产生的体层切片数；T 为标称体层切片厚度；Δd 为在相邻扫描之间患者支架在 z 方向运行的距离。

②螺旋扫描：

$$CTDI_{vol} = \frac{CTDI_w}{CT\ 螺距系数} \tag{3-7}$$

③预设定没有患者支架移动的扫描：

$$CTDI_{vol} = n \times CTDI_w \tag{3-8}$$

式中：n 为最大的预设定的旋转数。

（5）$CTDI_{自由空气}$：

在没有体模和患者支架情况下在等中心处测量的 $CTDI_{100}$。

🔔 条款

5.2.1　图像噪声

应不大于 0.35%（中心剂量不大于 40mGy）。

5.2.2　CT 值的均匀性

水的 CT 值的均匀性不超过 ±4HU。

5.2.3　CT 值的准确性

空气：-1 000HU ±10HU；水：0HU ±4HU。

📣 条款解读

图像噪声、CT 值的均匀性和准确性均是 CT 设备的重要指标。这三个指标在本标准中的相关要求和测试规定都与普通 CT 扫描装置无异，可在一次扫描水模的图像上同时获取。应至少在制造商提供的典型成人头部扫描条件下完成试验。

🔔 条款

5.2.4　空间分辨率（高对比度分辨率）

应选择典型的头部和体部（若适用）的 CT 运行条件，以及获得最高空间分辨率的 CT 运行条件。

制造商应规定空间分辨率的要求和试验方法。

若采用调制传递函数的方法，至少应包含 *MTF*10% 、50% 。

🔖 条款解读

在本标准中，空间分辨率的要求和试验方法都与 YY/T 0310—2015 基本相同，可参考上部分内容。区别主要在于两方面：一方面是移动 CT 扫描装置对典型体部 CT 运行条件不做强制要求，由产品本身的适用范围来决定是否做出规定和测试；另一方面是 YY/T 0310—2015 未对采用调制传递函数的方法做出相关规定，而本标准中明确了"至少应包含 *MTF*10% 、50% "。

🔔 条款

5.2.5　低对比度分辨率

应选择典型的头部和体部（若适用）的 CT 运行条件。

制造商应规定低对比度分辨率的要求和试验方法。

5.2.7　伪影

CT 图像中不应有伪影。

5.2.8　切片厚度

制造商应规定切片厚度的标称值。切片厚度的实测值与标称值的偏差应不超过下面列出的值：

对大于 2mm 的切片厚度：±1.0mm；

对 1mm~2mm 的切片厚度：±50% ；

对小于 1mm 的切片厚度：±0.5mm。

🔖 条款解读

低对比度分辨率、伪影和切片厚度均是 CT 设备的重要指标。在本标准中，它们的要求和试验方法都与 YY/T 0310—2015 基本一致，可参考上部分内容。唯一的区别是：移动 CT 扫描装置对典型体部 CT 运行条件不做强制要求，由产品本身的适用范围来决定是否做出相关要求和测试规定。

🔔 条款

5.3　扫描架

扫描架应符合下列要求：

a）对具有倾斜功能的移动 CT 扫描装置，其扫描架应对前、后倾斜的角度给出指示，倾斜角度的偏差应不超过 ±2°；

b）应具备矢状面和（或）横断面的定位指示灯，在最小的标称体层切片厚度时，光野的中心和体层切片的中心的一致性应在 2mm 之内；

c）应具备正位和（或）侧位两种定位扫描功能；

d）旋转速度应分档设定，制造商应规定旋转速度的分档值，各档偏差应不超过±5%；

e）制造商应规定扫描架孔径的大小及误差；

f）制造商应规定扫描架轴向的水平移动方式；

g）制造商应规定扫描架轴向的水平移动距离及误差；

h）扫描架轴向的水平移动精度不超过1mm；

i）制造商应规定扫描架轴向的水平移动速度及误差。

📢 条款解读

本标准根据移动CT扫描装置的使用环境和预期用途，在YY/T 0310—2015基础上做了一些改动和增加。首先，降低了对定位指示灯和定位扫描功能的要求，不再是至少应具备两个面的定位指示灯和两个位的扫描功能，而是可以二选一；其次，根据移动CT扫描装置的结构特性，删除了对旋转速度快于0.3s/360°的偏差的额外特殊要求；最后，增加了扫描架孔径、扫描架轴向的水平移动要求。

🔔 条款

5.4 患者支架（若有）

患者支架应符合下列要求：

a）具备高度调节功能的患者支架，其高度调节的范围至少为扫描架开口直径的一半；

b）具有轴向水平移动功能的患者支架，其床面水平移动范围应不小于1 000mm；

c）具有轴向水平移动功能的患者支架，其定位准确度应满足GB/T 19042.5—2006中5.1的要求：

1）患者支架纵向的定位偏差应不超过±1mm；

2）患者支架的回差应不超过±1mm。

📢 条款解读

由于移动CT扫描装置在日常使用中以灵活使用、方便移动为特点，许多此类产品并未配置患者支架或降低了患者支架的功能要求，因此该条款只适用于配有患者支架的产品。并且，无论是高度调节功能，还是轴向水平移动功能，都不做强制要求。

🔔 条款

5.5 移动性能

5.5.1 制动力

应提供轮锁或制动装置，在平坦的水泥地面上的制动力应不小于其重量15%的力或150N的力（两者取较小值）。

5.5.2 启动力

在平坦的水泥地面上移动，其启动力应不大于200N，除非说明书中声明了需要多人才能推动。

5.5.3 扫描时稳定性

设备在扫描时，应有相应的措施，确保不失衡或发生非预期的运动。

5.5.4 跨越障碍

应能够越过 10mm 的门槛且不应导致失衡。

5.5.5 随机文件

应说明移动状态、最大外形尺寸及重量。

🔊 条款解读

此条款是本标准相比 YY/T 0310—2015 增加的内容，包含了对制动力、启动力、扫描时稳定性、跨越障碍及随机文件的要求，要求及试验方法参考了最新版的医用电气设备通用要求标准 GB 9706.1—2020。

🔔 条款

5.6 X 射线发生装置

5.6.1 X 射线管电压

制造商应规定 X 射线管电压的分档值，管电压的偏差应不超过 ±10%。

5.6.2 X 射线管电流

制造商应规定 X 射线管电流的分档值，各档的偏差应不超过 ±15%。

5.6.3 曝光时间

制造商应规定曝光时间的分档值。除非另有规定，轴向扫描、螺旋扫描曝光时间偏差应不超过 ±10%。

5.6.4 剂量

典型的头部和体部（若适用）的 CT 运行条件下的 $CTDI_w$、$CTDI_{vol}$ 测量计算值与设备显示值的偏差不超过 ±20%。

🔊 条款解读

与 YY/T 0310—2015 相比，除了将 X 射线管电流的偏差由 "±20%" 提高到 "±15%"，X 射线管电压、X 射线管电流、曝光时间的要求和测试并无其他变化，详细的解读可参考上一部分内容。

本条款最大的变化是新增了剂量指示准确性的要求。在 GB 9706.18—2006 中已经规定了 $CTDI_w$ 和 $CTDI_{vol}$ 值应在能反映所选择的头部或体部的检查方式以及 CT 运行条件的操作者的控制台上显示出来，而本标准在此基础上进一步给出了指示准确性的限值，从而反映一个更为精准的在某一选择 CT 运行条件下被扫描的总体积上的平均剂量值。测试也是在典型的头部和体部（若适用）的 CT 运行条件下进行。

🔔 条款

5.8 内部电源

内部电源应符合下列要求：

a）制造商及随机文件中应规定内部电源的容量及充放电特性；

b）移动 CT 扫描装置上应有内部电源容量状态指示；

c）当内部电源容量低于曝光要求时，移动 CT 扫描装置应禁止扫描并给出提示；

d）内部电源应配置热安全装置，以防止内部电源在充电或放电时温度过高。

🔊 条款解读

移动 CT 扫描装置由于使用场景的多样化，可能会遇到不便于网电源连接的情况，因此规定其应配有内部电源。内部电源的要求从基本安全和基本性能两方面考虑，既要保证日常充放电时的安全，也要保证使用时方便确认电源容量以及低电量时的提示和防护。

🔔 条款

5.9　杂散辐射的防护

杂散辐射的防护应符合下列要求：

a）扫描架宜配备内置铅防护、外置铅帘等防护屏蔽；

b）扫描架应配备电离辐射警告标志；

c）随机文件应提供杂散辐射数据及有效占用区；

d）随机文件应提醒使用防护器具。

🔊 条款解读

本条款也是基于移动 CT 扫描装置使用场景的特殊性提出的要求，为的是降低床边医护人员和其他人员受杂散辐射的影响。在 GB 9706.1—2007、GB 9706.12—1997 和 GB 9706.18—2006 中同样有相关类似的规定，而杂散辐射的测试以及有效占用区的描述更是在 GB 9706.12—1997 和 GB 9706.18—2006 这两份标准中有详细的描述。

🔔 条款

5.10　儿童协议单元（若适用）

应根据儿童的年龄、身高、体重等因素，提供执行儿童扫描特定的 CT 运行条件。

🔊 条款解读

医用诊断 X 射线设备不断发展，其功能趋于模块多样、集成度高，而适用目标的群体也越来越精确。不同人群对诊断射线剂量需求不同，对 X 射线防护力也差异较大。如何做好高质量成像与低射线吸收剂量之间的平衡，一直是医用诊断 X 射线设备的研究重点。尤其对于儿童等特殊人群，在满足诊断需求基础上，如何最大程度降低剂量是重中之重。

2. 标准实施过程中的常见问题及解决对策

确定一台 CT 扫描装置是否适用该标准，关键取决于其移动方式而非电源连接方式。电源连接方式主要考虑设备与供电网的连接方式，可以是需要借助工具才能断开的永久性电气连接，也可以是通过网电源插头与供电网分断和连接。而移动方式主要考虑设备安装和放置投入使用后，是否从一处移动到另一处，以及其移动方法。不打算移动位置的设备，称之为"非移动的"，包括永久地固定在一个位置或只可用工具拆卸设备安装的"固定式"、预期由手握持且不打算移动位置的"手持式"等；而不论是否与电源相连，均能从一个位置移到另一个位置，且移动范围没有明显限制的设备，称之为"可转移的"，包括依靠自身轮子或类似方法移动的"移动式"、可由一人或几人携带移动的"可携带式"、使用时需要手握操作的"手持式"等。

YY/T 1625—2018 适用于移动 CT 扫描装置，但并不适用于通过导轨移动的 X 射线计算机体层摄影设备。而固定安装在交通运输工具上的 X 射线计算机体层摄影设备属于固定式设备，也不在该标准的适用范围。

第四节　CT 设备的检验技术和方法

一、X 射线计算机体层摄影设备

（一）产品介绍

X 射线计算机体层摄影设备用于对从多方向穿过患者的 X 射线信号进行数据采集和计算机处理，形成横断面图像和三维图像，供常规临床诊断或为放射治疗计划提供图像数据。

X 射线计算机体层摄影设备根据安装方式及预期用途不同，可划分为移动式 CT、固定式 CT、车载 CT 等。根据设计原理不同，可划分为单源 CT 和双源 CT、普通 CT 和能谱 CT 等。[3-12] 根据获得的图像层数不同，可划分为单层螺旋 CT、双层螺旋 CT、多层螺旋 CT 等。

常见名称举例：X 射线计算机体层摄影设备（CT）、头部 X 射线计算机体层摄影设备（头部 CT 机）、全身 X 射线计算机体层摄影设备（全身 CT 机）、移动式 X 射线计算机体层摄影设备（移动式 CT 机）、车载 X 射线计算机体层摄影设备（车载 CT 机）、螺旋 CT 设备、螺旋扇扫 CT 设备等。

（二）适用检验标准

（1）GB 7247.1—2012《激光产品的安全　第 1 部分：设备的分类、要求》；

（2）GB 9706.1—2007《医用电气设备　第 1 部分：安全通用要求》；

（3）GB 9706.11—1997《医用电气设备　第二部分：医用诊断 X 射线源组件和 X 射线管组件安全专用要求》；

（4）GB 9706.12—1997《医用电气设备　第一部分：安全通用要求　三．并列标准诊断 X 射线设备辐射防护通用要求》；

（5）GB 9706.14—1997《医用电气设备　第 2 部分：X 射线设备附属设备安全专用要求》；

（6）GB 9706.15—2008《医用电气设备　第 1-1 部分：安全通用要求　并列标准：医用电气系统安全要求》；

（7）GB 9706.18—2006《医用电气设备　第 2 部分：X 射线计算机体层摄影设备安全

专用要求》；

（8）GB/T 10151—2008《医用诊断 X 射线设备高压电缆插头、插座技术条件》；

（9）GB/T 19042.5—2006《医用成像部门的评价及例行试验　第 3 – 5 部分：X 射线计算机体层摄影设备成像性能验收试验》；

（10）YY 0505—2012《医用电气设备　第 1 – 2 部分：安全通用要求　并列标准：电磁兼容　要求和试验》；

（11）YY 1057—2016《医用脚踏开关通用技术条件》；

（12）YY/T 0291—2016《医用 X 射线设备环境要求及试验方法》；

（13）YY/T 0310—2015《X 射线计算机体层摄影设备通用技术条件》；

（14）YY/T 0910.1—2013《医用电气设备　医学影像显示系统　第 1 部分：评价方法》；

（15）YY/T 1417—2016《64 层螺旋 X 射线计算机体层摄影设备技术条件》；

（16）YY/T 1625—2018《移动式 X 射线计算机体层摄影设备专用技术条件》。

（三）检验技术和方法

1．性能指标

（1）基本性能要求：

1）图像噪声：

①应在制造商提供的典型头部扫描条件下试验。

②推荐采用 10mm 切片厚度。如果设备无 10mm 切片厚度，制造商应规定图像噪声的转换因子。

③先使用头部剂量体模测量中心剂量。

④再使用 20cm 水模进行扫描。体模应置于扫描视野范围内，并使体模轴线与扫描架旋转轴线重合。在图像中心选择一个直径大约为图像直径 40% 的 ROI，测量此区域 CT 值的标准偏差 SD，并按 $N = (SD/1\,000) \times 100\%$ 计算噪声值 N。

⑤正式检测之前，最好按制造商指定规程进行空气扫描校正和水模校正。

2）CT 值的均匀性：

在测量图像噪声获得的图像上，分别在距体模边缘约 1cm 处的 3、6、9、12 点钟的位置选择四个 ROI，再在图像中心处选择一个 ROI，上述区域的直径约为图像直径的 10% 且不重叠。测量各 ROI 的平均 CT 值，中心 ROI 的 CT 值与外部 4 个 ROI 的 CT 值之差的最大值即为 CT 值的均匀性。

3）CT 值的准确性：

仍然在测量图像噪声获得的图像中心和外部选择一个不小于 100 个像素的 ROI，测量此区域的平均 CT 值，分别为水和空气的 CT 值。

4）CT 值的线性（64 层螺旋 CT 适用）：

①应分别在制造商提供的典型头部扫描条件和典型体部扫描条件下试验。

②使用嵌有 4 种不同 CT 值模块的体模进行扫描，体模应置于扫描视野范围内，并使

体模轴线与扫描架旋转轴线重合。在不同的模块中心选取大约 100 个像素点大小的 ROI，测量此区域的平均 CT 值，即为该物质的 CT 值。

③查找体模说明书得出 4 个模块的线性衰减系数 μ，将 4 个模块的 μ 值和 CT 值进行线性拟合，可计算出线性相关系数。[3-13]

5）空间分辨率：

①应分别在制造商提供的典型头部扫描条件、典型体部扫描条件，以及获得最高空间分辨率的 CT 运行条件下试验。

②YY/T 0310—2015 中给出了推荐试验方法——目测法：将空间分辨率体模置于扫描视野范围内，并使体模轴线与扫描架旋转轴线重合，选用一组 CT 运行条件进行扫描，再用重建算法进行重建，调整窗宽窗位，通过监视器观察图像，以能够分辨出最小的分离元素（孔、线条）的间隔为准。

③窗宽（WW），指示显示 CT 值的范围；窗位（WL），将某一 CT 值对应于灰度级中心的位置，该功能起着控制对比度的作用。通过对窗宽和窗位的调节，可以将难以区分的目标的 CT 值从整个范围内突出来，然后把它们显示在整个灰度坐标上。

④可将窗宽设置最窄，逐渐调高窗位，使图像达到最清晰的状态以确定极限分辨率。如有必要可放大图像来观测，但应使用非重建放大。

⑤YY/T 1417—2016 中规定使用计算调制传递函数（MTF）的方法：将体模置于扫描视野范围内，并使体模轴线与扫描架旋转轴线重合，选用一组 CT 运行条件进行扫描，计算 MTF。

⑥MTF 法也包括两种测量和计算方式：

第一种：使用目测法扫描的空间分辨率体模（不同频率的周期性图案）图像计算 MTF。该方法基于测量已知频率的输入方波的输出幅度，因为调制传递函数定义为输出调制和输入调制的比值，所以周期图案的 MTF 可按公式（3-9）进行计算。

$$MTF\ (f)\ =\frac{M_o}{M_i}=\frac{\pi}{\sqrt{2}}\times\frac{\sqrt{M\ (f)^2-N_{背景}^2}}{|CT_{M1}-CT_{M2}|} \qquad (3-9)$$

式中：$M\ (f)$ 为周期性测试物的调制，由频率（Lp/cm）为 f 的图像中周期性测试物的 CT 值标准偏差计算；$N_{背景}$ 为背景的平均噪声，由体模材料 M1、M2 中 CT 值标准偏差的均方根值计算；CT_{M1} 为体模组成材料 1 的 CT 值；CT_{M2} 为体模组成材料 2 的 CT 值（体模组成材料一般是有机玻璃或水和铝或有机材料）。注意测量应使用和计算噪声一样的 ROI 并应包含至少 100 像素。

MTF 曲线图可通过测量所有可分辨的周期性测试物调制点并对应周期性测试物的空间频率作图得到。

空间分辨率的极限对应于测试物的间隔变得模糊时的最高频率，大约对应于 MTF 曲线上 5% 的点。

第二种：对含有点源的体模进行扫描，点源的直径为 0.2mm 或更小，点源模块与系

统的 Z 轴平行并偏离中心 30mm ± 10mm。该点源可以作为脉冲源，使用该脉冲源可以得到系统对脉冲源的点扩散函数响应，利用得到的点扩散函数进行傅立叶变换后就可以对系统的二维空间频率响应特性（MTF）进行评估。

⑦目测法和 MTF 法优缺点比较见表 3 - 1：

表 3 - 1　空间分辨率测试方法比较

方法	优点	缺点
目测法	简单、易操作，单一数值反映分辨率	主观，依赖于观测者和观测环境，重复性较差
MTF 法（对周期性图案）	客观，不依赖于环境，重复性较高	若想得到所有空间频率对应的信息，需要较为复杂的数据计算和制图
MTF 法（对点源）	可以得到所有空间频率对应的信息	需要专门的分析软件，需要对体模仔细定位

⑧无论目测法还是 MTF 法都是针对 $X-Y$ 平面空间分辨率的评价，制造商还需规定评价 Z 轴方向分辨率的测试方法。

6）低对比度分辨率：

①应分别在制造商提供的典型头部扫描条件和典型体部扫描条件下试验，64 层螺旋CT 还应在获得最高的低对比度分辨率的 CT 运行条件下试验。

②YY/T 0310—2015 中给出了推荐试验方法：将低对比分辨率体模置于扫描视野范围内，并使体模轴线与扫描架旋转轴线重合，选用一组 CT 运行条件进行扫描，再用重建算法进行重建，调整窗宽窗位，通过监视器观察图像，以能够分辨的最小孔组的直径为准。

③可以用 ROI 测量一组对比度影像中直径最大的低对比度目标的 CT 值和标准偏差 SD，再测量目标附近背景的 CT 值和 SD，设置窗宽 $= CT_{目标} - CT_{背景} + 5SD_{MAX}$，窗位 $= (CT_{目标} + CT_{背景})/2$，观察图像，确定所能分辨的最低对比度的最小尺寸，即为低对比度分辨率。

④通常制造商按下述方式来描述低对比度分辨率：使用给定体模在（或低于）规定的中心剂量下，可观测到的"给定"对比度的"最小"的物体直径。因此还需在典型头部扫描条件下、使用头部剂量体模测量中心剂量，在典型体部扫描条件下、使用体部剂量体模测量中心剂量。

⑤该方法中，由检测人员对平均 CT 值与均匀背景有一定低对比度（2~10HU）的小物体（2~10mm，典型为圆柱）进行视觉评估。为了确定可检测性，物体应是从背景中明显可见；为了确定低对比度分辨率，几个等间距的物体应能各自分开。无论是从均匀背景中察觉物体还是分辨相邻物体，该方法都受主观影响，结果一定程度上依赖于检测人员的视觉敏锐度、环境光线条件和检测人员判定可见和不可见的标准。

7）伪影：

①应分别在制造商提供的典型头部扫描条件和典型体部扫描条件下试验。

②使用水模进行扫描，体模应置于扫描视野范围内，并使体模轴线与扫描架旋转轴线重合。在窗位为 0，窗宽分别为 50HU、100HU 的条件下观察 CT 图像。

8）切片厚度：

①应分别在制造商提供的典型头部扫描条件和典型体部扫描条件下试验。

②YY/T 0310—2015 中给出了轴向扫描的推荐试验方法：选用一组 CT 运行条件，分别设置不同的标称切片厚度，对切片厚度体模进行扫描；将 CT 图像的窗宽调至最窄，窗位调至背景恰好消失，此时窗位即为背景的 CT 值；再依次向上调节窗位到每个斜面所形成的图像恰好消失，此时窗位为最大 CT 值；窗宽保持最窄不变，调节窗位到最大 CT 值与背景 CT 值之和的一半（此为切片厚度体模最大 CT 值的半值），测量斜面影像的宽度即为层厚（半峰值全宽，FWHM）；取所有斜面影像的 FWHM 值的平均，将此平均的 FWHM 值乘以斜面到扫描平面倾斜角的正切值（即斜率），即为切片厚度。

③YY/T 1417—2016 中给出了螺旋扫描的试验方法：选用一组 CT 运行条件，分别设置不同的标称切片厚度对切片厚度体模（可以是一薄片或小珠）进行扫描；以 Z 方向小的建像间隔，标称螺旋切片厚度重建图像；用适当的 ROI 测量系列体模图像上薄片或小珠材料的平均 CT 值；记录这些平均 CT 值作为 Z 位置的灵敏度分布函数；计算灵敏度分布的半峰值全宽，即为螺旋扫描方式的切片厚度。

④测量螺旋扫描方式的切片厚度时，建议 Z 方向重建图像间隔是标称螺旋体层切片厚度的 10% 或更小；图像重建宽度至少为标称层厚（建议达到 3 倍标称层厚及以上）；体模图像若为薄片，ROI 建议设为薄片直径的 2 倍；体模图像若为微米级小珠，ROI 可设为点。

9）图像重建速度、图像扫描层数、螺距系数、连续螺旋扫描时间、连续螺旋扫描距离（64 层螺旋 CT 适用）：

通过实际检查操作系统，以及计时测量和距离测量即可确定。

（2）扫描架：

1）首先将扫描架倾斜角度调为 0°，然后将扫描架向前、后两个方向倾斜至任意角度和最大角度，用角度仪测量倾斜角度。

2）YY/T 0310—2015《X 射线计算机体层摄影设备通用技术条件》给出了定位灯精度的推荐试验方法：将床升至头部扫描位置，把边长不短于 15cm 的胶片置于床面板上定位灯的光束范围内，沿着光束的中线用针在胶片上扎一些孔，设置最窄的标称体层切片厚度做固定扫描（球管为正位），测量胶片上感光区域的中心与扎孔连线之间的距离，即为定位灯的准确度。

3）分别将扫描架旋转到正位和侧位进行固定扫描，查看图像，验证是否能进行正常扫描。

4）分别测量最高旋转速度、最低旋转速度和中间一档旋转速度。

（3）患者支架：

1）在同一基准下将患者支架的高度调至最高和最低，分别用直尺测量并计算其调整范围。

2）将患者支架中的床面移至两个方向的极限位置，用刻度尺测量其移动的范围。

3）将一把直尺固定在靠近床面的固定部件上（类似于床框），并保证直尺与床面运动方向平行，然后在床面上做一个能够指示直尺刻度的标记指针，在床面上放置等效于制造商声明的最大安全载荷的负载：

①分别对患者支架给出"进 Xmm"和"退 Xmm"的指令。

②记录进的起始点和终止点在直尺上的示值，计算出定位误差；记录进的起始点和退的终止点在直尺上的示值，计算出回差。

③向相反的方向重复上述移动，并且测量、计算反方向的定位误差和回差。

上述步骤应在正常 CT 运行条件下重复进行，患者支架在扫描模式下驱动，以约 10mm 增量累计总距离 30cm 向前和向后两个方向移动。

（4）X 射线发生装置：

应在最高 X 射线管电压（该状态下的最高管电流条件下）、最低 X 射线管电压（该状态下的最高管电流条件下）和中间一档 X 射线管电压（若有）条件下测量 X 射线管电压。

应在最高 X 射线管电流（该状态下的最高管电压条件下）、最低 X 射线管电流（该状态下的最高管电压条件下）和中间一档 X 射线管电流（若有）条件下测量 X 射线管电流。

应在最长曝光时间、最短曝光时间和中间一档曝光时间条件下测量曝光时间。

应在最高电流时间积（该状态下的最高管电压条件下）、最低电流时间积（该状态下的最高管电压条件下）和中间一档电流时间积（若有）条件下测量电流时间积（64 层螺旋 CT 适用）。

（5）生理信号门控单元：

1）心电信号门控单元：

无适用的标准要求。制造商应规定导联的数量、心率检测范围、波峰振幅范围、起搏脉冲的脉宽以及振幅范围、心电门控触发的持续时间、R 波波峰到触发信号的延迟的最大值与最小值的误差、R 波波峰到触发信号的延迟时间。

2）呼吸信号门控单元：

无适用的标准要求。制造商应规定呼吸频率测量的量程及误差范围。此外，低于规定的呼吸频率量程低限的输入信号不应导致高于此低限的呼吸频率测量值；高于规定的呼吸频率量程高限的输入信号，不应导致低于此高限的呼吸频率测量值。

（6）软件功能：

通过对照随机文件和产品技术要求，实际操作系统进行检测。

（7）对放射治疗的支持：

若制造商声明 CT 扫描装置提供图像可用于放射治疗计划时，应满足 YY/T 0310—2015 条款 5.7 的要求。通过检查随机文件和实际检查来验证。

（8）测量功能：

将卡尺调整到某一长度，水平放置于扫描孔径正中间，打开定位灯使卡尺在中心位置，使用典型扫描条件进行扫描，将图像调整至能看清卡尺之间的空隙，使用长度测量功能进行测量。

将角度尺调整到某一角度，水平放置于扫描孔径正中间，打开定位灯使卡尺在中心位置，使用典型扫描条件进行扫描，将图像调整至能看清角度尺角度，使用角度测量功能进行测量。

（9）脚踏开关：

可参考 YY 1057—2016 测量脚踏开关的启动力、工作电阻、机械强度、机械耐久性、连接用电线弯曲和进液防护。

（10）诊断显示器：

可参考 YY/T 0910.1—2013 进行评价。

1）光亮度均匀性：核实 TG18 - UN80 测试图形并观察从中心到边沿的总体非均匀性。

2）灰度分辨率：使用测试图形 TG18 - MP 进行评价。测试时，将图形放大到 200%，使用卡尺测量图像中显示 X bit 的线段长度，查看图像中显示灰阶横向线段标识，在垂直密度条上使用卡尺测量两个对比度台阶间的距离，其距离不能大于先前测量的 X bit 的线段长度。

2. 环境试验

应符合 YY/T 0291—2016 的要求。最终的检测项目至少应包括图像噪声、CT 值均匀性、CT 值准确性、低对比度分辨率、切片厚度、曝光时间。

3. 电气安全

应符合 GB 9706.1—2007、GB 9706.11—1997、GB 9706.12—1997、GB 9706.14—1997、GB 9706.15—2008、GB 9706.18—2006 和 GB 7274.1—2012 的要求。

4. 电磁兼容性

应符合 YY 0505—2012 的要求。

（四）检验设备

1. 剂量测试体模

（1）原理和结构：

剂量体模是由甲基丙烯酸酯制成的圆柱体，分别在中心和距表层 10mm 处有可放置剂量探头的孔，用于评估沿着体层平面垂直线 Z 的剂量分布，计算出 $CTDI_{100}$ 和 $CTDI_W$、$CTDI_{vol}$。

（2）参数要求：

剂量体模包括头部剂量体模和体部剂量体模，头部剂量体模直径为 160mm，体部剂量体模直径为 320mm，其高度应不小于 140mm。

体模中心和以 90° 为间隔的 4 个方向（4 个边孔中心位于体模表面下方 10mm 处）有 5

个可放置剂量探头的圆孔,这些孔应平行于体模的对称轴。

(3) 使用方法:

测量时把剂量体模放在患者支架上,置于扫描架旋转轴的中心,使体模轴线与扫描架旋转轴线重合。在无任何附加衰减物质的情况下进行测试:

①沿着体模的旋转轴线测量 $CTDI_{100(中心)}$。

②沿着旋转轴线的平行线、距体模的表面向里 10mm 并且在这个深度上能够获得最大的 $CTDI_{100}$ 值的位置上测量 $CTDI_{100}$。

③沿着旋转轴线的平行线、距体模的表面向里 10mm,分别从②的位置转 90°、180°和270°的位置上测量 $CTDI_{100}$。

④$CTDI_{100(周边)}$是按②和③测量的四个 $CTDI_{100}$ 的平均值。

按照相应的公式,即可计算出相关的剂量信息数值和分布图。

在测量时,对于测量时不使用的孔,应使用与体模材料相同的插入件完全插入孔中。

2. CT 性能测试体模

用于 CT 图像性能评价的体模很多,包括美国医学物理学家协会设计的 AAPM 体模、美国 RMI 公司生产的 RMI461A 型体模、美国模体实验室生产的 Catphan 体模等。这些体模的基本原理、结构和功能相似,都能完成常规 CT 和螺旋 CT 的成像性能评估,测量参数包括定位光精度、层厚、CT 值线性、空间分辨率、低对比度分辨率、噪声、均匀性、水的 CT 值等。

在此,以美国模体实验室生产的 Catphan 500 Plus 为例进行介绍。

(1) 原理和结构:

如图 3 - 4 所示,Catphan 500 Plus 体模共包含四个模块:

CTP401:用于测量定位光精度、层厚、CT 值线性。

CTP528:用于测量空间分辨率(包括周期性图案和点源)。

CTP515:用于测量低对比度分辨率。

CTP486:用于测量噪声、均匀性、水的 CT 值。

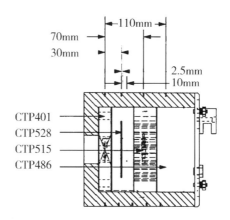

图 3 - 4　Catphan 500 Plus 中模块定位[3 - 14]

（2）参数要求：

1）CTP401 模块：

直径 15cm，厚 2.5cm。内嵌两组 23°金属斜线（X 方向、Y 方向）以及四个密度不同的小圆柱体。

四个密度不同的小圆柱体模块材料为：

①特氟隆（Teflon，高密度物质，类似骨头，标准 CT 值：990）。

②丙烯（Acrylic，标准 CT 值：120）。

③低密度聚乙烯（LDPE，标准 CT 值：−100）。

④空气（最低密度，标准 CT 值：−1 000）。

此外，体模材料本身可以作为第五种材料样品。

2）CTP528 模块：

直径 15cm，厚 4cm。包含两种空间分辨率的评估模块：分辨率从 1 Lp/cm 到 21Lp/cm 的线对卡，由 2mm 厚的铝板制成，放射状嵌在环氧树脂材料中；以及用于计算系统调制传递函数的点源（珠子），珠子嵌入均匀的材料中，位于沿 Y 轴的模块中心上方 21mm 处，并在 Z 轴方向上超过线对卡中心 10mm。

3）CTP515 模块：

直径 15cm，厚 4cm。内外两组低密度孔径结构（放射状分布）：

①内层孔阵：对比度 0.3%、0.5%、1.0%；直径 3mm、5mm、7mm、9mm。

②外层孔阵：对比度 0.3%、0.5%、1.0%；直径 2mm、3mm、4mm、5mm、6mm、7mm、8mm、9mm、15mm。

4）CTP486 模块：

该模块为纯水模块插件，直径 15cm，厚 5cm。

（3）使用方法：

将放体模的木箱放在检查床上靠近扫描架的一端，最好去掉床垫，将木箱直接放在床面上。打开木箱盖，将盖子旋转 180°。确定箱子在体模的压力下保持稳固，并且不会滑落，可在箱子上放置附加的重量来和体模保持平衡，如图 3−5 所示。

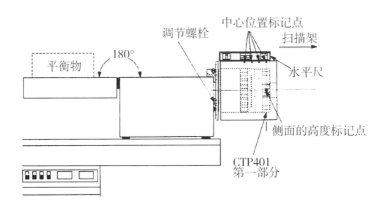

图 3−5　Catphan 500 Plus 安装示意图[3−14]

使用水平仪和调节螺栓对体模进行水平调节。一旦体模水平后，沿箱底滑动体模，将 X 轴定位灯与体模顶部该模块中心的点对齐。

利用床的高度和定位灯将体模第一部分（CTP401）顶部和侧面的中心点与扫描定位灯对齐。

Z 轴的扫描位置定位可以根据定位器扫描来选择：通过移动床将扫描中心定位在由层厚斜坡模块产生的交叉线影像的交叉点上，从而完成定位。

扫描体模的第一部分（CTP401）并检查扫描后的图像以确定体模位置是否对准。[3-14]

（五）技术案例分析

1. 不合格项目及原因

（1）光野定位不准：出厂检验不完善，未对光野定位进行检验和校正。

（2）剂量指示不准：部分制造商在做剂量显示时，只测试了极少数的典型条件剂量值，其余均是通过计算得出的模拟值，造成剂量指示值与实测值偏差较大。

2. 不合格项目可能造成的影响

（1）光野定位不准：光野定位不准会严重影响扫描时患者病灶的定位，从而造成重建后的成像无法获取需要的部位的有效图像，影响病情的分析。

（2）剂量指示不准：剂量过大会造成患者受到辐射危害，过小会影响图像的成像效果。

二、移动式 X 射线计算机体层摄影设备

（一）产品介绍

移动式 X 射线计算机体层摄影设备，顾名思义就是可以依靠自身轮子或类似方式从一个地方移到另一个地方，同时能够通过计算机重建实现人体横截面图像的 X 射线摄影设备。

（二）适用检验标准

（1）GB 7247.1—2012《激光产品的安全　第 1 部分：设备分类、要求》；

（2）GB 9706.1—2007《医用电气设备　第 1 部分：安全通用要求》；

（3）GB 9706.11—1997《医用电气设备　第二部分：医用诊断 X 射线源组件和 X 射线管组件安全专用要求》；

（4）GB 9706.12—1997《医用电气设备　第一部分：安全通用要求　三. 并列标准诊断 X 射线设备辐射防护通用要求》；

（5）GB 9706.14—1997《医用电气设备　第 2 部分：X 射线设备附属设备安全专用要求》；

（6）GB 9706.15—2008《医用电气设备 第 1 - 1 部分：安全通用要求 并列标准：医用电气系统安全要求》；

（7）GB 9706.18—2006《医用电气设备 第 2 部分：X 射线计算机体层摄影设备安全专用要求》；

（8）GB/T 10151—2008《医用诊断 X 射线设备高压电缆插头、插座技术条件》；

（9）GB/T 19042.5—2006《医用成像部门的评价及例行试验 第 3 - 5 部分：X 射线计算机体层摄影设备成像性能验收试验》；

（10）YY 0505—2012《医用电气设备 第 1 - 2 部分：安全通用要求 并列标准：电磁兼容 要求和试验》；

（11）YY 1057—2016《医用脚踏开关通用技术条件》；

（12）YY/T 0291—2016《医用 X 射线设备环境要求及试验方法》；

（13）YY/T 0910.1—2013《医用电气设备 医学影像显示系统 第 1 部分：评价方法》；

（14）YY/T 1625—2018《移动式 X 射线计算机体层摄影设备专用技术条件》。

（三）检验技术和方法

移动式 X 射线计算机体层摄影设备，属于 CT 扫描装置按照安装移动方式不同进行分类的其中一种类别，基本的性能安全要求和测试方法都相同。本部分不再赘述，只对由于移动特性而产生的差异进行阐述。

1. 性能指标

（1）移动性能：

将移动 CT 扫描装置放置在水平面上，启动轮锁或制动装置，用测力计测量制动力。

将移动 CT 扫描装置放置在水平面上，解除轮锁或制动装置，用测力计测量启动力。

正常向前移动 CT 扫描装置越过一个紧固于地面、高 10mm ± 0.5mm、宽 ≥ 80mm 的正方体固体障碍物 10 次，设备不失衡。

（2）剂量：

应在典型的头部和体部（若适用）的 CT 运行条件下测量 $CTDI_w$、$CTDI_{vol}$。

窄准直的移动 CT 扫描装置，可直接使用常规的 CT 剂量检测电离室及剂量体模，按照 $CTDI_w$、$CTDI_{vol}$ 的定义进行测试。

宽准直的移动 CT 扫描装置，可使用两种测试方法：

①直接使用宽线束专用的 CT 剂量检测电离室及剂量体模，按照 $CTDI_w$、$CTDI_{vol}$ 的定义进行测试。

②使用常规的 CT 剂量检测电离室及剂量体模，间接测试 $CTDI_{free\ air}$、$CTDI_w$、$CTDI_{vol}$。$CTDI_{vol}$ 的测量分为 $CTDI_{free\ air}$ 和 $CTDI_w$ 两部分。

$CTDI_{free\ air}$ 的测量：将电离室置于扫描视野内，并使其轴线与扫描架的旋转轴重合，其中心与 X 轴激光定位灯重合，测量窄准直状态下一次轴扫的剂量 $Dose_{窄}$；测量宽准直状态下一次轴扫的剂量 $Dose_0$；将长杆电离室延 Z 轴向外移动 10cm，测量宽准直状态下一次轴

扫的剂量 $Dose_{-100}$；再将长杆电离室延 Z 轴向内移动 20cm，测量宽准直状态下一次轴扫的剂量 $Dose_{100}$。

$CTDI_w$ 的测量：将剂量体模置于扫描视野内，并使其轴线与扫描架的旋转轴重合，电离室置于剂量体模内，测量窄准直状态下的 $CTDI_w$。

宽准直 $CTDI_{\text{free air}} = （Dose_{-100} + Dose_0 + Dose_{100}）/宽准直宽度；$

窄准直 $CTDI_{\text{free air}} = Dose_窄/宽准直宽度；$

宽准直 $CTDI_{vol} = n \times 宽准直 CTDI_w$

$= n \times 窄准直 CTDI_w \times （宽准直 CTDI_{\text{free air}}/窄准直 CTDI_{\text{free air}}）。$

2. 环境试验

应符合 YY/T 0291—2016 的要求。最终的检测项目至少应包括图像噪声、CT 值均匀性、CT 值准确性、低对比度分辨率、切片厚度、曝光时间。

3. 电气安全

应符合 GB 9706.1—2007、GB 9706.11—1997、GB 9706.12—1997、GB 9706.14—1997、GB 9706.15—2008、GB 9706.18—2006 和 GB 7274.1—2012 的要求。

4. 电磁兼容性

应符合 YY 0505—2012 的要求。

（四）检验设备

1. 宽线束多排螺旋 CT 剂量检测电离室

瑞典 RTI 生产的 CT Ion Chamber 30cm 型宽线束多排螺旋 CT 剂量检测电离室可与 Piranha 型 X 射线综合测试仪主机直接连接，直接测试射线束宽度大于 60mm（如 80mm、100mm、120mm、160mm 等）时的 CT 剂量指数。

有效长度：300mm。

剂量率：0.8~8Gycm/s，精度：±5%。

2. 宽线束多排螺旋 CT 剂量检测控制器

配合普通 CT 剂量检测电离室（10cm）使用，通过控制电离室的精确定位，从而实现宽线束时 $CTDI$ 的测试。当 60mm < 射线束宽度 <160mm 时，需要测量两次积分剂量来计算宽线束在空气中的 $CTDI$。当线束≥160mm 时，需要测量三次积分剂量来计算宽线束在空气中的 $CTDI$，利用控制器自动的位移程序可以精确控制 CT 探头的测量位置，实现宽线束多次积分剂量测量的连续性。

3. 宽线束头部剂量测试体模

（1）原理和结构：

宽线束头部剂量测试体模是由甲基丙烯酸酯制成的圆柱体，分别在中心和距表层 10mm 处有可放置剂量探头的孔，用于评估沿着体层平面垂直线 Z 的剂量分布，计算出 $CTDI_{100}$ 和 $CTDI_w$、$CTDI_{vol}$，满足宽线束多排螺旋 CT 剂量检测。

（2）参数要求：

体模直径 160mm，高度 340mm。

体模中心和以 90°为间隔的 4 个方向（4 个边孔中心位于体模表面下方 10mm 处）有 5 个可放置剂量探头的圆孔，这些孔应平行于体模的对称轴。

（3）使用方法：

测量时把剂量体模放在患者支架上，置于扫描架旋转轴的中心，使体模轴线与扫描架旋转轴线重合。在无任何附加衰减物质的情况下进行测试：

①沿着体模的旋转轴线测量 $CTDI_{100（中心）}$。

②沿着旋转轴线的平行线、距体模的表面向里 10mm，并且在这个深度上能够获得最大 $CTDI_{100}$ 值的位置上测量 $CTDI_{100}$。

③沿着旋转轴线的平行线、距体模的表面向里 10mm，分别从 2）的位置转 90°、180°和 270°的位置上测量 $CTDI_{100}$。

④$CTDI_{100（周边）}$ 是按②和③测量的四个 $CTDI_{100}$ 的平均值。

按照相应的公式，即可计算出相关的剂量信息数值和分布图。

在测量时，对于测量时不使用的孔，应使用与体模材料相同的插入件完全插入孔中。

（五）技术案例分析

1. 不合格项目及原因

（1）设备倾斜 10°失衡：移动式 CT 由于结构需要，重量分布很难做到面面均等。如果不对移动脚轮的制动性做严格要求的话，在设备转动到定角度倾斜 10°时极易出现失衡。另外，移动 CT 的控制台一般也是可移动的，但制造商往往会忽略此部分的制动性。

（2）无杂散辐射说明：制造商对标准不够熟悉，往往会忽略说明书中一些产品使用和基本参数以外的必要信息。

2. 不合格项目可能造成的影响

（1）设备倾斜 10°失衡：无论是在体积还是重量方面，CT 设备都比普通医疗器械大许多。一旦在运输或停放时遇到不平的地面而出现失衡，可能造成人身伤害和财产损失。

（2）无杂散辐射说明：移动 CT 主要用于床边检查。若床边辐射剂量过大，对患者、操作者以及周围的医护人员、病人及家属的身体都是极大伤害。因此，在说明书中公布准确、完整的杂散辐射数据对于合理使用移动 CT 是非常重要的。

三、CT 造影注射装置

（一）产品介绍

CT 造影注射装置是 CT 影像检查必要的辅助设备，是随着 X 线机械、快速换片机、影像增强器以及人工造影剂等的发展而逐渐出现的。其目的是使用 X 射线断层摄影术设备时，将射线无法透过的造影剂注射到患者的血管内，以便于增强照片图像。

CT 造影注射装置操作简单、效果好，能使对比剂注射与主机曝光或 CT 图像采集之间精密配合。传统的手推注射、加压注射或一般电动注射方法，不能准确地控制对比剂的注射流率，注药量不均匀，增强效果不理想；而 CT 造影注射装置具有更加完善的性能、可进行双期或多期扫描、能够更清晰更多地显示病变等特点，为早期发现病变、定性诊断提供可靠依据，同时可以使操作者从手工操作中解放出来。

另外，市面上有部分 CT 造影注射装置带有加热器，可使对比剂保持舒适温度，从而降低对比剂的黏度，可有效防止药物温度过低对血管的刺激，并且能降低对比剂注射时的后负荷，适合用于大血管造影和局部组织病变血供的 CT 成像检查。

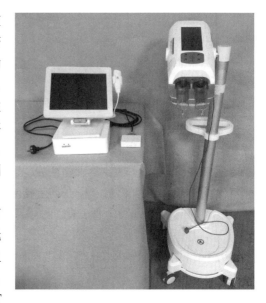

图 3 - 6 CT 造影注射装置（双筒）

例如腹部的增强扫描，一次增强注射就可以获取肝部动脉期、静脉期和实质期等需要的增强扫描图像。强劲的推力和多相位的注射，满足多层 CT 快速注射的需要，弥补普通 CT 扫描速度慢的缺陷，使普通 CT 能同样获取满意的增强扫描图像。

（二）适用检验标准

（1）GB 9706.1—2007《医用电气设备　第 1 部分：安全通用要求》；

（2）GB 9706.15—2008《医用电气设备　第 1 - 1 部分：安全通用要求　并列标准：医用电气系统安全要求》；

（3）GB/T 14710—2009《医用电器环境要求及试验方法》；

（4）YY 0505—2012《医用电气设备　第 1 - 2 部分：安全通用要求　并列标准：电磁兼容　要求和试验》；

（5）YY/T 0708—2009《医用电气设备　第 1 - 4 部分：安全通用要求　并列标准：可编程医用电气系统》；

（6）YY/T 0935—2014《CT 造影注射装置专用技术条件》。

（三）检验技术和方法

1. 性能指标

（1）注射速率：

试验介质采用蒸馏水或去离子水。注射剂量设置为 100mL，注射速率分别设置为最小值、最大值的 50%、最大值，用计时器（如同步秒表）计注射开始到注射结束时间，用天平称量蒸馏水，换算为容量，计算注射速度偏差。

（2）注射剂量：

试验介质采用蒸馏水或去离子水。注射剂量分别为最小值（注射速率为最小值）、最大值的 50%（注射速率最大值的 50%）、最大值（注射速率最大值），用天平称量蒸馏水或去离子水，换算为容量，计算注射剂量偏差。

（3）最大注射压力：

将压力限制设置为注射装置的最大值，连接器连接针筒、压力表，设置注射速率为 2mL/s，注射装置指示超过压力限制并停止推注时的压力，计算最大注射压力偏差。

（4）压力限制：

将压力限制设置为 1.72MPa（250psi），连接器连接针筒、压力表，设置注射速率为 2mL/s，注射装置指示超过压力限制并停止推注时的压力，计算实际压力和设置压力的偏差。

（5）注射延迟时间：

设置延迟时间为 3s，用计时器计从接收到信号到注射开始的时间，计算注射延迟偏差。

（6）扫描延迟时间：

设置延迟时间为 3s，用计时器计从注射开始到发出信号的时间，计算注射延迟偏差。

（7）注射头旋转角度：

注射头向下旋转时，使用角度尺测量与水平面之间的夹角。

2. 环境试验

应符合 GB/T 14710—2009 的要求。环境试验中的检测项目至少应包括注射速率和外观的要求。

3. 电气安全

应符合 GB 9706.1—2007、GB 9706.15—2008（如适用）的要求。

（1）漏电流测试：

一般而言，注射装置的安全分类为 I 类 BF 型，按漏电流分类可分为：对地漏电流、外壳漏电流、患者漏电流。对地漏电流是经接地导线流向大地的电流，为防止过大的漏电流经过人体，造成呼吸机能受损和心脏室颤或心泵衰竭，在正常条件下测试时，对地漏电流不允许超过限值（500μA）；单一条件下测试时，对地漏电流不允许超过限值（1 000μA）。外壳漏电流为可接触电流，此电流可能来自两个部分：一是靠网电源供电所产生的漏电流，在正常条件下，外壳漏电流不允许超过限值（100μA），单一条件下测试时，外壳漏电流不允许超过限值（500μA）。二是靠内部电源供电所产生的漏电流，此部分的漏电流一般不大，不足以构成影响，只要保证电池在短接或反相接时，不会造成着火或爆炸即可。患者漏电流的形成一般由三种方式组成：一是患者与注射装置的应用部分；二是患者有意或无意接触到注射装置的外壳；三是医生（或操作者）同时接触到注射装置和患者，此时医生（或操作者）、注射装置和患者形成一个回路。在正常状态下，直流的漏电流不允许超过限值（10μA）；单一故障时，直流的漏电流不允许超过限值（50μA）。

交流的漏电流限值则是直流的十倍,即在正常状态下不允许超过 $100\mu A$,单一故障时不允许超过 $500\mu A$。

(2)电介质强度试验:

注射装置一般会配备内部电源,如内部电源由多组电池组成,其容量比较大时,应满足内部电源与设备未保护外壳之间不相连接且能通过耐压测试。否则,会使操作者出现电击现象,严重情况下甚至会出现爆炸。

(四)检验设备

1. 注射剂量

在检测注射剂量时,需注意电子天平的选取。根据 YY/T 0935—2014 条款 5.3,测量的最小值要求精确到小数点后一位,而标准误差允许范围为 ± 0.05,从而得出电子天平的精度要求应至少能显示小数点后三位数。另外,一些精度较高的电子天平,量程范围也会相对较窄。本标准要求测试范围不小于 $1.0\sim100mL$,所以量程范围必须宽于该范围。

2. 注射延迟

在检测注射延迟时,检测用的计时器设备应为同步秒表或示波器。测试时间为 3s,时间十分短,如人用电子秒表操作测量的话,会导致测量误差过大,数据不准确。故测该项时,可将注射装置连至示波器上,观察示波器上的触发信号,得出延迟时间,最后计算出偏差值。

(五)技术案例分析

1. 不合格项目及原因

(1)注射速率误差、压力偏差不满足要求:

企业对标准理解不到位、不通透,出厂检验把控不严格,未对注射速率、压力进行检验和校正。

(2)压力单位不符合国际单位制:

在 CT 造影注射装置的日常检验中,有一个不容忽视的细节:设备的用户界面上针对"压力限值"这一项,制造商倾向于使用"psi"作为压力的单位。这多是由于制造商对标准理解不到位,未意识到非国际标准单位可能会引起误操作,且行业内多数同类设备均使用 psi 作为压力单位,故使用 psi 作为唯一的压力标识单位。

(3)外壳漏电流超出限值:

由于 CT 造影注射装置多为台车的形式,电池舱一般位于台车底部,日常电池放置于电池舱内,充电时无须拔出。因此,可插拔电池拔出后电池舱的充电 pin 脚也是可触及部分,易忽略,导致未在电路中增加适当的限流电阻。

(4)设备倾斜 10°失衡:

设备已有两个脚轮配有脚刹,但是由于注射头可倾斜,再装上注射筒并抽满液体时,在一定的角度易出现失衡。

2. 不合格项目可能造成的影响

（1）注射速率误差、压力偏差不满足要求：

注射速率和压力偏小，会造成造影剂不足、检查效果不佳；注射速率和压力偏大，会造成造影剂过量，患者不适、出现受伤甚至生命危险。

（2）压力单位不符合国际单位制：

因为"psi"不是国际单位，所以并非所有人能理解其含义，导致不同的使用人不能准确获悉压力的大小。设定"压力限制"是设置注射装置所能提供的最大推力，当实际压力过大或过小时，直接导致注射装置不能按照设定的注射计划完成。因此，制造商必须将"压力限值"的单位设置为国际单位"MPa"。

（3）外壳漏电流超出限值：

外壳漏电流超出限值会造成人体触电危险，引起心脏室颤或衰竭。

（4）设备倾斜 10°失衡：

设备在不平的地面环境中使用可能出现失衡，撞击到周围的人或物。

四、CT 设备的电磁兼容检测

YY 0505—2012 中大型设备或系统的定义是：不能在 $2m \times 2m \times 2.5m$ 空间内安装的设备或系统，其中不包括电缆，但包括分布式系统。[3-15] CT 设备的尺寸通常都比较大，安装在固定的场所使用，电磁兼容试验主要是选用现场试验的方式。

CT 设备的发射试验测试模式选择与大部分的医疗器械设备运行模式选择基本一致，主要考虑尽量包含被检设备的全部功能，在测量发射的时候需要找到最大发射状态。测试模式应尽量模拟现实工作过程中的典型工作状态，在进行曝光扫描的时候往往需要先对患者进行定位，此时支撑装置需要沿着探测器的轨道进行前后上下左右等移动。曝光扫描是 CT 设备的核心功能，为了满足在发射试验时设备处于预期的最大发射状态以及保持试验的可重复性，发射试验的测试模式应将输出功率调至最大。但是，CT 的扫描模式参数选择需要根据高压发生器的实际情况来定。对于高压发生器中的逆变装置是通过调幅方式控制的情况，其最大的发射状态通常是在高压发生器最大的输出功率情况下。而对于高压发生器的功率是通过调频方式进行的情况，可以考虑选择最大输出功率的 80% 左右进行，因为其功率会根据逆变频率占空比变化，有可能最大输出功率的发射量反而比最大输出功率 80% 的发射量还低。

GB 4824—2019 中规定：A 类设备可由制造商提出在试验场地或者现场测量，A 类设备通常是通过独立电网供电或者通过隔离变压器与公共低压电网连接。因此，在现场测量的设备的发射试验不用考虑谐波电压和电压闪烁试验。现场试验不需要对设备的传导发射进行评估。现场试验时辐射发射试验需要考虑磁场和电场的骚扰，磁场在 $150kHz \sim 30MHz$ 频段进行测试，电场在 $30MHz \sim 1GHz$ 频段进行测试。在现场试验时，设备通常是安装在带隔离的铅房内，测试距离以铅房的外墙到天线中心的距离为准。GB 4824—2019 给出的现场试验时电磁辐射骚扰的限值是在距离所在建筑物外墙 30m 的限值。如果当地情况不允许在30m距离测量，可以选择更远的距离进行测量。这种情况下应使用20dB每十倍距离反比因子，将测量数据归一化到规定距离以确定其符合性。CT设备现场试验时磁场测试和电场测试布置如图3-7所示。

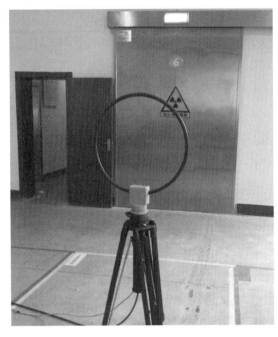 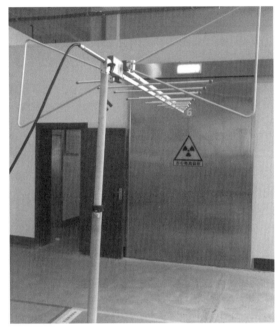

（a）磁场测试　　　　　　　　　　　　　　（b）电场测试

图3-7　CT设备现场试验时辐射发射试验布置（后附彩图）

　　设备的抗扰度试验在试验场地和现场的主要区别在于射频电磁场辐射抗扰度试验和电压暂降、短时中断和电压变化抗扰度试验的试验方法有所差别，其余试验要求基本一致。

　　在现场试验时的射频电磁场辐射抗扰度，YY 0505—2012规定对于结构上不可实现子系统模拟运行的大型永久性安装设备或系统可免予GB/T 17626.3—2016所规定的试验要求。当使用该豁免时，该类设备在安装现场利用出现在典型健康监护环境中的射频源进行试验。现场试验的设备因受现实条件的限制，可以选择比如无线对讲机（频率范围：400~480MHz）、手机（GSM手机频率范围：880~915MHz、TD-SCDMA手机频率范围：1 880~1 900MHz、CDMA手机频率范围：1 920~1 935MHz、WCDMA手机频率范围：1 940~1 955MHz）、无线路由器（频率约2 400MHz）等射频源进行测试，并且应该在检验报告中描述清楚测试所选用的频段。

　　在现场试验时，输入电流每项不超过16A的设备需要对电压暂降、短时中断和电压变化都进行试验；输入电流每项超过16A的设备只需要进行电压中断试验。

第五节　CT 设备检验标准和技术的发展趋势

自 20 世纪 70 年代第一台 CT 设备问世以来，经过 50 多年的发展，CT 设备硬件技术近乎达到一个瓶颈，各大厂商的主要研究目标是软件和算法层面。另外，CT 设备的可移动性、可车载性等需求日益增长。根据 CT 设备的发展趋势可以看出，未来产品的主要突破方向包括移动性能、冷阴极射线源、光子计数探测器、宽范围高分辨率探测器、超高速数据传输滑环、低剂量高分辨率 CT 图像重建算法、人工智能技术、静态 CT（第六代 CT）、能谱 CT 等。针对新的方向，如何开展核心部件测试、图像测试、软件及连通性测试、可靠性测试等将是未来检验技术的焦点。

一、CT 设备 X 射线源的发展趋势

在 X 射线产生过程中，有超过 99% 的能量转化为热能，在高速电子轰击阳极靶的撞击点处的温度可达 2 600℃～2 700℃（钨靶的熔点为 3 300℃）。旋转阳极利用阳极的高速旋转（8 000～10 000 r/min）可有效分散电子轰击靶面的区域，防止阳极靶熔化。目前，绝大多数 CT 采用旋转阳极球管，固定阳极的球管主要应用于牙科 CT 等低负载设备中。[3-1][3-16]

冷阴极射线源，如碳纳米管、大面积阵列平板源，具有体积小、功耗低、时间响应快等优势，基于该类型 X 射线光源，可搭建静态 CT（第六代 CT）成像系统。其利用多个冷阴极射线源构成环形射线源，多个探测器模组构成环形探测器，通过时序控制对每个射线源进行选择性曝光，无须机械运动，快速实现 CT 扫描及重建。[3-17][3-18]关于静态 CT 的详细发展现状及未来前景见本节第五部分。此外，基于冷阴极 X 射线源，可构建适形 CT（Conformal CT）。根据检测对象的形状，通过可寻址方式选择性发射 X 射线，避免对不相关区域的辐射，进而降低 X 射线总体辐射剂量。

光栅相衬成像系统（GBI）通过传统光源与吸收光栅（源光栅）G0 的组合进行射线被动相干调制，可摆脱相衬成像对同步辐射光源的依赖，获得关于成像物体的吸收、相称及小角度散射信息。然而，由于源光栅 G0 的存在，一半以上的光子被浪费，系统性能受限严重。大面积冷阴极平板 X 射线源可通过电子主动轰击透射式图案化阳极靶的方式，获得类似传统光源与 G0 组合的 X 射线空间分布，有望代替传统光源与 G0，实现 GBI 系统的搭建。此外，平板 X 射线源的可寻址功能有望用于代替传统机械式相位步进曲线的获取。

二、CT 设备探测器的发展趋势

CT 设备采用的探测器主要有（如图 3－8 所示）：

（1）高压惰性气体探测器（一般为氙气）；

（2）固态探测器，主要由闪烁体（$CdWO_4$，Gd_2O_2S，HiLight TM，或 GEMS Stone TM）和光电二极管组成；

（3）半导体直接转换探测器。

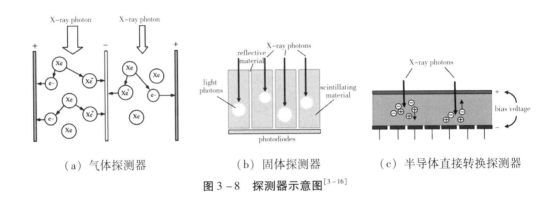

（a）气体探测器　　　　（b）固体探测器　　　（c）半导体直接转换探测器

图 3-8　探测器示意图[3-16]

半导体直接转换探测器主要由 X 射线光电导体和偏置电压组成，其中 X 射线光电导体有 CdTe、CdZnTe 等。通过 X 射线光子作用于光电导体直接产生电子—空穴对，该类探测器可实现将 X 射线信号直接转化为电子信号。更重要的是，它可实现对 X 射线光子计数。当 X 射线光子与探测器作用时，根据产生的相应电子信号，可获得对应 X 射线光子能量。通过设置多个能量阈值，该类探测器可统计每个能量区间 X 射线光子数，实现多能（能谱）成像。此外，通过设置最低能量阈值可消除 CT 成像系统的电子噪音。[3-16]

对光子计数探测器最大的挑战为脉冲堆积效应。当两个连续的 X 射线光子在很短的时间与同一探测器像素发生作用，探测器会误将其统计为一个信号，该信号的幅度为这两个入射 X 射线光子能量之和；或统计为两个部分重叠的信号，这两个信号具有相应的信号幅度失真。如果不进行纠正，该效应会导致严重的光子计数错误。[3-19]关于光子计数探测器的另一个挑战是串扰效应，该效应指两个探测器像素间的光谱污染。当 X 射线作用于相邻两个探测器像素的边界时，产生的带电粒子云会分散至这两个探测器元素中。此外，相比于原 X 射线，由于散射 X 射线光子运动方向发生改变，导致与探测器的作用位置发生相应变化，这也会带来串扰效应。串扰效应使 X 射线光子双倍计数，降低了信号准确性。[3-20][3-21][3-22]

迄今为止，可用于 CT 光子计数探测器的最有前途的材料有碲化镉锌（CdZnTe）、碲化镉（CdTe）和硅。[3-23][3-24][3-25]与硅相比，CdZnTe 和 CdTe 有更高的有效原子序数，因此有更好的光子吸收效率，这可减少康普顿散射和信号重复计数。然而，CdZnTe 和 CdTe 的载流子迁移率较低，导致在高计数率下严重的脉冲堆积效应。因此，若要使光子计数探测器在临床中应用，需提出相应的校准方法和校正因子来有效解决脉冲堆积和串扰效应。此外，CdZnTe 和 CdTe 的生产成本也相对更高。

三、CT 设备滑环的发展趋势

在滑环技术应用于 CT 设备前，扫描机架旋转与静止部分之间供电、接地和信号传递主要通过有线电缆连接来实现。CT 扫描时需经启动旋转、加速、匀速、减速、停止过程，旋转一周完成一层数据扫描，之后逆方向重复上述过程。如此正反向交替，直至扫描结束。此种旋转方式极大地影响了 CT 设备的扫描速度，扫描一层图像数据需几秒甚至十几秒的时间。[3-26][3-27]

滑环通过利用相互摩擦碳刷与铜环组合的方式代替传统有线电缆来提供机架旋转部分的供电、接地及信息传递。其主要由三部分组成：一是为球管与变压器提供电源的高压环；二是传递控制信号的低压环；三是向探测器输入输出的数据环。[3-1] 该技术使 CT 机架可以单方向高速旋转，极大地提高了 CT 扫描速度，扫描一周时间为亚秒量级，为 CT 螺旋扫描的实现奠定了基础。[3-26][3-27]

根据高压环上电压大小的不同，螺旋 CT 可分为低压与高压滑环式。低压滑环由外界将几百伏直流电传递至扫描机架，电压较低，易实现良好绝缘，数据传输稳定，工艺与制作成本相对较低。然而，由于 X 射线发生器需与球管一起旋转，这增加了旋转部分的重量及旋转离心力。高压滑环的高压由外置的高压发生器产生，后经高压滑环进入球管，旋转的高压滑环需置于充满绝缘或惰性气体的密闭室内。此种滑环的优点有：一为高压发生器外置，不会增加 CT 旋转机架的重量，扫描速度快；二是高压发生器的体积和重量不受限制，可制作功率较大的发生器。然而，高压滑环容易导致 CT 机架的旋转与静止部分及接触臂、电刷之间高压放电，引起相应的高压噪声，影响数据采集。[3-1]

滑环的数据环主要作用是传递数据。多层 CT 所需传递的数据量非常大，如对 64 层 CT，每排探测器有 1 000 个像素，旋转一周需 0.35 s，采集获得 1 000 个投影。为避免数据过度存储于机架旋转部分，数据转移率应与数据产生率匹配。多层 CT 的数据转移率应为：

$$R = \frac{旋转一周产生的数据量}{旋转一周的时间} = 1.8 \times 10^8 \text{samples/sec.}$$

如果数据的存储类型为浮点型（32 位），则滑环的带宽至少应为 5.7Gbauds。随着 CT 设备的发展，滑环所需的带宽可能还需进一步增加。[3-16]

此外，滑环中使用的碳刷为磨损性易耗品，当碳刷变短或接触不良时，需及时更换。碳刷与滑环的长期接触摩擦会使滑环生成碳粉，引起短路和放电等现象。[3-1] 针对滑环上述缺点，第六代静态 CT 设备可通过时序电机控制多个源曝光，代替传统的机架旋转，进而免去使用滑环技术。

四、CT 设备人工智能技术的发展趋势

人工智能技术已深刻融入 CT 设备，涉及并成功助力 CT 摆位、扫描、重建及诊断

（后处理）等各个方面。

在智能摆位方面，"天眼"全智能扫描导航技术将视觉引导和人工智能技术结合，利用摄像头智能辅助摆位并获得定位像；之后，基于语义分割算法实现定位框自适应并开始扫描，实现了精准远程"遥控"扫描设备。相比于传统手动操作，其实现了一键自动摆位；自动确定定位框，减少因技师水平差异带来的医疗误差，有效降低患者辐射剂量；降低了人员成本；同时，减少与患者密切接触，降低交叉感染风险。[3-28][3-29]该技术目前已广泛应用于联影、GE、西门子等 CT 设备中。

智能扫描通过利用人工智能算法综合 CT 设备型号、病人生理数据、门诊病历信息及医生检查意见等信息，自动推荐或选择最优扫描协议，实现个性化、精准化扫描。目前，比较知名的智能扫描平台有 GE 的 Intelligent Protocoling、西门子的 myExam Companion 等。

在智能重建方面，GE 和佳能已率先推出了相应深度学习重建（DLR）技术——TrueFidelity 和 AiCE。[3-30][3-31]以佳能 AiCE 为例，其利用高质量图像来训练深度卷积神经网络，实现真实信号与噪音的区分，重建获得高质量 CT 图像；AiCE 可直接整合至 CT 扫描协议中，实现与现有工作流程无缝衔接。[3-30]DLR 具有快速、低剂量、低噪音、低对比度分辨率高及高空间分辨率等优势；DLR 技术已被整合进 GE APEX、佳能 Aquilion ONE/PRISM、Aquilion Precision 等 CT 设备中。[3-31][3-32][3-33]

在智能诊断（后处理）方面，基于人工智能强大的数据处理能力，可实现对 CT 图像的三维可视化、疾病自动分割及检测、疾病预后分析等，并自动输出结构化报告，最后经主管医生对报告进行修改及确认。该技术可大大优化临床工作流程、提高效率。

五、静态 CT 设备的发展趋势

静态 CT 被称为第六代 CT，其概念由北卡罗来纳大学 Otto Zhou 于 2005 年第一次提出，由多个冷阴极碳纳米管构成环形射线源，多个探测器模组构成环形探测器，通过时序控制对每个射线源进行选择性曝光，快速完成 CT 扫描及重建。[3-34]此后，该团队进一步研制了静态头部 CT、静态 DBT（Digital Breast Tomosynthesis）等。[3-17][3-35][3-36]相比于碳纳米管，平板 X 射线源具有 2D 高密度源分布，其应用于 CT 成像可减少稀疏投影伪影。基于此，西安交通大学牟轩沁教授团队提出了基于高密度平板 X 射线源的静态 CT 方案，其利用多个平板源及平板探测器拼接成源—探测器板，然后利用多个源—探测器板拼接成六边形静态 CT 设备。[3-18]

现阶段，静态 CT 的源大多采取依次分时曝光，或采用射线在空间无重叠的多个源同时曝光，此时探测器得到的信号为相应射线源发出的 X 射线信息，可利用与传统 CT 相同的重建算法获得重建图像。然而，射线在空间重叠的多个源同时曝光时，探测器得到的信号为多个射线源信号经成像物体衰减后的叠加，出现严重投影重叠，利用传统 CT 重建算法不能很好地重建成像物体。针对该情形，目前尚未有合适的重建算法。[3-37][3-38][3-39]

六、能谱 CT 设备的发展趋势

双能 CT 是能谱 CT 的子集，其利用两组 X 射线能谱进行成像，并已成功应用于临床。它是真正能量分辨成像与当前技术限制之间的折中。通过双能 CT 的成功应用，可一窥未来能谱 CT 的能力。

双能 CT 可分为两类：基于源和探测器。基于源的双能 CT 利用能谱不同的两组 X 射线束进行成像，可利用工作在不同管电压下的两套独立 X 射线球管，或利用具有高低电压快速切换能力的单个球管来实现。基于探测器的双能 CT 通过探测器的能量分辨能力将高低能 X 射线光子进行分离，可利用光子计数探测器或利用对高低能 X 射线光子敏感的双层探测器来实现。然而，关于双能或能谱 CT 的优势及价值需在临床实际应用中进一步充分探索。

目前，我国关于 X 射线计算机体层摄影设备的相关标准已经有 YY/T 0310—2015、YY/T 1417—2016 和 YY/T 1625—2018 三份行业标准，其对常规 X 射线计算机体层摄影设备、64 层螺旋 X 射线体层计算机摄影设备和移动式 X 射线体层计算机摄影设备在性能、环境试验及安全上做出了比较详细的要求。结合 CT 设备的未来发展趋势，我国 CT 设备未来标准将紧随发展。首先，会着重图像质量评价方法，例如 YY/T 1766《X 射线计算机体层摄影设备图像质量评价方法》系列标准详细给出了调制传递函数、低对比度分辨率等图像参数的详细评价方法。其次，可能会有针对 CT 设备核心部件的标准出现，例如一体化机头、滑环等，形式也不局限于行业标准，CT 设备相关的团体标准也在逐渐增加。此外，医疗器械的可靠性和可用性评价也是未来的重点方向。CT 设备作为重要的高端影像产品，其可靠性和可用性的检测准则是非常值得关注的。

参考文献

［3 - 1］余晓锷，龚剑 . CT 原理与技术［M］. 北京：科学出版社，2013.

［3 - 2］杜勇 . 电子束 CT 原理及应用［J］. 中国医学计算机成像杂志，1995，1
(4)：276 - 279.

［3 - 3］李贻卓，陈龙华，昌仁民，等 . 螺旋 CT 的原理和技术特点［J］. 中国医疗器械杂志，1999，23（1）：38 - 39，52.

［3 - 4］石明国，宦怡，葛雅丽，等 . 多层螺旋 CT 基本原理及临床应用［J］. 实用放射学杂志，2001，17（11）：861 - 863.

［3 - 5］黄明子 . 第五代 CT：超高速 CT［J］. CT 理论与应用研究，1992，1（4）：
23 - 27.

［3 - 6］国家食品药品监督管理总局 . X 射线计算机体层摄影设备通用技术条件：YY/
T 0310—2015［S］.

［3－7］中华人民共和国国家质量监督检验检疫总局，中国国家标准化管理委员会．医用电气设备　第2部分：X射线计算机体层摄影设备安全专用要求：GB 9706.18—2006［S］.

［3－8］中华人民共和国国家质量监督检验检疫总局，中国国家标准化管理委员会．医用成像部门的评价及例行试验　第3－5部分：X射线计算机体层摄影设备成像性能验收试验：GB/T 19042.5—2006［S］.

［3－9］江苏省计量科学研究院．医用X射线诊断设备计量与检测技术［M］.北京：中国质检出版社，2015.

［3－10］国家食品药品监督管理总局．CT造影注射装置专用技术条件：YY/T 0935—2014［S］.

［3－11］国家药品监督管理局．移动式X射线计算机体层摄影设备专用技术条件：YY/T 1625—2018［S］.

［3－12］国家食品药品监督管理总局．X射线计算机体层摄影设备注册技术审查指导原则［EB］.2018.

［3－13］国家食品药品监督管理总局．64层螺旋X射线计算机体层摄影设备技术条件：YY/T 1417—2016［S］.北京：中国标准出版社，2016.

［3－14］The Phantom Laboratory. Catphan ® 500 and 600 Manual. The Phantom Laboratory，2013.

［3－15］国家食品药品监督管理局．医用电气设备　第1－2部分：安全通用要求　并列标准：电磁兼容　要求和试验：YY 0505—2012［S］.

［3－16］JIANG HSIEH．Computed tomography：principles，design，artifacts，and recent advances［M］.Belingham：SPIE；Hoboken：Wiley & Sons，2009.

［3－17］YUEH Z LEE，et al. Stationary gantry computed tomography systems and methods with distributed X-ray source arrays［P］.U. S. Patent Application No. 13/970，134.

［3－18］Y DUAN，H CHENG，K WANG，et al. A novel stationary CT scheme based on high-density X-ray sources device［J］.IEEE access，2020，8：112910-112921.

［3－19］KATSUYUKI TSGUCHI，et al. Modeling the performance of a photon counting X-ray detector for CT：energy response and pulse pileup effects［J］.Medical physics，2011，38（2）：1089－1102.

［3－20］AARON SO，SAVVAS NICOLAOU. Spectral computed tomography：fundamental principles and recent developments［J］.Korean journal of radiology，2021，22（1）：86－96.

［3－21］POLAD M SHIKHALIEV，SHANNON G FRITZ，JOHN W CHAPMAN，et al. Photon counting multienergy X-ray imaging：effect of the characteristic x rays on detector performance［J］.Medical physics，2009，36（11）：5107－5119.

［3－22］XU CHENG，MATS DSNIELSSON，et al. Evaluation of energy loss and charge sharing in cadmium telluride detectors for photon-counting computed tomography［J］.IEEE transactions on nuclear science，2011，58（3）：614－625.

［3-23］DANIELA MUENZEL，et al. Spectral photon-counting CT：initial experience with dual-contrast agent K-edge colonography［J］. Radiology，2017，283（3）：723-728.

［3-24］YU ZHICONG，et al. Evaluation of conventional imaging performance in a research whole-body CT system with a photon-counting detector array［J］. Physics in medicine & biology，2016，61（4）：1572-1595.

［3-25］HANS BORNEFAIK，MATS DANIELSSON. Photon-counting spectral computed tomography using silicon strip detectors：a feasibility study［J］. Physics in medicine & biology，2010，55（7）：1999-2022.

［3-26］赵越桂，窦新民. 螺旋 CT 的滑环故障及维修［J］. 中国医学装备，2005，2（5）：46-47.

［3-27］JERROLD T BUSHBERG，et al. The essential physics of medical imaging［M］. Philadelphia：Lippincott Williams & Wilkins，2011.

［3-28］QU JIEMING，et al. Infection control for CT equipment and radiographers' personal protection during the coronavirus disease（COVID-19）outbreak in China［J］. AJR Am J Roentgenol，2020，215（4）：940-944.

［3-29］WANG YANG，et al. Precise pulmonary scanning and reducing medical radiation exposure by developing a clinically applicable intelligent CT system：toward improving patient care［J］. eBioMedicine，2020，54：102724.

［3-30］https：//us. medical. canon/products/computed-tomography/aquilion-one-prism/technology/#aice.

［3-31］https：//www. gehealthcare. ca/en-CA/products/revolution-apex-with-true-fidelity-images.

［3-32］https：//us. medical. canon/products/computed-tomography/aquilion-one-prism/.

［3-33］https：//us. medical. canon/products/computed-tomography/aquilion-precision/.

［3-34］ZHANG J，et al. Stationary scanning X-ray source based on carbon nanotube field emitters［J］. Applied physics letters，2005，86（18）：4104.

［3-35］DERREK SPRONK，et al. A stationary head CT prototype with CNT X-ray source arrays［C］//Medical imaging 2022：physics of medical imaging. SPIE，2022.

［3-36］JABARI CALLISTE，et al. Initial clinical evaluation of stationary digital breast tomosynthesis［C］//Medical imaging 2015：physics of medical imaging. SPIE，2015.

［3-37］M KLODT，R HAUSER. Nonlinear compressed sensing for multi-emitter X-ray imaging［C］//Energy minimization methods in computer vision and pattern recognition，Cham：Springer International Publishing，2018.

［3-38］黄斯伟. 基于冷阴极平板 X 射线源的 CT 图像重建方法研究［D］. 广州：南方医科大学，2021.

［3-39］VASILE BOGDAN NECULAES，et al. Multisource X-ray and CT：lessons learned and future outlook［J］. IEEE access，2014，2：1568-1585.

第四章

光学设备检验标准和技术

第一节　光学设备概述

一、光学设备的发展历史

光学技术是人类最早应用于医学诊疗领域的技术之一。近年来光学技术发展迅速，随着临床诊疗需求的不断提高，光学设备的种类不断丰富，诊疗用途更加广泛。以医用内窥镜和医用激光设备为代表的光学设备，在不同的广度和深度改变着原有的医疗方式，成为临床不可或缺的诊疗器械，备受医疗机构的青睐。本章节主要围绕最具有代表性和应用范围最广泛的医用内窥镜和医用激光设备进行介绍。

（一）医用内窥镜的发展历史

医用内窥镜发明至今已有 200 多年历史，其发展可分为硬管式内窥镜（硬性内窥镜）、纤维内窥镜、电子和超声内窥镜、胶囊内窥镜等阶段。[4-1][4-2][4-3][4-4][4-5][4-6][4-7]

硬管式内窥镜[4-1][4-2][4-5]：1804 年，德国 Philip Bozzini 首先提出内窥镜设想，并于 1806 年发明了一种以蜡烛为光源、用以观察动物膀胱和直肠内部结构的光学器具，但未将其用于人体。1835 年，法国外科医生 Desormeaux 使用燃油灯作为照明光源，利用透镜汇聚光源所发出的光来增加照明，首次将内窥镜用于人体膀胱检查。1853 年，法国医生德索米奥研制出世界上第一个内窥镜。早期内窥镜在直肠检查中应用较多，其特点是前端镜子部分由硬管构成，硬管内部集成了透镜成像模组，产品不可弯曲，观察视角、清晰度、诊断效果等比较受限，导致临床应用效果不佳。

纤维内窥镜[4-1][4-2][4-5]：1932 年，Wolf－Schindler 半可屈式胃镜研发成功，其特点为内窥镜前端可弯曲，扩大了镜体在体内活动的空间和观察视野，标志着软性医用内窥镜的研发及应用进入了新阶段。1954 年，英国 Hopkings、Kapany 等在纤维束的图像传递方面取得了突破性进展，发明了光导纤维技术。1957 年，Hirschowitz 团队研制了第一台光导纤维内窥镜。1967 年，Machida 首次将外部冷光源与内窥镜结合使用，显著提高了光亮度，扩大了视野，更有利于发现细小病灶。此后，纤维内窥镜应用于胃镜系统，可对胃和十二指肠进行诊视和微创手术，开辟了新的胃镜研发和应用模式。

电子和超声内窥镜[4-5][4-6][4-8][4-9][4-10]：1970 年，光电耦合器件（Charge Coupled Device，CCD）的诞生及变革拓宽了医用内窥镜发展。1983 年，美国 Welch Allyn 公司研制出了首台能进行图像传输的电子内窥镜，并应用于临床。将超声探头经由内窥镜的活检通道伸入体腔，继而靠近需检测的目标器官，基于该理念诞生了超声内窥镜，超声内窥镜与电子内窥镜相辅相成。1980 年，Strohm 和 Di Magno 首次尝试将微型超声探头安装在传统内窥镜前端。此后，电子和超声内窥镜在消化管壁（食管、胃和结肠）组织学分层的临床应用研究中发挥了巨大作用，也促进了对食管癌、胃癌淋巴结转移以及各种胰腺疾病的诊断。

胶囊内窥镜（Capsule Endoscopy）[4-11][4-12]：传统内窥镜均采用机械插入的方式，检查时增加了患者痛苦和风险，为解决此问题，1992 年以色列工程师 GavrielIddan 博士和英国胃肠病学家 Paul Swain 医生分别提出了胶囊内窥镜概念及其设计理念。2000 年 5 月，Paul Swain 在"美国消化疾病周（DDW）"上汇报和展示了首例胶囊内窥镜的应用情况。此后，世界范围内广泛开展了胶囊内窥镜技术的研发，胶囊内窥镜的应用范围逐步从小肠发展至全胃肠道，衍生出小肠胶囊内窥镜、食管胶囊内窥镜、磁控胶囊胃镜、结肠胶囊内窥镜等多种新型胶囊内窥镜产品。

（二）医用激光设备的发展历史

医用激光设备以激光技术为基础，利用激光生物学效应进行医学临床诊疗，其紧随激光技术进步而发展。继爱因斯坦提出"受激发射"理论后，1958 年美国科学家汤斯（Townes）和肖洛（Schawlow）正式提出"激光原理"。[4-13]此后，激光技术迈入了高速发展阶段[4-14]：

1960 年，美国梅曼（Maiman）在汤斯和肖洛的理论基础上发明了世界上第一台激光器——红宝石（Ruby）激光器。

1961 年，贝尔实验室研制出 He－Ne 混合气体激光器。

1962 年，研制出第一台调 Q 激光器和第一台砷化镓（GaAs）半导体激光器。

1966 年，研制出固体锁模激光器。

1970 年，研制出准分子激光器。

1977 年，研制出红外波段的自由电子激光器。

1984 年，研制出光弧子激光器。

经过半个多世纪的发展，各种不同工作物质、波长、功率和运行模式的激光器被不断开发，激光在医学上的应用获得很大扩展。以半导体激光为例，由于其可选波长范围广、激光功率大、体积小等优良特性，在医学上有着广泛的应用（详见表 4-1）。

表 4-1　半导体激光器的医学应用[4-15]

	波长/nm	功率	运行模式	应用
可见光	532	低功率	连续	常规眼底激光光凝术
	630~670	低功率	连续	癌症的光动力学治疗仪、生发等
	650	低功率	连续	急慢性鼻炎、穴位照射、活血化瘀、抗炎消肿、杀菌止痛、生发等

（续上表）

波长/nm	功率	运行模式	应用
780~910	低功率	连续	牙齿、口腔急慢性炎症、血液照射、针灸理疗等
810，830，940，980	高功率	连续	外科手术中的汽化、激光手术刀
810	中功率	微脉冲	经巩膜睫状体光凝术、阈下光凝
800，810	中功率	脉冲	脱毛
980	中功率	脉冲	除皱
1 450	中功率	脉冲	去除粉刺、去除痤疮、除皱等
1 470	高功率	连续、脉冲	外科手术中的汽化、激光手术刀
1 540~1 550	中功率	脉冲	去除粉刺、去除痤疮、除皱等

（注：表格第一列"红外光"跨越780~910至1 540~1 550所有行）

二、光学设备的国外发展现状

（一）医用内窥镜的国外发展现状

美国、日本和欧洲等国家和地区的医用内窥镜应用基础较广，技术资源储备充足，研发领域逐步扩大，在推动内窥镜行业不断向纵深发展的同时，行业竞争也日趋激烈。国际上知名的医用内窥镜品牌有：德国的吉米（Gimmi）、卡尔·史托斯（Karl Storz）、狼牌（Richard Wolf）、雪力（Schoelly）和美国的史赛克（Stryker）及日本的奥林巴斯（Olympus）等。

（二）医用激光设备的国外发展现状

在医用激光设备的研发与应用方面，美国、以色列、日本和欧洲等发达国家与地区起步较早，对医用激光设备的整体探索更为深入，相关的医疗激光仪器行业集中度高，研制的医疗激光仪器在国内外医疗市场占有较大优势。国际上知名的医用激光设备品牌有：美国的科医人（Lumenis）、波士顿科学（Boston Scientific）、赛诺秀（Cynosure）和以色列的飞顿（Alma）及德国的欧洲之星（Fotona）等。

三、光学设备的国内发展现状

（一）医用内窥镜的国内发展现状

我国内窥镜技术发展较晚，总体技术水平与世界先进水平还有一定差距。国产医用内窥镜企业有：上海医光仪器有限公司、上海澳华光电内窥镜有限公司、杭州好克光电仪器有限公司、杭州市桐庐医疗光学仪器总厂、深圳开立生物医疗科技股份有限公司、深圳迈瑞生物医疗电子股份有限公司、珠海市迪谱医疗科技有限公司、珠海迈德豪医用科技有限公司、珠海普生医疗科技有限公司、广东欧谱曼迪科技有限公司、沈阳沈大内窥镜有限公司等。

我国的胶囊内窥镜研究也取得了一定的成绩。2004 年重庆金山科技有限公司研制的"胶囊内窥镜"通过了国家"863"专家组的验收，发展至今成功开发了胶囊内窥镜、胶囊机器人、pH 胶囊等具有国际领先水平的产品；深圳市资福医疗技术有限公司致力于开发研制磁控胶囊胃镜、胶囊内窥镜系统（肠镜）、胶囊内窥镜等产品。

值得一提的是，国产新型内窥镜技术的发展还衍生了多种新产品，如：深圳开立生物医疗科技股份有限公司于 2017 年推出首台国产电子环扫超声内窥镜 EG – UR5 样机，现已取得 CE 认证，开立成为继日本三大内窥镜厂商之后国内首家、世界第四家掌握超声内窥镜关键核心技术的医疗器械企业；珠海市迪谱医疗科技有限公司将医学影像学最前沿的多模态分子影像技术转化应用于术中导航近红外荧光成像系统及内窥镜荧光摄像系统，自主研发的针对开放手术的超眼、智眼系列荧光分子影像手术导航设备属国内首创，处于国际领先地位，极大地推动我国外科手术从"微创治疗"走向"精准治疗"。

目前，内窥镜行业仍处于快速发展的黄金期。随着其技术发展和产业升级，国产内窥镜产业将有望继续保持高速增长的良好态势，实现由中低端品牌向高端品牌的转型升级并且逐步进军海外市场。

（二）医用激光设备的国内发展现状

20 世纪 60 年代，我国开始迈入激光医疗仪器的研究行列，国内激光治疗仪技术在理论研究方面和国外的差距较小，但研发技术、企业数量等均落后于美国、日本、以色列和欧洲等国家和地区。国产医用激光设备企业有：武汉奇致激光技术股份有限公司、吉林省科英激光股份有限公司、广州市激光技术应用研究所有限公司、上海瑞柯恩激光技术有限公司等。

目前，国内市场对激光医疗仪器的需求大大增加，尤其是医疗美容行业和眼科激光仪器行业。综合国家药品监督管理局医用激光设备的注册情况来看，半导体激光仪器（含治疗机和脱毛产品）的注册占比最大，获得的注册证数量最多，其次是 CO_2 激光治疗机和 Nd：YAG 激光治疗机，再次是氦氖激光治疗机和 Ho：YAG 激光治疗机。

第二节　光学设备的基本原理、结构和应用

一、光学设备的定义和分类

（一）硬性光学内窥镜、医用内窥镜冷光源的定义和分类

通过检索国家药品监督管理局医用内窥镜产品的注册情况发现，硬性光学内窥镜产品较多，超声内窥镜和胶囊内窥镜产品较少。作为内窥镜检查和手术中的照明源，冷光源至关重要，其与医用内窥镜的连接如下图 4-1 所示。后续主要选取硬性光学内窥镜和医用内窥镜冷光源进行介绍。

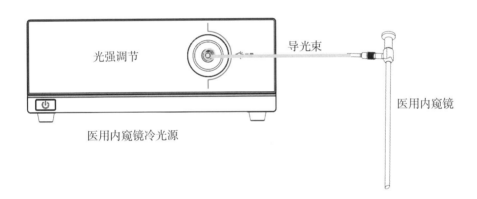

图 4-1　医用内窥镜与冷光源连接示意图

1. 硬性光学内窥镜

硬性内窥镜是指进入人体部分无法顺着自然孔道或者创建的外科切口或者其他器械通道弯曲的内窥镜。硬性光学内窥镜是指含有传输照明光路和光学成像系统的硬性内窥镜，外部照明光可由照明光路带入人体体腔，人体体腔可通过成像系统在外部成像或直接目视观察。

硬性光学内窥镜根据相关定义进行分类：①观察用硬性光学内窥镜，利用人体自然腔道进入人体观察和诊察，无须切口或打孔穿刺进入人体，如喉镜、鼻窦镜、尿道膀胱镜、宫腔镜、直肠镜等；②有创类硬性光学内窥镜，通过有创的方式而非通过人体自然孔道的方式进入人体，如腹腔内窥镜、关节内窥镜、椎间盘内窥镜、胸腔内窥镜等。

硬性光学内窥镜除了上述分类外，其他分类方式还有：按照传像元件分为棒透镜硬管内窥镜、电子硬管内窥镜、传像光纤内窥镜等；按照结构形式分为直杆不可分离硬管内窥

213

镜、直杆可分离硬管内窥镜、弯管不可分离硬管内窥镜和弯管可分离硬管内窥镜等；按照视向角（视轴与镜体主轴夹角）分为 0°视向角、30°视向角、45°视向角、60°视向角、90°视向角等硬管内窥镜。

2. 医用内窥镜冷光源

医用内窥镜冷光源是指用于内窥镜检查和手术中作为功能供给装置的冷光源，为内窥镜观察人体体腔的视场区域提供观察用照明光源。根据冷光源结构和功能可对其进行分类，主要有：按照光源类型分为卤素灯、氙灯、溴钨灯、LED 灯等冷光源；按照操作程序分为自动、手动冷光源；按照用途分为纤维内窥镜和电子内窥镜用冷光源；按照内窥镜种类分为硬性镜和软性镜用冷光源；按照可携带性分为便携式和台式冷光源。

（二）半导体激光治疗机的定义和分类

半导体激光治疗机是指由半导体激光器产生的激光，通过光束传输装置有效地传输至人体组织，形成各种效应而达到治疗作用的激光类设备。其核心部件是产生激光的激光器，可依据激光器的性质进行分类：按照激光器激光输出方式分类，可分为单光路输出和多光路输出；按照激光器输出功率分类，可分为低功率、中功率、高功率；按照输出的激光波长分类，可分为可见光、红外光等；按照工作方式分类，可分为连续式和脉冲式；按照激光光辐射危害程度分类，依据 GB 7247.1—2012 可将医用激光设备分为 1 类、1M 类、2 类、2M 类、3R 类、3B 类和 4 类。

二、光学设备的基本原理和结构

（一）硬性光学内窥镜、医用内窥镜冷光源的基本原理和结构

1. 硬性光学内窥镜的基本原理和结构

硬性光学内窥镜的工作原理：被观察物经物镜所成的倒像，通过传像系统将倒像以正像形式传输到目镜，再由目镜放大后，为人眼所观察。[4-15]

硬性光学内窥镜主要是由光学成像系统和照明系统组成，其内部结构示意图如图 4-2、图 4-3 所示。[4-16][4-17]其光学成像系统主要由物镜系统、目镜系统和/或传（转）像系统（中转系统）三大系统组成，其中：①物镜是在光学系统中第一次对实际物体成像的光学部件；②目镜是将物镜所成的像放大后供眼睛观察用的光学部件（在内窥镜中，物镜和目镜通常是各由一组透镜组成的透镜组，故称为物镜系统和目镜系统）；③中转系统是与物镜系统和目镜系统具有良好耦合性的，用以转像的光学系统，其放大率通常为 1 倍。[4-15][4-18]其照明传输系统主要由光导纤维组成，用以将冷光源的光经过光导纤维传输到内窥镜前端，照亮被观察物。另外，硬性光学内窥镜如有目镜罩，便于人眼直接观察，且按照目镜罩标准尺寸规定，其可与摄像系统连接，通过监视屏显示图像；还存在无目镜罩的内窥镜，此类内窥镜不能直接目视，必须与摄像系统连接，通过监视屏显示图像。

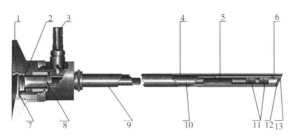

说明：1. 目镜罩；2. 目镜；3. 入光口；4. 照明光纤；5. 传像系统；6. 转向棱镜；7. 目镜保护片；8. 视场光阑；9. 外镜管；10. 内镜管；11. 物镜组；12. 物镜组；13. 保护片。

图4-2　内窥镜产品内部结构示意图（1）[4-16] [4-17]

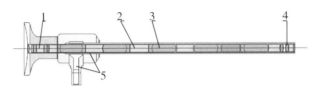

说明：1. 目镜；2. 间隔管；3. 棒状镜；4. 物镜；5. 照明光纤。

图4-3　内窥镜产品内部结构示意图（2）[4-16] [4-17]

2. 医用内窥镜冷光源的基本原理和结构

医用内窥镜冷光源的工作原理：光源发出的光经导光束传输到光纤中，采用光纤作为光传输介质，将光能量传输到照明物或者其他照明系统。[4-19]

医用内窥镜冷光源一般由开关电源、控制电路、灯架、灯组件、隔热玻璃、风扇、散热器、亮度调节开关、隔热板、外壳、面板组成。[4-19]冷光源结构示意图如图4-4：

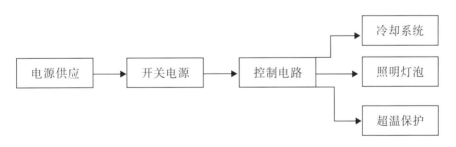

图4-4　冷光源结构示意图[4-19]

（二）半导体激光治疗机的基本原理和结构

半导体激光治疗机的工作原理：半导体激光器经激励电源激励产生激光，通过光束传输装置有效地传输至治疗部位，起到治疗作用。[4-20]

半导体激光治疗机一般可以分为主机、治疗部件两大部分，其中主机包括激光电源系统、控制和防护系统等，治疗部件包括半导体激光器（半导体激光器也可以放在主机中）、

光束传输装置、保护罩等。[4-20]

三、光学设备的技术应用

（一）医用内窥镜的技术应用

医用内窥镜通过人体天然腔孔或人工孔道进入人体内来直接观察各器官组织的形态，以达到诊断和治疗疾病的目的。其临床应用广泛，主要用于胃肠道、胰腺、胆道、肝脏、呼吸道、泌尿道等疾病的检查，特别在消化系统疾病诊断和治疗中发挥作用越来越大。胶囊内窥镜技术有效解决了消化系统疾病中的小肠疾病诊断难点，可通过胶囊内窥镜观察整个小肠以发现小肠病变情况，为医生诊断提供了有力的保障。

（二）医用激光设备的技术应用

医用激光设备发射激光，通过作用于人体后发生的热力、压力、光化、电磁等生物学效应，以达到诊断和治疗疾病的目的。其临床应用范围已经发展到几乎涵盖眼科、耳鼻喉科、皮肤科、妇科、普外科、康复理疗科、泌尿科、肿瘤科等全部科室。激光诊断因具备准确、快速等特点，可应用于各种精密测定，与超声成像、X 射线成像、磁共振成像等诊断方法相结合，极大地推动了医学诊断技术发展。激光治疗因具备大功率、高能量等特点，可应用于理疗、光动力、血液照射、手术、美容等。

第三节　光学设备的检验标准

一、光学设备的国际标准化组织

与医用光学设备相关的国际标准化组织主要有：

（1）国际电工委员会（IEC）：IEC 主要负责有关电气工程和电子工程领域中的国际标准化工作。光辐射安全和激光设备技术委员会（编号 IEC/ TC 76）主要负责制定在 100nm 到 1mm 之间人造光源辐射的人体暴露限值国际标准，电磁兼容技术委员会（编号 IEC/ TC 77）主要负责电磁兼容部分。[4-21]

（2）国际标准化组织（ISO）：光学和光子学技术委员会（编号 ISO/TC 172）负责在光学和光子学领域内的术语、要求、分界和测试方法的标准化工作，包括完整的系统、设备、仪器、眼科光学、光学和光子器件、辅助设备和附件以及材料，其中光学和光子学用于产生、处理和检测包括信号处理在内的光辐射。国际标准化组织光学和光子学技术委员会下设分技委及标准制修订情况（截至 2022 年 8 月数据统计）见下表：

表 4-2　ISO/TC 172 分技委及标准制修订情况表（截至 2022 年 8 月数据统计）

SUBCOMMITTEE	SUBCOMMITTEE TITLE	PUBLISHED STANDARDS	STANDARDS UNDER DEVELOPMENT
ISO/TC 172/SC 1	Fundamental standards	51	10
ISO/TC 172/SC 3	Optical materials and components	28	9
ISO/TC 172/SC 4	Telescopic systems	23	0
ISO/TC 172/SC 5	Microscopes and endoscopes	40	2
ISO/TC 172/SC 6	Geodetic and surveying instruments	14	0
ISO/TC 172/SC 7	Ophthalmic optics and instruments	96	15
ISO/TC 172/SC 9	Laser and electro-optical systems	48	3

硬性光学内窥镜和半导体激光治疗机的相关现行国际标准主要有：

（1）IEC 60601-2-18：2009 Medical electrical equipment—Part 2-18：Particular requirements for the basic safety and essential performance of endoscopic equipment；

（2）IEC 60601-2-22：2019 Medical electrical equipment—Part 2-22：Particular requirements for basic safety and essential performance of surgical，cosmetic，therapeutic and diagnostic laser equipment；

（3）ISO 8600-1：2015 Endoscopes　Medical endoscopes and endotherapy devices—Part 1：General requirements；

（4）ISO 8600-2：2015 Endoscopes—Medical endoscopes and endotherapy devices—Part 2：Particular requirements for rigid bronchoscopes；

（5）ISO 8600-3：2019 Endoscopes—Medical endoscopes and endotherapy devices—Part 3：Determination of field of view and direction of view of endoscopes with optics；

（6）ISO 8600-4：2014 Endoscopes—Medical endoscopes and endotherapy devices—Part 4：Determination of maximum width of insertion portion；

（7）ISO 8600-5：2020 Optics and photonics—Medical endoscopes and endotherapy devices—Part 5：Determination of optical resolution of rigid endoscopes with optics；

（8）ISO 8600-6：2020 Optics and photonics—Medical endoscopes and endotherapy devices—Part 6：Vocabulary；

（9）ISO 8600-7：2012 Endoscopes—Medical endoscopes and endotherapy devices—Part 7：Basic requirements for medical endoscopes of water-resistant type。

二、光学设备的国内标准化组织

国家标准化管理委员会批准成立的相关专业标准化（分）技术委员会主要有：全国光

学和光子学标准化技术委员会医用光学和仪器分技术委员会（编号 SAC/TC 103/SC 1），由国家药品监督管理局筹建及进行业务指导。全国光学和光子学标准化技术委员会（编号 SAC/TC 103）和全国光辐射安全和激光设备标准化技术委员会（编号 SAC/TC 284）及其下设部分分技委情况介绍见表 4 - 3。

表 4 - 3　SAC/TC 103 和 SAC/TC 284 及其下设部分分技委情况介绍

委员会编号	委员会简称	秘书处所在单位	负责专业范围
TC 103	光学和光子学	上海理工大学	全国光学和光子学等专业领域标准化工作
TC 103/SC 1	医用光学和仪器	浙江省医疗器械检验研究院	全国医用光学和仪器包括眼科光学、医用激光、医用内窥镜、医用显微镜、医用光谱诊断及治疗设备等专业领域标准化工作
TC 103/SC 2	显微镜	上海理工大学	全国显微镜、内窥镜等专业技术领域标准化工作
TC 284	光辐射安全和激光设备	中国电子科技集团公司第十一研究所	激光基础技术、激光器件和材料、激光设备、激光应用及相关领域

硬性光学内窥镜和半导体激光治疗机的相关现行国内标准主要有：

（1）GB 7247.1—2012《激光产品的安全　第 1 部分：设备分类、要求》；

（2）GB 9706.19—2000《医用电气设备　第 2 部分：内窥镜设备安全专用要求》（注：新版 GB 9706.218—2021《医用电气设备　第 2 - 18 部分：内窥镜设备的基本安全与基本性能专用要求》已于 2021 年 12 月 1 日发布，将于 2023 年 5 月 1 日实施）；

（3）GB 9706.20—2000《医用电气设备　第 2 部分：诊断和治疗激光设备安全专用要求》（注：新版 GB 9706.222—2021《医用电气设备　第 2 - 22 部分：外科、整形、治疗和诊断用激光设备的基本安全与基本性能的专用要求》已于 2022 年 3 月 15 日发布，将于 2024 年 5 月 1 日实施）；

（4）YY 0068.1—2008《医用内窥镜　硬性内窥镜　第 1 部分：光学性能及测试方法》；

（5）YY 0068.2—2008《医用内窥镜　硬性内窥镜　第 2 部分：机械性能及测试方法》；

（6）YY 0068.3—2008《医用内窥镜　硬性内窥镜　第 3 部分：标签和随附资料》；

（7）YY 0068.4—2009《医用内窥镜　硬性内窥镜　第 4 部分：基本要求》；

（8）YY 1081—2011《医用内窥镜　内窥镜功能供给装置　冷光源》。

三、光学设备的检验标准及条款解读

选取了部分较重要且典型的光学设备检验标准：

（1）GB 7247.1—2012《激光产品的安全　第1部分：设备分类、要求》；

（2）YY 0068.1—2008《医用内窥镜　硬性内窥镜　第1部分：光学性能及测试方法》；

（3）YY 0068.2—2008《医用内窥镜　硬性内窥镜　第2部分：机械性能及测试方法》；

（4）YY 0068.3—2008《医用内窥镜　硬性内窥镜　第3部分：标签和随附资料》；

（5）YY 0068.4—2009《医用内窥镜　硬性内窥镜　第4部分：基本要求》；

（6）YY 1081—2011《医用内窥镜　内窥镜功能供给装置　冷光源》。

对以上6份光学设备检验标准的条款解读如下：

（一）GB 7247.1—2012《激光产品的安全　第1部分：设备分类、要求》[4-22]

1. 标准条款解读

🔔条款

8.3　分类规则

作为分类规则，应使用以下类别等级（按照危害程度递增的顺序排列）：1类、1M类、2类、2M类、3R类、3B类、4类。

📣条款解读

划分某具体激光产品为哪一类时，需结合标准中给出的各类AEL（可达发射极限）以及在给定的条件下实测可达发射水平（一般采用激光功率）并结合分类规则来判定。[4-23]

按照危害程度递增的顺序排列，激光产品分为以下类别等级[4-24]：

1类：在使用过程中，包括长时间直接光束内视，甚至在使用光学观察仪器时受到激光照射仍然是安全的激光器。1类也包括完全被防护罩围封的功率产品，在使用中接触不到潜在的危害辐射。

1M类：在使用中包括裸眼长时间直接光束内视是安全的激光器。可能在使用两种光学观察仪器之一时，照射量超过MPE（最大允许照射量），并可能造成眼损伤。

2类：激光产品发射为400～700nm波长范围的可见辐射，其瞬时照射是安全的，但是有意注视激光束可能是有危害的。与2M类相比较，2类激光产品在使用光学仪器时并不会使眼损伤的风险增加。

2M类：这类激光产品发射可见激光束，仅对裸眼短时照射是安全的。可能在使用两种光学观察仪器之一时受到照射，可发生眼损伤。

3R类：这类激光产品的发射辐射在直接光束内视时可能超过MPE，但是在大多数情况下损伤风险相对较低。因为3R类的AEL仅是2类（可见激光束）AEL或1类（不可见激光束）AEL的5倍。损伤的风险性随着照射持续时间的增加而增强，有意的眼照射是危险的。

3B类：这类激光产品发生束内眼照射（即在NOHD内）时，包括意外的短时照射，通常是有害的。此类激光观察漫反射一般是安全的。接近3B类AEL的3B类激光器可引起较轻的皮肤损伤，甚至有点燃易燃材料的危险。

4 类：这类激光产品，光束内视和皮肤照射都是危险的，观看漫反射可能是危险的。这类激光器经常会引起火灾。

🔔 条款

9.3.2 默认（简单的）评估

表 11 中默认的简单的测量距离适用于：

——波长范围小于 400nm 和大于 1 400nm 的光源；或

——如果因子 C_6 设置等于 1；或

——时间基准值大于 100 s 时的光化学视网膜极限，接收测量角不被限制（即至少应与表观光源的对向角同样大小）时；

——对于既不是光化学又不是热效应（即不依赖 C_6）视网膜极限（例如 3B 类的 AEL）的其他极限。

表 11 中规定的距离定义为距参考点的距离，参考点列于表 12。

📢 条款解读

标准对可达发射极限的测量给出了两个评估方案，分别为默认（简单的）评估以及扩展光源评估。

标准中规定了 3 种测量条件以确定可达发射极限。在条件 1 和条件 2 适用的波长范围内，使用光学器具辅助观察可能会增加危害，而条件 3 适用于裸眼观察。测量时应采用最严格的适用测量条件，例如应采用条件 3 来测量扫描激光辐射的功率和能量。如果无法判断最严格的条件，应对每一个适用条件分别进行评估。

在评估可达发射水平时采用两种评估方法，一种是默认（简单的）评估，一种是扩展光源评估。选择采用哪种评估方法，主要取决于表观光源的对向角即 C_6 值。[4-23] 对于默认（简单的）评估，分类检测在相对于参考点的固定距离上进行。对于这种简单评估，因 C_6（见 GB 7247.1—2012 中表 10）等于 1，无需确定表观光源的对向角。

按照以上测量条件得出实测的条件 1、条件 2 和条件 3 数据后，再通过与可达发射极限的限值对比，根据不同的限值来判断激光辐射类别。

2. 标准实施过程中的常见问题及解决对策

（1）如果激光类别分类错误，由于过量的激光输出，导致不正确的能量或物质输出，可能对人体造成伤害，尤其对于可见光波长的设备，防护不当可能对人眼造成不可恢复的伤害。制造商应根据实际的激光辐射类别进行分类。

（2）市面上，部分制造商生产的激光产品没有配备防护罩，未能防止人员接触超过 1 类 AEL 的激光辐射（包括漂移激光辐射），以及伴随辐射（如红外、可见光或紫外）。制造商应根据激光产品的安全分类提供有效的防护罩。

（3）对超过 1 类激光产品的标记有误或缺项不明确，有些没有按要求标记边框及颜色，有些没有在说明标记或者产品上注明划分激光产品类别所依据的标准名称及其出版日期。制造商应严格按照 GB 7247.1—2012 要求进行标记。

（4）GB 7247.1—2012 中对用户资料提出了较为严格的要求，部分制造商提供的激光产品说明书信息不够全面。制造商应按照标准要求完善说明书中激光相关内容。

（二）YY 0068.1—2008《医用内窥镜　硬性内窥镜　第 1 部分：光学性能及测试方法》[4-25]

1. 标准条款解读

🔔条款

4.1　总则

用于医疗目的的光学镜，应符合以下要求，其他硬性内窥镜可按适用性选择采用。

🐡条款解读

进一步明确了本标准的适用范围，是用于医疗目的的光学镜，其他硬性内窥镜不强制要求满足本标准。

🔔条款

4.2　视场和视向

4.2.1　视场角，2W

制造商应以任何可能的形式明示内窥镜视场角的设计值，视场角设计值允差：$\pm 15\%$。

4.2.2　视向角，θ

制造商在光学镜上应标注视向角的名义值，标称视向角允差：$\pm 10°$。

🐡条款解读

视场角和视向角是使用者根据实际使用需求选择内窥镜的重要依据。视向角规定了内窥镜的观察方向，以满足不同应用场景的需要。视场角规定了内窥镜在工作距离处的观察范围。观察范围太大，可能会在视野中出现干扰的景象，造成观察困难。观察范围太小，可能不能全面了解病灶区域及其周边的情况，诊断困难；同时，在内窥镜下手术时，手术器械容易超出视野，造成临床伤害。

需注意，多数硬性光学内窥镜的视场角会随着距离的变化而变化。因此，用视场角定义工作距离时才有意义；视向角与距离无关，为定值。

🔔条款

4.3　像质

4.3.1　角分辨力，r_a（d）

4.3.1.1　制造商在随附资料中应给出视场中心角分辨力的标称值及对应的设计光学工作距 d_0。

4.3.1.2　视场中心角分辨力标称值允差 −10%（上限不计）；

4.3.1.3　以相同光学工作距处的垂直视轴的平面作视场，在最大视场高度的 70% 位置上任选四个正交方位测量，平均角分辨力应不低于实测的视场中心角分辨力的 90%。

注 1：如果视场形状非圆形，测量的 4 个位置在对角线上。

注2：若随附资料中未指定光学工作距 d，则测量可在有效景深最远端，但不超过150mm 处进行。

注3：本条不适用于光纤维成像或光电子成像内窥镜，此类内窥镜的相关要求见相应专业标准。

📢 条款解读

内窥镜的角分辨力是内窥镜的关键光学参数。角分辨力的大小直接关系到内窥镜观察细节。若角分辨力太小，观察部位的组织特征和病灶区域的细节无法清楚分辨，内窥镜无法实现相应临床作用。

分辨率反映光学系统分辨物体细节的能力，是一个很重要的指标参数。因此，也可以用分辨率来作为光学系统的成像质量评价方法。需注意，此标准使用的是角分辨力，不是市场常用的分辨率，要经过公式的转换，更为复杂。

🔔 条款

4.3.2 有效景深范围

如果制造商声称光学镜具有景深效果，那么在随附资料中应给出光学镜的有效景深范围，否则，在随附资料中应声明无景深效果。

具景深效果的光学镜在该景深范围内，视场中心的角分辨力应不低于设计光学工作距处角分辨力测量值的80%。试验应至少包括有效景深范围的最远端。

注：对于声称有效景深的最远端会超过150mm 的光学镜，其景深范围最远端仅需对光学工作距150mm 处考核。

📢 条款解读

内窥镜在制造商规定的光学工作距处观察物体时，不仅在这个距离的物体可以清晰观察到，在这个距离前后一定范围内的物体也可以较清晰地观察到。这个可清晰观察的距离就是内窥镜的有效景深范围。有效景深范围由制造商自行规定，并在随附资料中给出；无景深效果也需在随附资料中声明。标准的范围使用了角分辨力来评估景深，因此要先确定工作距离处的角分辨力，才能进一步评估景深。

🔔 条款

4.3.3 视场质量

视场应无重影或鬼影、闪烁等效应，无可见杂质、气泡等缺陷。

📢 条款解读

视场质量是保证内窥镜临床使用效果的先决条件，内窥镜视场应完整，无影响观察的瑕疵。

🔔 条款

4.4 颜色分辨能力和色还原性

光学观察镜应有良好的颜色分辨能力和色还原性。当采用 ISO 10526：1999 CIE S 005 规定的 A 和 D65 标准照明体的光谱，经照明光路和成像系统传输后输出，其输出光谱应仍能保持良好的显色性。制造商应在随附资料中给出该输出光谱的显色指数 R_a 的名义值并说明其意义。光学观察镜在标准照明体下的显色指数实测值应不小于名义值。

注：本条不适用于非目视观察类光学镜，此类内窥镜的相关要求见相应专业标准。

📢 条款解读

良好的颜色分辨能力和色还原性可以帮助使用者准确地掌握检查部位的性状，是内窥镜最重要的性能参数之一。该项目的检测是标准的一个难点，需要使用大量计算来模拟 A 光源、D65 光源经过内窥镜后的显色性能。

🔔 条款

4.5　照明

4.5.1　照明变化率

光学镜经灭菌或消毒试验后，其照明光路的光能积分透过率应保持稳定，用输出光通量衡量，光通量变化率应不大于20%。

注：本条不适用于一次性使用的光学镜。

📢 条款解读

光学内窥镜是由一整套光路系统组合而成，任何一个光学元件的位置、形状以及器质变化都会导致光路的变化。灭菌或消毒所用的高温、高压、化学试剂等可能会导致光学内窥镜光路的变化，因此需要在实施光学内窥镜制造商随机文件中规定的灭菌或消毒试验后，考察其输出光通量的变化。

🔔 条款

4.5.2　照明有效性

4.5.2.1　边缘均匀性：在有效景深范围内检查，照明光斑应充满视场的有效尺度，且在 W_p 的 90% 视场处的照度应均匀，在该视场带上选择四个正交方位测试，其均匀度应满足表1的规定。

对于标称视向角 >0° 的内窥镜，测试点应包含视轴与镜体主轴构成的平面上的两点。

注：如果视场形状非圆形，测量的4个位置在对角线上。

4.5.2.2　照明镜体光效：制造商应在随附资料中给出在 W_p 的 90% 视场处的照明镜体光效 IL_{eR} 的名义值。

📢 条款解读

光学内窥镜在人体腔道内使用需要导入冷光源的光进行照明。为了保证正常使用，这个照明光需要充满整个视场，且在整个视场内均匀，不应有影响观察的暗点或者亮点。

照明镜体光效是指在余弦辐射体贴面照明条件下，光学镜照明光路对边缘光效的贡献，以照度作为光度量。

🔔 条款

4.6　综合光效

制造商在随附资料中应给出在 W_p 的 90% 视场处的综合镜体光效的名义值并说明其意

223

义。该光效的测定值应不小于名义值。

制造商在设计光学工作距 d_0 处的内窥镜工作视场形状应表述为视轴对称的球面，定义为球面 Z 视场。如果可能，在随附资料中应同时给出该球面 Z 视场的形状参数 z，及 W_p 的 90% 视场处的综合边缘光效。否则，制造商应给出在评价视场面形状下 W_p 的 90% 视场处的综合边缘光效（SL_{e-z_E}）的值。

综合边缘光效推荐不小 $[2^{n-m}(1-U_L)]^{-1}$，其中 n 为接收器的灰阶宽容度；m 为临床应用部位的人体组织细节分辨灰阶；U_L 为照明均匀度限（见表1）。

注1：如果设计的工作视场形状为非球面，可采用等效球面表述。

注2：附录F给出了评价视场面的形状参数 z_E 的计算方法和部分典型数据。

注3：考虑后接摄像系统的原因，推荐 $n=8$。m 根据实际应用确定。

表1　边缘均匀度要求

标称视向角范围	均匀度，U_L
$\theta \leqslant 30°$	$\leqslant 25\%$
$30° < \theta \leqslant 50°$	$\leqslant 35\%$
$50° < \theta$	$\leqslant 45\%$

📖 条款解读

综合光效分为综合镜体光效和综合边缘光效。综合镜体光效是指光学照明光路和成像系统对边缘光效的贡献总和，其意义为：在不考虑外部形状的影响下，光能从物体表面到目镜端的传递效率在轴上和轴外的差别。综合边缘光效是指在余弦漫射体球面 Z 同视场带位置，光学镜照明光路和成像系统综合的平均边缘光效，其意义为：在考虑外部形状的影响下，光能从物体表面到目镜端的传递效率在轴上和轴外的差别。

🔔 条款

4.7　光能传递效率——有效光度率

光学镜的光能传递效率以有效光度率表示。对于光学观察镜，该有效光度率用符号 D_M 表示，定义为以物面平均光出射度与眼底像面平均照度之比；对于非目视观察类光学镜，该有效光度率定义为像面显示灰阶临界可辨的最低物面亮度（L_{min}）。

制造商应在随附资料中给出表征光能传递效率的有效光度率名义值。该有效光度率的测定值应不大于名义值。

光学观察镜的有效光度率公式见式（13）。

$$D_M = \frac{0.003 \times L \cdot \tan^2 W'_p}{\phi'} \quad\cdots\cdots (13)$$

式中：

L——余弦辐射体的物面亮度，单位为坎每平方米（cd/m²）；

ϕ'——光学观察镜出瞳的光通量，单位为流（lm）。

📖 条款解读

通过内窥镜能观察到物体的前提条件是物面出射的光通过内窥镜传递之后仍能有足够

的光照度达到像面的成像阈值。内窥镜的光能传递优劣通常用光能传递效率来表示。如果内窥镜的光能传递效率很低，为了达到像面的成像阈值，就需要提高物面的光出射度。在人体腔道环境下，提高组织物面的光出射度，伴随着体腔组织受辐射伤害风险和高温伤害风险的增大。因此，需要尽可能地提高内窥镜的光能传递效率以降低使用风险。

🔔 条款

4.8 单位相对畸变，V_{U-z}

光学镜校正畸变的设计工作视场形状应与 4.6 所述的工作视场形状一致，描述为球面 Z 视场，该球面 z 视场的形状参数 Z 与 4.6 要求相同；光学工作距应与 4.3.1 所述的光学工作距一致。光学镜的畸变表述，应以垂直视轴的参考平面 P 视场上最大视场高度的 70% 位置所对应的球面 Z 视场上的单位相对畸变（V_{U-z}）。

注：若随附资料中未指定光学工作距，则光学工作距可根据临床应用选择。

如果设计工作视场形状为 4.6 所述的评价视场面，那么单位相对畸变用符号 V_{U-z} 表述。

如果可能，制造商在随附资料中应给出设计工作视场形状下单位相对畸变的控制量，否则应给出评价视场面形状下单位相对畸变的控制量。控制的残留量应符合下列的要求：

a）表述的单位相对畸变控制量为在规定的视场位置上任选四个正交方位测试的算术均值的绝对值；

b）四个正交方位测试的单位相对畸变一致性差应满足表 2 的规定。

注：如果视场形状非圆形，测试的 4 个位置在对角线上。

表 2 畸变一致性要求

单位相对畸变范围	一致性差，U_V
$\|V_{U-z}\| \leqslant 25\%$	$\leqslant 4\%$（绝对差）
$25\% < \|V_{U-z}\|$	$\leqslant 16\%$（相对差）

注：绝对差表示单位相对畸变最大值与最小值相减的结果；相对差表示单位相对畸变的绝对差与单位相对畸变均值之比的结果。

📢 条款解读

光学内窥镜是通过人体孔道或手术切口进入体腔对体腔内组织进行实时成像的医疗器械，其成像的效果应尽可能反映组织的真实状况。但是由于光学内窥镜有不同的光学工作距和视场形状的要求，其成像容易出现畸变。太大的畸变会导致使用者对观察物失去定位和判断。因此，对光学内窥镜的畸变应加以控制，标准中也应对畸变进行限定。

2. 标准实施过程中的常见问题及解决对策

YY 0068.1—2008 对照明有效性给出两个重要指标——边缘均匀性和照明镜体光效。

（1）边缘均匀性：

YY 0068.1—2008 条款 4.5.2.1 给出了边缘均匀性要求。

测试过程中先用测试光源照明一个积分球，光学镜的照明光路入光口用余弦透射材料贴住，再进入积分球的小孔，该小孔直径应不大于积分球直径的 10%（如图4－5所示）。

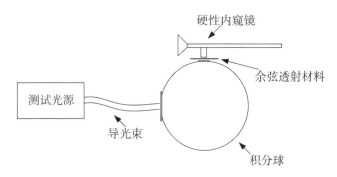

图 4 - 5　连接示意图

在有效景深范围内选择一个光学工作距，但不小于 50mm，在该工作距的垂轴平面上确定 W_P 的 90% 对应的视场带，用照度计测量该带上 4 个正交方位的照度值。这里需要注意照度计窗口直径不能大于 90% W_P 的直径的 1/10，并且窗口平面要与测量位置点所选视场切面重合。以 0° 视向角的内窥镜为例，给出一个平面上两个测量点，在正交方位同样要再测两个点，如图 4 - 6 所示。

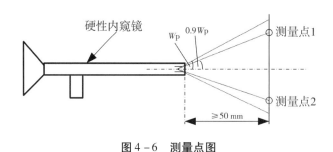

图 4 - 6　测量点图

最终，将各测量点上的照度测值分别记录为 E_1、E_2、E_3、E_4，再按下列公式（4 - 1）计算边缘均匀度：

$$U_L = \frac{\max\ (E_i - E_j)}{2 \sum_{i=1}^{4} E_i / 4} \times 100\% \tag{4 - 1}$$

检测全过程需在暗室内进行，但光源的照度不能过低，这样有利于保证测量数据的重复性与准确性。最后，根据 YY 0068.1—2008 条款 4.5.2.1 表 1 中内窥镜视向角所对应的要求值与实测值进行比较，就可以判断样品的边缘均匀度指标是否符合标准要求。

（2）照明镜体光效：

在 YY 0068.1—2008 术语与定义中给出照明镜体光效描述：在余弦辐射体贴面照明条件下，光学镜照明光路对边缘光效的贡献，以亮度作为光度量。照明镜体光效需表示成与球面 Z 形状无关的内窥镜自体照明光路的边缘光效，也要符合光辐射传播规律，因此光度量用亮度表示较理想。表达式为：

$$IL_{eR} = \frac{L_w}{L_o} \qquad\qquad (4-2)$$

式中：

L_w 为视场角 w 方向的平均亮度；

L_o 为视场中心方向的亮度。

照明镜体光效可以实现内窥镜照明光路对边缘光效贡献的评价。标准中要求制造商在随附资料中给出在 W_P 的 90% 视场处的照明镜体光效 IL_{eR} 的名义值。因此，制造商测出镜子的实际值至关重要。标准中给出两个方式来测量光强：一种是通过垂直视轴的平面测量光强，另外一种是在以内窥镜末端中心为球心所构成的球面上测量光强。对于这两种方式，我们一般选择在平面上测量。在平面上测量时，需要注意光学工作距应不小于 50mm。测量 W_P 的 90% 所划圆锥的 4 个均布方位的光强。如图 4-6 所示，给出一个平面上两个测量点，在正交方位同样再要测两个点。将各测量点上的照度测值分别记录为 E_1、E_2、E_3、E_4，再测量视场中心照度得到 E_0，计算 E_1、E_2、E_3、E_4 的算术平均值，以及该算术平均值与视场中心照度测值之比，再将此比值除以朗伯体光效值。因为垂直视轴的平面是球面 Z 的一个特例，当 $z = \infty$ 时表示球面 Z 与垂直视轴的平面重合，朗伯体光效表达式为：$LL_{e-\infty} = \cos^4 \omega = \cos^4 (0.9W_P)$。故整个过程按下列公式计算照明镜体光效：

$$IL_{eR} = \frac{\sum\limits_{i=1}^{4} E_i / 4}{E_0} \div \cos^4 (0.9W_P) \qquad\qquad (4-3)$$

（三）YY 0068.2—2008《医用内窥镜　硬性内窥镜　第 2 部分：机械性能及测试方法》[4-26]

1. 标准条款解读

🔔 条款

4.1　尺寸

4.1.1　工作长度 L

内窥镜工作长度的标称值允差：±3%。

🚩 条款解读

内窥镜的工作长度是指插入部分的最大长度，由制造商根据临床实际使用需求来确定。

🔔 条款

4.1.2　插入部分最大宽度

内窥镜插入部分最大宽度不得大于生产厂提供的使用说明书中规定的尺寸。

🚩 条款解读

插入部分最大宽度需在使用说明书中规定，插入部分实际最大宽度不能大于规定的值。

🔔 条款

4.1.3 器械通道最小宽度

对于含器械通道的内窥镜，该通道的最小宽度应不小于标称值。

🔧 条款解读

为了保证配套使用器械能顺利出入内窥镜的器械通道，该通道的最小宽度不能小于标称值。

🔔 条款

4.1.4 目镜罩尺寸

对于含观察目镜的内窥镜，该目镜罩的形状应设计成图2所示的形状，并且图2中的尺寸和允差应符合表1规定。

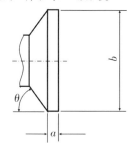

图2 目镜罩形状简图

表1 尺寸和允差

尺寸名义值	允差
$b = 31.75mm$	±0.10mm
$a = 4.7mm$	±0.1mm
$\theta = 50°$	±10°

🔧 条款解读

内窥镜摄像系统和内窥镜配套使用时，必须保证内窥镜的视轴和内窥镜摄像系统摄像头的光轴保持重合，才能使物面的像完整清晰地呈现在摄像系统的 CCD 上。因此，作为连接部的目镜罩的形状和尺寸应严格规定，以使其能与摄像系统摄像头卡口完全契合。

🔔 条款

4.2 配合

4.2.1 锁止和插拆

如果内窥镜临床应用中需与镜鞘或镜桥、镜鞘配合，则两者间的锁止与插拆应符合下述要求：

a）配合后应能锁止，锁止应可靠；

b）插入轻松自如、拆卸方便。

4.2.2 定位和密封

临床应用中需与镜鞘或镜桥、镜鞘配合的内窥镜，配合后应满足下述要求：

a）锁止后应定位可靠，无松动现象；

b）锁止后应密封良好，做渗水性试验时1min内渗水不得超过5滴。

🔧 条款解读

内窥镜在临床使用时可能需要与镜鞘或镜桥、镜鞘配合使用，这种配合应安全可靠，密封良好。

🔔 条款

4.3　封装

4.3.1　雾层

含光学元件的内窥镜，封闭的内部应清洁干燥，经低温至高温突变试验后，内部无视场模糊现象。

4.3.2　封装可靠性

含光学元件的内窥镜应能承受如下密封性的试验不失效：

a）水下 1m 历时 12h 水压试验；

b）按制造商规定的灭菌或消毒方法循环 20 次试验。

注：4.3.2b）不适用于一次性使用的内窥镜。

📣 条款解读

内窥镜封装良好可靠，保证适应温度变化不出现雾层，经制造商规定的灭菌或消毒后，封装仍不失效。

🔔 条款

4.4　强度和刚度

如果内窥镜插入部分的横截面尺寸过小，或细长比过大而易损坏时，制造商应在随附资料中给出警告说明，同时指明易损和易折部位以及声明能承受的最大作用力或力矩。该作用力或力矩应通过试验验证，试验的作用力或力矩应不小于声明值。

如果内窥镜插入部分允许适度弯曲时，那么制造商应在随附资料中给出允许的弯曲部位和最大挠度，以及最大挠度下的作用力和试验方法。

注：适用性确定取决于临床的不断反馈，或制造商自我声明，或资深人员的评价。

📣 条款解读

内窥镜在临床操作过程中可能会受到一定的作用力，若内窥镜插入部分太细长，则容易损坏。应在说明书中给出警告说明，提醒操作者注意。

🔔 条款

4.5　连接

内窥镜构成的各连接部分，若采用紧配合方式连接，其配合处应无明显可见缝隙；若采用焊接方式连接，其焊缝处应无凹凸不均匀、脱焊、堆焊或明显的麻点现象；若采用胶合方式连接，其胶合处应无溢流或明显胶堆现象，其他部分无胶流纹痕。

📣 条款解读

内窥镜连接部分应可靠且无影响表面质量的问题。

🔔 条款

4.6　插入部分外表面质量

插入部分除特殊目的外，不应有任何可能引起的安全伤害存在。

对于特殊目的的需要而存在可能引起安全伤害的插入部分，应采用所有可能方式，以使不希望的危害减至最小。所采取的方式中至少应包括在随附资料中的下述说明：

a) 警告可能出现的危害提示，危害的预防手段，以及危害发现后的处理说明；

b) 安全的操作规程；

c) 操作者需通过专门培训才能使用的声明。

🔊 条款解读

内窥镜插入部分是与患者接触的直接部分，其外表面必须做到不会对患者造成机械伤害。可通过外观、临床应用等手段来进行风险评估。

2. 标准实施过程中的常见问题及解决对策

YY 0068.2—2008 主要以尺寸、外观、结构的检查为主，其中器械通道最小宽度一般可采用标准塞规完成，而镜子的长度、外径、目镜等可用游标卡尺完成。该标准中的 4.3 封装项目，需要进行 1m 水压试验和 20 次消毒灭菌试验，比较烦琐、耗时。

（四）YY 0068.3—2008《医用内窥镜　硬性内窥镜　第 3 部分：标签和随附资料》[4-27]

1. 标准条款解读

🔔 条款

3.1　标记

3.1.1　最少标记

每个内窥镜应该至少有以下标记：

a) 标识号和/或其他足以识别内窥镜和制造商的标记；

b) 根据内窥镜临床预期应用的要求，选择标注：插入部分最大宽度、器械孔道最小宽度、工作长度、视向角 θ 的名义值和/或视场角 $2W$ 的设计值。插入部分宽度和器械孔道宽度的单位为毫米（mm）。插入部分宽度和器械孔道宽度也可以用 F_r 来标记，以 F_r 值或周长值来表示。

🔊 条款解读

设备的外部标记，是展示设备属性、性能、结构的窗口，使用者可以通过设备的外部标记了解所需的一些简单信息。因此，设备的外部标记必须包含一些重要信息，并且准确、简练。硬性内窥镜由于其体积较小，表面积也较小，无法标记太多的信息。因此，本标准规定了硬性内窥镜最少需要具有的标记。

🔔 条款

3.1.2　标记清晰

当内窥镜按制造商的使用说明书在使用、清洁、消毒、灭菌和贮存后，标记必须保持清晰。

🔊 条款解读

硬性内窥镜在临床使用中，需要经常清洁、消毒、灭菌和贮存，必须保证其标记在清洁、消毒和灭菌后不模糊、不脱落。

🔔 条款

3.1.3　标记的例外

如果由于尺寸或结构原因，无法在内窥镜上做标记时，3.1.1 所要求的标记内容应该在随附资料中给出。

🗨 条款解读

某些内窥镜由于其尺寸太小，结构特殊，可能无法在内窥镜上做标记。这种情况下，可以不在内窥镜上做标记，但是要在随附资料中给出必要的标记信息。

🔔 条款

3.2　随附资料

内窥镜的制造商应该提供给用户使用说明书，使用说明书至少要包括以下信息：

a）内窥镜用途的申明；

b）内窥镜功能说明及正确使用方法；

c）内窥镜的识别和参数，包括表 1 的内容；

d）应有示意图，用户参照使用说明书可以清楚内窥镜各相关部分和特点，应与 YY 0068.1 和 YY 0068.2 相一致；

e）警告和使用内窥镜时的适用说明，包括与内窥镜配套使用并符合 GB 9706.19 的电气类、电子类、电光类、电医疗类或电声类设备的适用说明，内窥镜适用和不适用的液体（例如：对照液、硬化治疗液、滑润剂和麻醉剂，也包括使用这里未提及的液体）的说明；

f）提供内窥镜在操作规程下可得到合理保证的检查说明；

g）可重复使用内窥镜的清洗说明，并指定专用清洁工具或设备；

h）对内窥镜能承受的特殊消毒和灭菌环境的说明；

i）推荐在使用内窥镜前内窥镜的贮存方式和对可重复使用的内窥镜在使用之间的存放方式。

🗨 条款解读

为了保证内窥镜的正确安全使用，使用说明书中应给出其详细的性能参数，并给出一些可能引起的伤害的警示说明。

2. 标准实施过程中的常见问题及解决对策

YY 0068.3—2008 主要以资料的检查为主，根据 YY 0068.1—2008 检测的光学参数进行编写，因此准确测试内窥镜尤为重要。其中，也有标记的要求，因为内窥镜一般可多次消毒灭菌使用，故要考虑标识的清晰性，一般可用激光刻录到镜子上。

（五）YY 0068.4—2009《医用内窥镜　硬性内窥镜　第 4 部分：基本要求》[4-28]

1. 标准条款解读

🔔 条款

4　总则

硬性内窥镜的安全和性能应通过临床前评价和临床评价，包括按照 YY/T 0316 进行的适合的风险分析。

按照 YY/T 0297 的有关规定对硬性内窥镜进行临床评价，应能证明内窥镜在临床上是安全有效的。

当 YY 0068 其他部分中给出的方法不适用于某个设计和应用时，制造商应提供一个可选择的测试方法（见 GB/T 19000 中的定义），并进行验证和记录。

📢 条款解读

总则给出了内窥镜临床前评价和临床评价以及风险分析依据的标准信息。

🔔 条款

5　光学性能和机械性能

制造商应确保硬性内窥镜符合 YY 0068.1、YY 0068.2 的要求。如果内窥镜还具有其他性能，制造商应根据性能的预期目的给出要求并提供适用的检验方法。

对于为了临床的特殊需要而专门制作的内窥镜，如果 YY 0068.1 和 YY 0068.2 的要求不能全部适用或者存在偏离，那么制造商应对不适用或有偏离的项目充分证明并进行风险分析，对偏离部分进行记录和验证。

📢 条款解读

YY 0068 系列标准规定了常见内窥镜的通用光学性能和机械性能，但不能覆盖全部内窥镜，存在部分特殊内窥镜可能无法适用。制造商可以结合实际应用环境，重新制定合适要求及方法进行检测，此过程应对不适用或偏离的检测项目进行充分风险分析并记录。

🔔 条款

6　电气安全

硬性内窥镜应该满足 GB 9706.19 中适用的要求。

对于含目镜罩的内窥镜，如果声称它的目镜罩与插入部分进行了电隔离处理，那么隔离部分的电介质强度应能通过试验电压 50Hz 正弦、1 500V 下最大电流不大于 0.03mA 的试验。试验方法按 GB 9706.1—2007 中 20.4 的方法进行。

在电介质强度试验前，内窥镜应做如下处理：

a）对于可重复使用的内窥镜，在随附资料规定的灭菌或消毒方法中选择最不利的一种方法来进行循环试验，重复灭菌或消毒 20 次循环后取出擦净，紧接着进行电介质强度试验；

b）对于一次性使用的内窥镜，应先浸泡于纯化水中不少于 2h，取出擦净，紧接着进行电介质强度试验。

📢 条款解读

规定了内窥镜电气安全应符合的标准，并对目镜罩与插入部分的电气隔离提出了额外的要求。

🔔 条款

7　生物相容性

硬性内窥镜插入人体部分的材料应根据 GB/T 16886.1 的原则和要求进行生物安全性

评价，以证明具有良好的生物相容性。

生物学评价可考虑生物学试验结果，其中试验项目的选择按 GB/T 16886.1 的指南进行。所有试验优先选用 GB/T 16886 的相关标准。

对于先前已被证明适用的材料，如果能证明其制造的后续过程中不足以产生生物安全性危害，可不再重复生物学试验。

注：设计中器械的材料在具体应用中具有可论证的使用史，或从其他方面可获取到有关材料和/或器械的信息，可认为材料先前已被证明适用。

插入人体的金属材料，若采用国家或行业标准中适用的医用金属材料，可不再重复生物学试验。制造商应在产品标准中标明所采用国家或行业标准现行有效版本的标准号（含年号）及名称，所选材料的牌号或/和代号，以及材料的化学成分要求。金属材料的化学成分应通过试验来验证。

🕪 条款解读

规定了内窥镜生物安全性评价的准则。

🔔 条款

8 接口安全性

带有照明用光缆接口的硬性内窥镜，特别是带有除光缆接口以外的多个接口的内窥镜，考虑到存在着其他接口错误地连接到内窥镜接口的可能性，内窥镜的生产商应该根据 YY/T 0316 实行风险管理程序，目的是对与内窥镜接口错误连接的物理可能性、操作发生的可能性以及对病人潜在危害的严重性进行评价。

适用于内窥镜的接口以及与内窥镜连接的医疗设备的接口的相关标准如果存在，并且不与风险管理程序抵触，该相关标准应被采用。

🕪 条款解读

规定了内窥镜的接口安全性，要求对接口的安全性进行风险管理。

🔔 条款

9 制造

应按照保证设计特性的方法来生产内窥镜。

质量体系应符合 YY/T 0287 和/或相关法规的要求。

🕪 条款解读

规定了内窥镜质量体系应符合 YY/T 0287 和/或相关法规的要求。

🔔 条款

10 消毒和灭菌

10.1 可重复消毒或灭菌产品的耐受性

对于可重复消毒或灭菌的硬性内窥镜，消毒或灭菌方法应既不能损坏产品的功能，也不能产生腐蚀。

试验可通过按使用说明书规定的消毒或灭菌方法重复20次来检验。对于浸泡消毒的方法，也可按20倍于使用说明书规定的浸泡时间的试验来检验。

10.2 无菌提供产品

对于无菌提供的产品，无菌过程应是有效的和有控制的。产品应指明为"无菌"，灭菌保证水平（SAL）应不大于 10^{-6}。

若采用其他灭菌保证水平，制造商应提供风险评估文件予以证明。

若采用环氧乙烷灭菌，应符合 GB 18279 的要求。

若采用辐射灭菌，应符合 GB 18280 的要求。

若采用工业湿热灭菌，应符合 GB 18278 的要求。

无菌检查的试验方法，可采用《中华人民共和国药典》2005 年版二部的方法。

对于环氧乙烷灭菌的产品，环氧乙烷残留量不得超过 GB/T 16886.7 中给定的限度。

🔖 条款解读

规定了内窥镜灭菌耐受性，并规定了无菌的可接受准则及不同灭菌方法参照的标准。

条款

11 包装

内窥镜的包装应该能够保护内窥镜免受不利的储存和运输条件影响所造成的损害。

对于无菌提供的产品，包装应符合 GB/T 19633—2005 的要求。

🔖 条款解读

规定了内窥镜包装要求。

🔔 条款

12 标签和随附资料

硬性内窥镜产品标签和随附资料应符合 YY 0068 其他部分的规定。

🔖 条款解读

规定了标签和随附资料要求。

🔔 条款

13 文件资料

制造商按照要求规定，收集和保管所有相关的技术文档。

🔖 条款解读

规定了内窥镜文件资料要求。

2. 标准实施过程中的常见问题及解决对策

YY 0068.4—2008 为总则性标准，主要对内窥镜涉及的标准、项目进行概况，包括风险分析、光学标准、电气安全标准、生物相容性、随附资料等，涉及检测、生产等各方面。风险分析需按照 YY/T 0316—2016 进行评估，光学性能和机械性能方面需参照 YY 0068.1—2008 和 YY 0068.2—2008 进行检测，电气安全需参照 GB 9706.1—2007 有关方面进行检测。对重复使用的内窥镜，在试验前需按说明书要求进行消毒灭菌；对一次性内窥镜，需浸泡纯化水 2h 以上。

（六）YY 1081—2011《医用内窥镜　内窥镜功能供给装置　冷光源》[4-29]

1. 标准条款解读

🔔 条款

4.2.1　显色指数

除特殊光谱用途外，适用于光学观察镜的冷光源，应具有良好的显色性，显色指数应不小于 90。

🏷 条款解读

显色性是指光源发出的光照射到物体上所产生的客观效果和对物体真实颜色的呈现程度，是光源本身的特性，通常用显色指数对光源显色性的好坏进行评价。[4-30] CIE 将自然光的显色指数定义为 100。色还原性越好的光源，其显色指数越接近 100，与自然光相近；而色还原性较差的光源，显色指数偏低，被照物体所呈现出的颜色就会失真。为了保证内窥镜手术中照明光源的高质量性，YY 1081—2011 中增加了对冷光源显色指数的要求，要求照明光源与自然光相近，即其显色指数不小于 90。

🔔 条款

4.2.2　相关色温

除特殊光谱用途外，适用于光学观察镜的冷光源，相关色温应在 3 000K ~ 7 000K 范围内。

🏷 条款解读

相关色温，是表征光源颜色特性的物理量，也是衡量光源本身光色的指标。在内窥镜手术过程中，光源提供所需要的接近日光质量的照明光，使得医生能够清楚地分辨出病变部位的颜色和轮廓，从而提高诊断质量与效率。所以，YY 1081—2011 要求冷光源色温在 3 000 ~ 7 000K 范围内。

🔔 条款

4.2.3　红绿蓝光的辐通量比

能用于摄像系统的冷光源，应给出对应摄像系统光谱响应的匹配关系。以 515nm ~ 545nm 波长范围的绿光辐通量 ϕ_{eg} 为基准，制造商应给出 630nm ~ 660nm 波长范围的红光辐通量 ϕ_{er} 与 ϕ_{eg} 比值以及 435nm ~ 465nm 波长范围的蓝光辐通量 ϕ_{eb} 与 ϕ_{eg} 比值的标称值，允差 ±20%。

如果光源声称不适用于上述响应段的要求，应给出对应响应段的分布和匹配比值。

🏷 条款解读

摄像系统采集端装有红、绿、蓝光滤色片，用于对冷光源输出的光进行过滤后再合成，然后将物体的颜色重现。如果冷光源输出的光与摄像系统的光谱响应不匹配的话，摄像系统在进行色彩还原时会失真。YY 1081—2011 中要求冷光源的光谱以 515 ~ 545nm 波长范围的绿光辐通量为基准，制造商应该给出 630 ~ 660nm 波长范围的红光辐通量与绿光辐通量比值以及 435 ~ 465nm 波长范围的蓝光辐通量与绿光辐通量比值的标称值。即要求给出冷光源的红绿蓝光辐通量比,以便匹配合适的摄像系统。

🔔 条款

4.2.5 红外截止性能

除特殊光谱用途外的冷光源,300nm ~ 1 700nm 波长范围内的辐通量和光通量比值应不大于 6mW/lm。

📣 条款解读

人体内部组织是非常敏感且脆弱的,如果光源在照明的时候还产生大量热量,就有可能对患者造成灼伤。尤其是在长时间手术过程中,光源红外光谱部分所产生的热量可能会把人体组织灼干,造成不必要的伤害。在 YY 1081—2011 中,可用红外截止性能对这方面进行考量。如果比值超过标准所规定限值,说明制造商所生产的冷光源中的红外线并没有被非球形发射镜面上镀的介质膜完全吸收,从而导致冷光源光束面发出的光在照明的时候产生了过多的热量。

🔔 条款

4.3 参照窗口的光照均匀性能

4.3.1 光照均匀性

制造商应给出硬性内窥镜用冷光源在参考窗口的光照均匀度的标称值,实测值应不大于标称值的 1.05 倍。

4.3.2 照度超限点

硬性内窥镜用冷光源在参考窗口的照度超限点数应不大于 2。

📣 条款解读

光照均匀性,考查的是照明光源所发出的光是否均匀一致。在内窥镜手术过程中,人体病变部位受到照明光照射不均匀时,会产生不均匀反射,导致医生眼睛所接收的信息不真实,影响诊断。在 YY 1081—2011 中要求冷光源所发出的光要均匀,而且实际所测得的光照均匀度不能大于标称值的 1.05 倍,照度的超限点数不能大于 2。通过这几方面的综合考虑,才能保证光源的均匀性。

🔔 条款

4.4 辐射性能

4.4.1 输出总光通量

制造商应给出输出总光通量的标称值,允差 -10%,上限不计。

📣 条款解读

光通量是衡量光源发光能力的物理量,考查的是人眼所能接收到光源的辐射能量。对于内窥镜照明用光源,不仅要有高的显色指数和色温范围要求,还需要有一定的光通量要求,才能够保证基本的照明要求。在 YY 1081—2011 中要求制造商给出输出总光通量的标称值,但并没有对光通量的具体限值提出要求。

🔔 条款

4.7　防故障的安全措施

对于手术用冷光源，应有防故障的安全措施，可采用给出灯泡寿命指示或给出更换灯泡指示的方式，或采用备用灯泡的方式。

📢 条款解读

在内窥镜手术过程中，如果冷光源发生故障，提供不了手术所需光源，就会导致手术瘫痪，后果相当严重。为了避免这种照明故障发生，YY 1081—2011 要求手术用冷光源应有防故障的安全措施。制造商可采用给出灯泡寿命指示或者给出更换灯泡指示的方式，在医生做手术前给予应有的提示，以避免光源在手术过程中发生故障；或者制造商还可以采用备用灯泡的方式，在光源发生故障时可以及时切换到备用灯泡，为医生提供充足的处理时间。

2. 标准实施过程中的常见问题及解决对策

（1）通过检测冷光源产品的质量情况，发现各制造商生产的冷光源红绿蓝光辐通量比值比较相近，说明同种类型的冷光源其色谱成分相差较小。对于光照均匀性和输出总光通量这两个参数，不同制造商差距较大，说明市场上冷光源设计与加工水平参差不齐。建议制造商找到合格的冷光源供应商，保证冷光源质量稳定。

（2）对于部分以 LED 作为光源的产品，其有着寿命长、亮度高的优点，但显色指数却较难达到标准所规定的限值，这主要是由 LED 发光原理造成的。随着 LED 生产技术日新月异的发展，已能生产出显色指数 90 以上且输出很高的 LED 光源。如果在检验过程中发现 LED 冷光源的显色指数不合格，制造商应更换显色指数合格的 LED 光源。

（3）发现一部分制造商在产品设计时不够规范，没有考虑到防故障措施，导致无法应对手术过程中的光源故障突发事件。因此，在冷光源标准执行过程中应加强监管，特别需关注显色指数和防故障措施这两方面。

第四节　光学设备的检验技术和方法

一、硬性光学内窥镜

（一）产品介绍

硬性光学内窥镜通常会根据其使用的部位命名。

常见名称举例：耳镜、鼻窦镜、喉镜、腹腔镜、宫腔镜、肠镜、硬性电凝内窥镜等。

（二）适用检验标准

（1）GB 9706.1—2007《医用电气设备　第1部分：安全通用要求》；

（2）GB 9706.19—2000《医用电气设备　第2部分：内窥镜设备安全专用要求》；

（3）GB/T 14710—2009《医用电器环境要求及试验方法》；

（4）YY 0068.1—2008《医用内窥镜　硬性内窥镜　第1部分：光学性能及测试方法》；

（5）YY 0068.2—2008《医用内窥镜　硬性内窥镜　第2部分：机械性能及测试方法》；

（6）YY 0068.3—2008《医用内窥镜　硬性内窥镜　第3部分：标签和随附资料》；

（7）YY 0068.4—2009《医用内窥镜　硬性内窥镜　第4部分：基本要求》。

（三）检验技术和方法

1．性能指标

（1）视场和视向：

测试环境应在暗室内，并调节灯箱照度不小于500lx。

视场角和视向角的测试使用内窥镜测试工装，测试工装主要包括光具座、测标夹持器、分画单位为度（°）的量角器以及圆形同心环测标等。

测试距离：光学镜的工作距离d。

将测标固定在测标夹持器上，夹持器下的量角器的原始位置置于原点。光学镜固定在光具座上，使镜子末端中心与测标中心的距离在$d \pm 0.2mm$范围，根据光学镜不同的工作距离选择对应的测标。通过调节带测标的夹持器，使视场中心与测标圆形环中心重合并垂直。读取内窥镜视场上最大可见的分画环度数为视场角，量角器相对于原点转过的角度即为视向角。

（2）像质：

像质主要从角分辨力、有效景深范围及视场质量三方面考虑：

①角分辨力包括视场中心角分辨力和边缘角分辨力。在视场角测试基础上将测标换成分辨力板，分辨力板使用JB/T 9328—1999分辨力板中A型的分辨力试验线对图案，每组图案有两个方向。测试中应调节测标灯箱和光学镜的光强度使成像最清晰，对于可变倍的物镜调节物镜倍率使视频图案最大不会溢出视场，摄像头焦距若可调应调焦使图像最清晰。观察视场中心最大可辨分辨力板线对数即为中心角分辨力，轴外四个正交方向给定位置的分辨力即为边缘分辨力。分辨力板上读取的角分辨力单位为lp/mm，通过公式转换。

②有效景深范围一般由制造商规定，检验在规定的有效景深范围内视场中心的角分辨力，一般在有效景深范围内视场中心的角分辨力大于或等于内窥镜光学工作距处角分辨力80%。

③视场质量在镜子接通摄像头后，检查视场内有无重影或鬼影、闪烁、可见杂质、气泡等现象。

（3）颜色分辨能力和色还原性：

颜色分辨能力和色还原性的测试需在照度为 1lx 以下的暗室内进行，A 光源和 D65 光源经光源自带的专用光纤将光导入测试用积分球内，为保证光谱的稳定需使用稳压源供电并使光源充分预热（30 分钟以上）。导入积分球内的光经光谱辐射系统接受和软件分析得出显色指数。

（4）照明：

照明特性有照明变化率、照明有效性，其中照明有效性指边缘均匀性和照明镜体光效。

测试准备：①测试环境为照度在 1 lx 以下的暗室内；②使用稳压源给测试光源系统供电；③测试前光源应预热 30 分钟以上；④调节输出光源的光强至 50%。

照明变化率：光学镜按制造商规定的灭菌或消毒方法连续重复 20 次灭菌或消毒后，测试其照明光路的光能积分透过率，计算公式为 $\Delta\phi = \dfrac{(\ |\ \phi1 - \phi2\ |\ )}{\phi1}$，$\phi1$ 为灭菌或消毒前测试光源经光学镜输出后的光通量，$\phi2$ 为连续重复 20 次灭菌或消毒后测试光源经光学镜输出的光通量。

边缘均匀性：测试距离 d 不小于 50mm，且保证在有效景深内，在测试距离的垂直轴面上确定 90% 视场带，在这个视场带上选择四个正交方向的四个点，用接受面小于积分球直径 10% 的照度计测试这四个点照度，通过标准中公式 15 计算出边缘均匀性。

照明镜体光效：在均匀性测试基础上测试一个视场中心点的照度，计算边缘均匀性四个点照度的平均值与中心照度的比值除以朗伯体光效值即为照明镜体光效。

（5）综合光效：

获得照明镜体光效和成像镜体光效后，通过 YY 0068.1—2008 中公式（7）计算综合镜体光效。将综合镜体光效和朗伯体光效代入 YY 0068.1—2008 中公式（8）计算综合边缘光效。

（6）光能传递效率——有效光度率：

光学镜的光能传递效率以有效光度率表示，通过测试物面平均光出射度与眼底像面平均照度，两者的测试值通过 YY 0068.1—2008 中公式（13）计算有效光度率。

（7）单位相对畸变（V_{U-z}）：

单位相对畸变控制量为在规定的视场位置上任选四个正交方位测试的算术均值的绝对值。其测试准备条件与视场角测试相同，测标选择 YY 0068.1—2008 要求的畸变板，调整测试距离使测标的分划圆与视场重合。如视场不是圆形，使测标的分划圆与视场边相切。用游标卡尺测量视场中心和四个边缘黑斑圆的径向尺寸，通过畸变公式计算得出 V_{U-z}，再查看 YY 0068.1—2008 中表 2 以确定一致性差适用绝对差或相对差。

2. 环境试验

应符合 GB/T 14710—2009 的要求。

3. 电气安全

应符合 GB 9706.1—2007 和 GB 9706.19—2000 的要求。硬性光学内窥镜应用部分防电击类型为 BF 型或 CF 型。

（四） 检验设备

主要有照度计、光通量计、有效光度率测量系统、游标卡尺、内窥镜测试工装、标准 A 光源和 D65 光源等。

（五） 技术案例分析

硬性内窥镜实测时视场角测试有两种方案：

方案 1：在工作距离 L 处，通过观察显示器，测量显示屏对应物方矩形视场的水平 A 和垂直 B 对应的长度，根据勾股定理计算对角线距 $C = \sqrt{A^2 + B^2}$，视场角为：$2 \times \arctan [C \div (2 \times L)]$。

方案 2：在工作距离 L 处，通过观察显示区域对应的物方矩形对角线距 C，视场角为：$2 \times \arctan [C \div (2 \times L)]$。

以上两种方案在小视场的时候相差不大，但在大视场的时候会有一定差异，方案 2 一般测出来更大的结果，这是由内窥镜的边缘形变造成的。同时，上面两种方案也满足解决 YY 0068.1 中 50mm 标靶的要求，无须在 50mm 处测。

视向角在测量时一个很关键的要点是先把内窥镜头端放在圆盘中心，如下图 4-7：

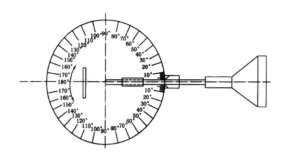

图 4-7 视向角测试示意图[4-31]

这是很关键的要点，因为如果不对准，视角将无法测准。

分辨率反映光学系统分辨物体细节的能力，是一个很重要的指标参数。因此，也可以用分辨率来作为光学系统成像质量评价方法。瑞利指出："能分辨的两个等亮度点间的距离对应艾里斑的半径"，即一个亮点的衍射图案中心与另一个亮点的衍射图案的第一暗环重合时，这两个亮点则能被分辨，如图 4-8 中的中间部分所示。这时在两个衍射图案光强分布的叠加曲线中有两个极大值和一个极小值，其极大值与极小值之比为 1:0.735，这与光能接收器（如眼睛或照相底板）能分辨的亮度差别相当。若两亮点更靠近时（如图 4-8 中的右边部分），则光能接收器就不能再分辨出它们是分离开的两点了。

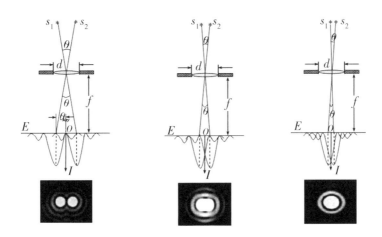

图 4 - 8　瑞利分辨极限

在 YY 0068.1—2008 中，对角分辨力的定义为：光学镜的入瞳中心对给定的光学工作距处的最小可辨等距条纹宽的极限分辨角的倒数，以周/度（C/°）表示。计算公式（4 - 4）如下：

$$r_{\alpha}\ (d)\ =1/\arctan\frac{1}{(d+a)\ \cdot r\ (d)} \tag{4 - 4}$$

式中：

r（d）——每毫米极限可辨线对数，单位为线对数每毫米（lp/mm）；

a——内窥镜末端到入瞳的距离（如图 4 - 9 所示），单位为毫米（mm）；

d——光学工作距，单位为毫米（mm）。

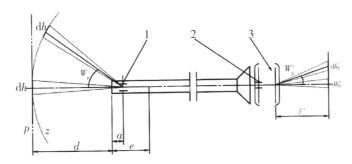

说明：1. 入瞳；2. 出瞳；3. 无畸变光组，物方节点与被测镜出瞳重合，且孔径大于出瞳。

图 4 - 9　内窥镜物—像位置关系图

对于国内标准中角分辨力，只是定义上对距离做了变动，并且将最终角分辨力定义为极限分辨角的倒数。据数学三角关系（如图 4 - 10 所示）可得：

$$\tan\alpha \approx \frac{1/r\ (d)}{(d+a)} = \frac{1}{(d+a)\ \cdot r\ (d)}$$

即

$$\alpha = \arctan \frac{1}{(d+a)\ \cdot r\ (d)}$$

又因为 $r_\alpha\ (d)\ = 1/\alpha$，故：

$$r_\alpha\ (d)\ = 1/\arctan \frac{1}{(d+a)\ \cdot r\ (d)}$$

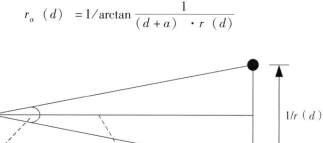

最小可分辨角度 α

光学工作距离 d 与内窥镜
末端到入瞳距离 a 之和

图 4 - 10   YY 0068.1—2008 中角分辨力三角示意图

由此，从上面的推导可得知国内外标准中角分辨力的公式的由来，这使我们能更好地理解角分辨力。

在 YY 0068.1—2008 中要求以设计光学工作距 d 处的垂直视轴的平面做视场，测试视场中心点角分辨力和在最大视场高度 70% 位置上任选四个正交方位测量角分辨力（如图 4 - 11 所示，中心点 A，四个正交方位 $B_1 \sim B_4$）。YY 0068.1—2008 中要注意以下几个方面的要求：第一，其四个正交平均角分辨力应不低于实测的视场中心角分辨力的 90%；第二，如果视场形状非圆形，测量的四个位置在对角线上；第三，若随附资料中未指定光学工作距 d，则测量可在有效景深最远端，但不超过 150mm 处进行；第四，本条不适用于光纤维成像或光电子成像内窥镜，此类内窥镜的相关要求见相应专业标准。

测试步骤：先将内窥镜安放固定好，将分辨力标准板（应符合 JB/T 9328—1999《分辨力板》中 A 型的分辨力试验线对图案，每组线对至少有两个方向，例如水平方向和垂直方向，范围为 1 ~ 100lp/mm）放在内窥镜

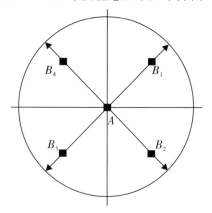

图 4 - 11   角分辨力测试位置[4 - 32]

设计的光学工作距 d 处，并垂直视轴固定，在分辨力标准板后安放漫透射屏，并用光源照明，通过内窥镜或监视器观察，横向和/或纵向位移调节内窥镜或分辨力标准板，使极限可辨的试验图案调整到测试对应的视场位置。对于光学观察镜，将摄像头与内窥镜连接，变倍物镜放大倍率调整到试验图案画面最大不溢出后仔细对焦，并结合监视器亮度调节。轴上和轴外的测量应该在相同的焦距下进行。应确定摄像头的分辨力不会限制内窥镜的分辨力。对于非目视观察类光学镜，同样调焦（如果可能）。通过监视器观察并确定内窥镜的视场中心分辨力和轴外给定视场四个均布位置的分辨力。如果视场形状非圆形，分辨力标准板的四个位置在对角线上。若可辨线对处于本级不能确定而下级明显可辨状态，可取下级线对与本级线对的中值。YY 0068.1—2008 轴上的角分辨力计算按公式（4-4）。

对于公式（4-6）中内窥镜末端到入瞳的距离 a 的值，可通过使内窥镜视轴正对刻划有两个同心圆环（直径分别是 25mm 和 50mm）的测标，内窥镜沿视轴方向移动使内窥镜视场分别与两个圆环重合，测出视场与大圆环重合时内窥镜末端顶点与测标圆环中心垂线位置距离 d_2（mm），以及视场与小圆环重合时内窥镜末端顶点与测标圆环中心垂线位置距离 d_1（mm）。据数学三角关系（如图4-12所示）可得：

$$d_1 + a = d_2 - d_1 \tag{4-5}$$

即

$$a = d_2 - 2d_1 \tag{4-6}$$

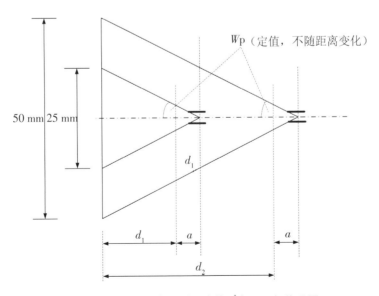

图4-12　内窥镜末端到入瞳的距离 a 三角关系图

对于 YY 0068.1—2008 轴外的角分辨力，修正完后为：

$$r_\alpha(d) = 1/\arctan \frac{1}{\sqrt{(0.7h)^2 + (d+a)^2} \cdot r(d)} \qquad (4-7)$$

式中：

h——最大视场高度，单位为毫米（mm）；

d——光学工作距，单位为毫米（mm）；

a——内窥镜末端到入瞳的距离，单位为毫米（mm）；

$r(d)$——每毫米极限可辨线对数，单位为线对数每毫米（lp/mm）。

运用本文中的测试方法，我们对国内外一些硬性内窥镜产品进行了角分辨力测试，选用光学设计工作距均为 10mm 的内窥镜，插入部外径分别为 Φ7mm、Φ6mm 和 Φ8mm，测量结果如表 4-4 所示：

表 4-4　不同外径的内窥镜角分辨力测量结果

内窥镜编号	视场中心角分辨力	最大视场高度 70% 位置上角分辨力均值
	YY 0068.1—2008 要求（C/°）	YY 0068.1—2008 要求（C/°）
1 #	2.5	2.4
2 #	2.1	2
3 #	1.7	1.5

显色指数是测试的一个难点，需按 YY 0068.1—2008 附录 C 布置测试，再通过计算模拟出 A/D65 光源通过内窥镜后的显色指数，如不反复验证可能计算出错。内窥镜的显色指数一般可达到 60 以上，有些可达到 80 以上。

照明有效性的检测注意事项如下：

照明有效性反映光学系统照明光路效果的能力，是一个很重要的指标参数。因此，也可以用照明有效性来作为光学系统的照明质量评价方法。

硬性光学内窥镜一般会与医用内窥镜摄像主机、医用内窥镜冷光源连接使用，并通过摄像主机把图像传至医用监视器（如图 4-13 所示），供医生观察患者体内环境。在这个过程中，医用内窥镜冷光源通过导光束与内窥镜的内部照明光路相连接，并为患者体内提供光照。早在 GB 11244—2005 条款"4.7　照明光源和观察视场的重合性"中也提出相似要求：在工作距离处照明光斑应充满视场，无明显的亮暗分界线。但此标准只是通过目视的方式做功能性检查，并没有具体量化，为检验员判断带来困难，内窥镜制造商之间产品质量也参差不齐。照明效果质量会大大影响后续成像质量，最终监视器反映的图像是医生对患者体内情况做出诊断的重要依据。为此，在 YY 0068.1—2008 中给出了具体的照明有效性检测方法，在条款"4.5.2 照明有效性"中指出两个重要指标分别为边缘均匀性和照明镜体光效。通过测量这两个指标可以量化判断内窥镜的照明效果是否满足标准要求。

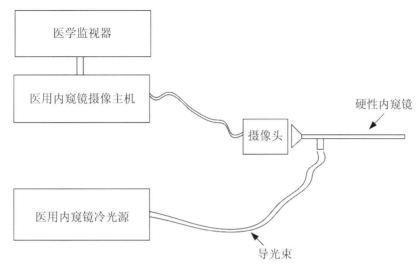

图 4-13 各部件连接示意图

二、医用内窥镜冷光源

(一) 产品介绍

医用内窥镜冷光源作为内窥镜功能供给装置，冷光源质量直接影响内窥镜成像的质量，因此对冷光源的设计要求是非常严格的。其所用照明光源有卤素灯、氙灯、LED 灯、短弧灯等。

常见名称举例：内窥镜 LED 冷光源、内窥镜卤素灯冷光源、内窥镜氙灯冷光源等。

(二) 适用检验标准

（1）GB 9706.1—2007《医用电气设备 第 1 部分：安全通用要求》；

（2）GB 9706.19—2000《医用电气设备 第 2 部分：内窥镜设备安全专用要求》；

（3）GB/T 14710—2009《医用电器环境要求及试验方法》；

（4）YY 0505—2012《医用电气设备 第 1-2 部分：安全通用要求 并列标准：电磁兼容 要求和试验》；

（5）YY 0763—2009《医用内窥镜照明用光缆》；

（6）YY 1081—2011《医用内窥镜 内窥镜功能供给装置 冷光源》。

（三） 检验技术和方法

1. 性能指标

（1） 构成技术要求：制造商应以任何可行的形式给出医用内窥镜冷光源的构成，包括所适用灯泡的特征，并明确该构成中是否含有导光束；制造商所提供的产品应与其描述的构成相符。

（2） 光谱性能：显色指数、相关色温、红绿蓝光的辐射通量比、特殊光谱用途医用内窥镜冷光源的光谱特征、红外截止性能。

（3） 参照窗口的光照均匀性能：光照均匀性、照度超限点。

（4） 辐射性能。

（5） 机械接口规格。

（6） 防故障的安全措施。

（7） 最大噪声。

2. 环境试验

应按 GB/T 14710—2009 的规定明确所属气候环境试验组别和机械环境试验组别，并建议在注册产品技术要求中按 GB/T 14710—2009 中表 A.1 的形式列出设备环境试验时的具体要求。

3. 电气安全

（1） 设备和电池充电器的电气安全要求应符合 GB 9706.1—2007、GB 9706.19—2000 的规定。

（2） 应有充电电池带载连续工作时间的要求（若适用）。

4. 电磁兼容性

应符合 YY 0505—2012 的要求。

（四） 检验设备

主要有光通量色度照度测试系统、医用内窥镜照明用光缆测试系统等。

（五） 技术案例分析

（1） 如果医用内窥镜冷光源在内窥镜检查和手术中发生故障，例如灯泡老化熄灭，可能会造成诊断和手术的中断或中止并产生未知风险。因此，YY 1081—2011 对医用内窥镜冷光源规定了防故障的安全措施要求，可采用给出灯泡寿命指标或给出更换灯泡指标的方式，或采用备用灯泡的方式，提示医生避免冷光源故障及做好故障处理应对措施。

（2） 如果医用内窥镜冷光源发热性能指标不合格，产生热量超标，可能会造成患者灼伤并带给患者严重痛苦甚至危险。因此，YY 1081—2011 对医用内窥镜冷光源规定了红外截止性能要求，以此严格控制冷光源发热性能指标，避免超标导致患者受伤。

三、半导体激光治疗机

(一) 产品介绍

半导体激光治疗机已广泛应用于临床治疗、整形、美容等领域。

常见名称举例：半导体激光治疗仪、半导体激光体外穴位治疗机等。

(二) 适用检验标准

(1) GB 7247.1—2012《激光产品的安全　第1部分：设备分类、要求和用户指南》；

(2) GB 9706.1—2007《医用电气设备　第1部分：安全通用要求》；

(3) GB/T 14710—2009《医用电器环境要求及试验方法》；

(4) GB 12257—2000《氦氖激光治疗机通用技术条件》；

(5) YY 0284—2004《氦氖激光血管内照射治疗仪通用技术条件》；

(6) YY 0505—2012《医用电气设备　第1-2部分：安全通用要求　并列标准：电磁兼容　要求和试验》；

(7) YY/T 0758—2009《治疗用激光光纤通用要求》。

(三) 检验技术和方法

1. 性能指标

主要技术性能要求一般应包括以下内容：

(1) 激光波长：波长单位一般为 μm 或 nm，应注意无有害谐波成分。

(2) 终端输出激光功率：脉冲工作方式的脉冲功率或连续工作方式的平均功率，功率不稳定度 <10%。输出功率若可调，应有可调范围。输出功率可调时，应具有输出量的指示装置。

(3) 输出光斑直径。

(4) 光路系统要求：在患者配合下，激光束应能照射到治疗部位。采用光纤系统时，应符合 YY/T 0758—2009 的要求。

(5) 直接与皮肤黏膜接触材料应按照 GB/T 16886.1—2001 进行生物安全性评价。

(6) 对于不可见的半导体激光输出，非接触使用时，应具有目标指示装置。

(7) 噪音要求等。

(8) 产品软件及控制功能（如有）。

2. 环境试验

应按 GB/T 14710—2009 的规定明确所属气候环境试验组别和机械环境试验组别，并建议在注册产品技术要求中按 GB/T 14710—2009 中表 A.1 的形式列出设备环境试验时的具体要求。

3. 电气安全

（1）应符合 GB 9706.1—2007 的要求。

（2）应符合 GB 7247.1—2012 中相应类型激光产品的安全要求。

4. 电磁兼容性

应符合 YY 0505—2012 的要求。

（四）检验设备

主要有激光波长计、激光功率计、游标卡尺等。

（五）技术案例分析

以市面上一台终端输出功率为 5mW、波长为 650nm 的连续发光半导体激光治疗仪为例。

条件 1：当测量孔径 50mm，测量距离 2 000mm，正常运行时实测 0.01mW；当激光器电源上的一个三极管 T1 集电极和发射极短路时，激光输出功率变大，在此单一故障下实测 0.02mW。

条件 2：当测量孔径 7mm，测量距离 70mm，正常运行时实测 0.68mW；当激光器电源上的一个三极管 T1 集电极和发射极短路时，激光输出功率变大，在此单一故障下实测 1.60mW。

条件 3：当测量孔径 7mm，测量距离 100mm，正常运行时实测 0.39mW；当激光器电源上的一个三极管 T1 集电极和发射极短路时，激光输出功率变大，在此单一故障下实测 0.74mW。

本例中的半导体激光在 1 类和 1M 类 AEL 的时间基准取 100s，从 GB 7247.1—2012 的表 4 可得出 AEL 为 0.39mW；在 2 类和 2M 类 AEL 的时间基准取 0.25s，从 GB 7247.1—2012 的表 6 可得出 AEL 为 1mW；在 3R 类 AEL 的时间基准取 0.25s，从 GB 7247.1—2012 的表 7 可得出 AEL 为 5mW；在 3B 类 AEL 的时间基准取 100s，从 GB 7247.1—2012 的表 9 可得出 AEL 为 500mW。条件 1 小于 1 类和 1M 类的 AEL，条件 2 大于 2 类和 2M 类的 AEL、小于 3R 类的 AEL，条件 3 大于 1 类和 1M 类的 AEL、小于 2 类和 2M 类的 AEL。根据辐射类别的判断可知，该激光治疗仪宜划分到 2M 类。

四、光学设备的电磁兼容检测

（一）医用内窥镜的电磁兼容检测

GB 4824—2019 附录 A 设备分组的举例没有给出内窥镜相关的医疗设备为 2 组设备，则一般内窥镜产品归为 1 组设备。GB 9706.19—2000 规定发射试验按照 2 组限值进行的有：超声内窥镜及其供电装置、与体外碎石相连的内窥镜附件及其医用电气设备、与组织的超声波吸引相连的内窥镜附件及其医用电气设备。因此，利用光学成像的医用内窥镜设备的发射试验应该按照 1 组限值进行。

1. 基本性能

GB 9706.19—2000 没有明确规定内窥镜设备的基本性能，但是在最新的欧标 IEC 60601 - 2 - 18：2009 中有关于基本性能的描述：照明或图像显示短暂中断、重置为待机模式或安全模式。因此，在确定内窥镜设备的基本性能时可以参考 IEC 60601 - 2 - 18：2009 的内容，再根据自身产品的特性来确定适合自身产品的基本性能以适应产品的功能。

2. 运行模式

大部分的内窥镜设备结构和功能相对来说比较单一，一般都具有照明、拍照以及录像功能，镜头可以根据医生的需要来转动。拍照以及录像功能涉及的电子元器件较为相似，并且有些内窥镜录像的时候也是可以拍照的，因此为了测试方便以及现象观察在定运行模式的时候可以选择录像功能。故工作模式为：①录像模式；②待机模式。

3. 发射试验

（1）辐射发射：

根据 GB 4824—2019 中产品的分类，普通的内窥镜设备为 1 组设备。按照 GB 4824—2019 的要求，辐射发射在给出的 30MHz～1GHz 频段范围的限值测试即可。

根据 GB 4824—2019 规定，工作频率在 400MHz 以上的 2 组设备辐射发射测试频段为 150kHz～1GHz。工作频率在 400MHz 以下的 2 组设备辐射发射测试频段为 150kHz～18GHz。因此，对于 GB 9706.19—2000 专标规定的三种情况，2 组设备需要视其工作频率来定辐射发射的测试频段。以超声内窥镜为例，目前市面上大部分超声内窥镜都在 5MHz、7.5MHz、12MHz、20MHz 这些频段范围工作，故大部分的超声内窥镜辐射发射测试频段为 150kHz～1GHz。

（2）传导发射：

根据 GB 4824—2019 规定，1 组设备和 2 组设备均需在 150kHz～30MHz 频段范围进行测试，不过 1 组设备与 2 组设备的限值略有不同。因此，内窥镜设备传导发射按照给出的在 150kHz～30MHz 频段范围的限值测试即可。

4. 抗扰度试验

在抗扰度试验过程中常见的不合格项目有静电放电、电快速瞬变脉冲群、射频场感应的传导骚扰。以静电放电试验为例，一般的内窥镜设备静电测试常见不合格现象有：①照明灯异常熄灭；②显示屏异常熄灭；③主机死机等。

静电虽然持续时间比较短，但是瞬间能量很大。一般内窥镜都具有内部电源供电的功能，当使用内部电源供电时，内窥镜缺乏静电的泄放路径，并且内窥镜板路集成度高、空间小，此时静电放电产生的高压电场很容易使内窥镜里面的敏感元器件暂时失效或者永久损坏。因此，在内窥镜设计的时候可以思考如何设计更好的静电放电回路结构为静电提供泄放路径；同时，也应该设计可靠的绝缘保护，更重要的是选择耐静电特性较好的元器件。

(二) 医用激光设备的电磁兼容检测

医用激光设备的电磁兼容应符合 YY 0505—2012 的要求。根据该样品预期用途及其功能，发射试验所选工作模式、配置和工况为预期最大发射状态。医用激光设备其主要功能就是输出激光，为了让其处于最大发射状态，在测试时可以把激光输出功率调到最大。医用激光设备一般有台式和落地式，不同的放置方式所采取的测试布置不同。其辐射发射试验布置如图4－14所示。

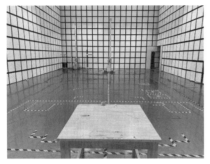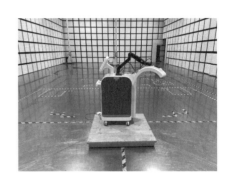

（a）台式设备　　　　　　　　　　　　　　　（b）落地式设备

图 4－14　医用激光设备的辐射发射试验布置（后附彩图）

医用激光设备是能量输出类的医疗器械，其输出能量的准确性是判断其性能的重要标志。过高的能量输出会使人体皮肤受损，过低的能量则会使治疗效果不佳，因此激光设备其基本性能可以定义为：激光输出能量的准确性。

医用激光设备在测试抗扰度的时候，为了验证在测试过程中激光能量的准确性，可以使用激光功率计加以监控。根据医用激光设备的预期用途多以能量输出为主，在射频电磁场辐射和射频场感应的传导骚扰试验时选用调制频率 1kHz、驻留时间 1s。在使用过程中，使用者会手持激光头。因此，医用激光设备在进行电快速瞬变脉冲群和射频场感应的传导骚扰试验时，激光头端应接模拟手，模拟手通过 RC 元件与接地平板连接。其抗扰度试验布置如图4－15所示。

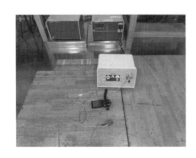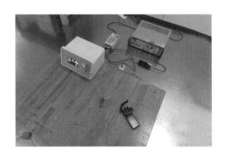

（a）电快速瞬变脉冲群试验布置　　　　　　　（b）射频场感应的传导骚扰试验布置

图 4－15　医用激光设备的抗扰度试验布置（后附彩图）

第五节　光学设备检验标准和技术的发展趋势

一、医用内窥镜检验标准和技术的发展趋势

随着生活水平不断提高，人民群众对自身健康越来越重视。在进行医学诊断和治疗时往往希望应用无创或微创方案以减少对身体的损伤。医用内窥镜是无创或微创诊疗最常用的医疗器械之一。为了满足日益增长的临床使用需求，医用内窥镜产品正在快速地更新换代，各种全新的内窥镜产品不断应用于临床。从目前医用内窥镜的发展趋势来看，正朝着多样化、微型/小型化（微小化）、多功能化和智能化四个方面发展。

医用内窥镜产品种类多样化是医用内窥镜的必然发展趋势。人体的不同自然腔道和不同腔体组织的形状结构和成像特性各有不同，针对不同腔道和腔体组织的形状结构和成像特性设计不同的内窥镜可以提高内窥镜的观察效果，从而提高诊断精度，减少误诊、漏诊。在这种发展趋势下，目前国内相关内窥镜检验标准已经略有落后。对于硬性光学内窥镜产品，2008 年开始实施的 YY 0068 系列标准已有十余年，不能完全满足近些年来开发出来的各种新内窥镜产品的检验需求。虽然后续也陆续颁布实施了 YY/T 0619—2017《医用内窥镜　硬性电凝电切内窥镜》、YY/T 0070—2018《食管窥镜》、YY/T 0071—2018《直肠、乙状结肠窥镜》等特定种类内窥镜的行业标准，但依旧还有大量的其他种类的内窥镜产品面临无标准可依的境况。对于近些年才发展起来的软性内窥镜产品，其可参照的行业标准更是不足。以往借鉴参照的 YY 1028—2008《纤维上消化道内窥镜》时间较久远，标准内所规定的参数指标不能很好地覆盖现有内窥镜技术的特点。近几年推出的 YY/T 1587—2018《医用内窥镜　电子内窥镜》也仅是对内窥镜和显示器的匹配度做出一些规定，未对电子内窥镜的具体性能指标做出具体规定。未来医用内窥镜设备的检验标准还需进一步按种类和用途完善与细化，为新种类的内窥镜产品提供更多的规范和指导。

医用内窥镜的微小化是医用内窥镜的重要发展方向。随着成像技术的发展，摄像头的成像分辨率和光源的发光效率不断提高，特别是微型摄像头和微型白光 LED 的出现，使得医用内窥镜的尺寸可以不断缩小。医用内窥镜的微小化不但可以降低对患者身体的损伤，减少患者的痛苦，而且可以不断扩展医用内窥镜的应用范围。例如：近些年来开发出的泪道镜和尿道肾盂镜可以帮助医生将微创技术应用于眼科和泌尿外科检查和手术中；胶囊内窥镜的出现可以帮助医生对患者进行完全无损伤和无痛苦的胃肠道内窥镜诊查。这些微小化的医用内窥镜在形态结构和成像原理上都与以往的医用内窥镜有很大区别，以往的医用内窥镜标准无法很好地适用这类产品，很有必要按照这些产品的特性重新制定相应的行业标准。目前针对胶囊内窥镜制定的行业标准 YY 1298—2016《医用内窥镜　胶囊式内

窥镜》已经颁布实施，但更多其他微小型的医用内窥镜行业标准依旧空白，有关职能部门和行业协会应积极推动标准制修订工作，引导行业的快速健康发展。

医用内窥镜的多功能化也是重要发展方向。随着科学技术的发展，医用内窥镜的功能也在发生巨大变化。为进一步满足临床的使用需求，除了传统的照明观察功能外，还开发出了很多其他功能。例如：为了使医生通过内窥镜观察到的图像更加立体和真实，有制造商开发出了 3D 电子内窥镜[4-33]，使得医生能更精准地定位和观察组织结构；有制造商将内窥镜与光学相干层析成像（OCT）相结合[4-34]，开发出多模态内窥镜，可以帮助医生在内窥镜观察的基础上进一步对可疑组织进行 OCT 诊断鉴别；有制造商将内窥镜和荧光成像技术相结合，开发出荧光内窥镜，可以在利用内窥镜观察病灶的同时，利用激发光对病灶边缘进行精准的荧光定位，进而开展手术切除，提高了手术成功率，具有良好的应用前景。这些多功能的内窥镜产品结构和组成往往都更加复杂，其电气安全和光生物安全风险也相应增加。目前，已有 T/GDMDMA 0005—2021《医用内窥镜　内窥镜功能供给装置　含有近红外激发光的冷光源》和 T/GDMDMA 0006—2021《医用内窥镜　内窥镜功能供给装置　近红外荧光摄像系统》两份团体标准可供参考，如何评估这些多功能医用内窥镜产品的风险和可接受准则也是标准制修订工作者们需要重点考虑的问题。

医用内窥镜的智能化是近些年来发展的热点方向。随着人工智能（AI）技术的发展，越来越多的研究将 AI 技术应用于内窥镜检查和手术中，开发出人工智能内镜质控和辅助诊查系统，在内窥镜操作时对影像进行监测与处理，并实时提示医师可疑病灶，减少漏诊、误诊，提高早期病变检出率。此外，基于 AI 技术的内窥镜手术机器人也在尝试应用于临床中，展现出了良好的效果。[4-35]这类智能化的内窥镜产品在一定程度上可以提高内窥镜诊察和手术的效果和效率，辅助医生进行疾病诊断和处置。但这类产品目前尚在开发中，鲜少有应用于临床中的成熟产品。标准制修订工作者们可保持密切关注，未雨绸缪，为相关产品的标准制定做一些研究及准备工作。

二、医用激光设备检验标准和技术的发展趋势

自 1960 年世界上第一台红宝石激光器面世以来，这一新型光源和随之产生的新型激光技术开始应用于医学领域。经过 60 多年的发展，激光医学已成为一门体系较为完整且相对独立的新型交叉学科，在医学科学中起着越来越重要的作用。目前，激光医学在临床应用上已经形成了强激光治疗、光动力治疗（PDT）、弱激光治疗（LLLT）三大激光治疗技术，同步发展了包括光学相干层析成像、光声成像、多光子显微成像、拉曼成像在内的众多兼具高灵敏度和高分辨率的激光诊断技术。[4-36][4-37]以这些激光诊断和治疗技术为基础开发的医用激光设备可以分为激光诊断设备和激光治疗设备。

激光诊断设备利用激光的高单色性、准直性、偏振性等光学基本属性以及光与物质的各种相互作用（散射、吸收等）来测量生物组织的微观结构、生理作用、生化分子浓度分布等关键指标，获取生物组织的结构和功能信息，剖析疾病的发生发展过程。凭借无损成像、高分辨率和丰富的对比机制等优势，激光诊断设备成为现代医学精准诊疗的重要组成

部分。随着激光技术的不断进步和临床精准诊疗需求的持续牵引，激光成像方面的新技术、新机理、新概念不断涌现，衍生出了非接触无标记成像、实时在体成像等诊断新技术，且逐步走向临床应用。典型的有光学相干析成像[4-38]、光声成像[4-39]、激光散斑成像[4-40]、多光子显微成像[4-41]、共聚焦成像[4-42]、拉曼成像[4-43]等。针对特定疾病，综合不同模态光学成像方法的分析结果，形成多模态、多维度的光学检测和监测平台，这是未来激光诊断技术的重点发展方向。激光诊断技术的应用范围将继续拓宽，从定点照护和实验室检测，到筛查、诊断成像和治疗监测，再到手术过程中的实时在体成像及肿瘤边界识别等。未来，借助基因工程方法，植入光电子和细胞内器件（如微米和纳米激光器）来增加患者对光敏功能的整合，从而进一步拓展激光诊断技术应用。由于激光诊断设备发展特别迅速，并且其光学性能往往需要根据其功能的实现效果来体现，因此目前较少有相应标准对其光学性能进行规定，而其激光安全性能依照 GB 7247.1—2012 评估。

激光治疗设备按其激光能量的强弱分为强激光治疗设备和弱激光治疗设备：

（1）强激光治疗设备是利用激光的光热效应，对生物组织进行凝固、汽化或切割来达到消除病变的目的。强激光治疗设备已经广泛用于眼科、皮肤科、泌尿外科、消化科、口腔科、耳鼻喉科等，作为"光刀"使用改变了传统手术方式，对某些难治性疾病的治疗实现了革命性突破。[4-32]尤其在眼科领域，强激光治疗作为现代眼科的关键技术，被视为多种眼部疾病的首选治疗方案。激光光动力治疗（PDT）目前也是强激光治疗设备在临床应用的一大热点。PDT是继手术、化疗和放疗之后形成的一种治疗肿瘤的新型微创疗法。在PDT过程中，光敏剂在特定波长激光的激活下出现一系列光物理化学反应，产生具有生物毒性的活性氧物质来杀伤靶组织，进而实施靶向治疗。[4-44]与传统治疗手段相比，PDT具有选择性高、微创、可重复使用、无耐药性、能最大限度保留组织和器官完整性等优点。[4-45]这些目前在临床上应用较多的强激光治疗设备由于其高风险性，大部分都有相应的行业标准对其进行规范，如 YY 0599—2015《激光治疗设备　准分子激光角膜屈光治疗机》、YY 0845—2011《激光治疗设备　半导体激光光动力治疗机》等。随着激光技术快速发展，以超快激光为代表的前沿激光技术（如皮秒激光、飞秒激光）具有更高选择性、更精准切割等特点，逐渐在医学应用中显示出潜力。[4-46]飞秒激光在透明生物组织中可以无衰减地传输到聚焦点，对周围组织热损伤小且切割精度高。与传统治疗手术和其他激光手术相比，飞秒激光手术具有更高的准确性、安全性和稳定性，被视为相对完美的临床眼科治疗方法。然而，这些新发展出来的强激光治疗设备目前还未有相应标准进行规范。

（2）弱激光治疗（LLLT）又称低强度激光治疗或光生物调节治疗，是指激光作用于生物组织时不造成不可逆的损伤，但刺激机体产生一系列的生理生化反应，对组织或机体起到调节、增强或抑制作用来达到治疗疾病的目的。[4-47][4-48]最初弱激光治疗设备多是氦氖激光治疗仪，随着半导体激光器的发展，包括红光和近红外光在内的多种波长半导体激光被用作LLLT治疗光源，用于内科、外科、妇科、儿科、眼科、耳科、口腔科等临床科室的300多种疾病治疗，对促进伤口愈合、疼痛缓解、炎症消退、组织再生、肌肉疲劳缓解等具有良好功效。弱激光治疗设备的现行标准有 GB 12257—2000《氦氖激光治疗机通用技术条件》、YY/T 1751—2020《激光治疗设备　半导体激光鼻腔内照射治疗仪》等。

随着医学模式的转变、LLLT 疾病谱从常见病向重大慢性增龄性疾病的拓展，相关治疗领域正在从疾病治疗向疾病预防延伸，应用主战场也出现了由医疗机构向社区和家庭的转变。这种发展趋势对 LLLT 治疗设备的便携性、微型/小型化、可穿戴化提出了新的更高的要求，而涉及这些用途的弱激光治疗设备的相关标准还有待研究制定。

参考文献

［4－1］余力.医用硬性内窥镜关键技术研究［D］.成都：电子科技大学，2018.

［4－2］汪正道.医用电子内窥镜系统的设计与实现［D］.重庆：重庆邮电大学，2017.

［4－3］申洪羽.医用硬性内窥镜光学系统设计及信号处理［D］.成都：电子科技大学，2019.

［4－4］张雯雯，周正东，管绍林，等.电子内窥镜的研究现状及发展趋势［J］.中国医疗设备.2017，32（1）：93－98.

［4－5］杨天领.医学内窥镜高性能冷光源研究［D］.杭州：浙江大学，2013.

［4－6］李亚楠.超声内镜数字成像系统［D］.天津：天津大学，2013.

［4－7］王云龙.医用内窥镜光学性能质量控制定性检测技术研究［D］.广州：南方医科大学，2015.

［4－8］袁春华.内窥镜的使用、维修和检测研究［J］.影像研究与医学应用.2018，2（2）：69－70.

［4－9］宁伟，王永琳，王恩运，等.医用内窥镜系统的组成与常见故障维修［J］.医疗装备，2015，28（6）：105－106.

［4－10］耿洁，李全禄，李娜，等.医用超声内窥镜的研究现状与发展趋势［J］.中国医学物理学杂志，2010，27（5）：2122－2124.

［4－11］吴姗，戈之铮.胶囊内镜的历史与发展［J］.中国实用内科杂志.2018，38（4）：275－277.

［4－12］GONG F，SWAIN P，MILLS T. Wireless endoscopy［J］. Gastrointest endosc，2000，51（6）：725－729.

［4－13］姜伯承，邓海啸.自由电子激光［J］.科学.2012，64（1）：13－16.

［4－14］杨玉玲.激光原理与应用［M］.北京：化学工业出版社，2015.

［4－15］李艳华，胡黎明.半导体激光器在医疗领域的新应用与进展［J］.光机电信息，2010，27（7）：27－34.

［4－16］王亚坤.医用硬管内窥镜光学性能检测系统设计［D］.北京：北京理工大学，2016.

［4－17］硬管内窥镜（第二类）注册技术审查指导原则（2017 年修订版）［EB/OL］. https：//www.cmde.org.cn/flfg/zdyz/zdyzwbk/20180705110051426.html.

［4-18］硬性光学内窥镜（有创类）注册技术审查指导原则［EB/OL］. https：//www. cmde. org. cn/flfg/zdyz/zdyzwbk/20180704151437533. html.

［4-19］医用内窥镜冷光源注册技术审查指导原则［EB/OL］. https：//www. cmde. org. cn/flfg/zdyz/zdyzwbk/20180706111340634. html.

［4-20］半导体激光治疗机（第二类）注册技术审查指导原则（2017 年修订版）［EB/OL］. https：//www. cmde. org. cn/flfg/zdyz/zdyzwbk/20170327143900163. html.

［4-21］李妮，尹婷，谢辉春，等. IEC/TC 77 及其分会上海会议综述［J］. 安全与电磁兼容，2019（6）：31-33.

［4-22］中华人民共和国国家质量监督检验检疫总局，中国国家标准化管理委员会. 激光产品的安全　第 1 部分：设备分类、要求：GB 7247. 1—2012［S］.

［4-23］王海娟，丁罕，黄志强，刘智伟*. GB 7247. 1—2012 中激光辐射分类的两种评估方法［J］. 中国医疗器械信息，2021，27（23）：10-12，16.

［4-24］黄志强，何敏，黄德球. 关于 GB 7247. 1—2012 中默认（简单的）评估对医用激光产品辐射类别的测量［J］. 中国医疗器械信息，2017，23（11）：64-65.

［4-25］国家食品药品监督管理局. 医用内窥镜　硬性内窥镜　第 1 部分：光学性能及测试方法：YY 0068. 1—2008［S］.

［4-26］国家食品药品监督管理局. 医用内窥镜　硬性内窥镜　第 2 部分：机械性能及测试方法：YY 0068. 2—2008［S］.

［4-27］国家食品药品监督管理局. 医用内窥镜　硬性内窥镜　第 3 部分：标签和随附资料：YY 0068. 3—2008［S］.

［4-28］国家食品药品监督管理局. 医用内窥镜　硬性内窥镜　第 4 部分：基本要求：YY 0068. 4—2009［S］.

［4-29］国家食品药品监督管理局. 医用内窥镜　内窥镜功能供给装置　冷光源：YY 1081—2011［S］.

［4-30］邵玉波，苑富强，刘艳珍，等. 医用内窥镜冷光源质量控制研究［J］. 中国医疗器械杂志，2014，38（5）：378-380.

［4-31］中华人民共和国国家质量监督检验检疫总局，中国国家标准化管理委员会. 医用内窥镜及附件通用要求：GB 11244—2005［S］.

［4-32］国家食品药品监督管理局. 硬性关节内窥镜：YY 1082—2007［S］.

［4-33］薛林. 医用 3D 内窥镜系统的应用现状与展望［J］. 电视技术. 2013，37（S2）：457-459.

［4-34］孙春明，张晶，王佳，等. 光学相干层析成像技术在内窥镜中的应用［J］. 激光生物学报. 2017，26（5）：393-397.

［4-35］李学松，樊书波，熊盛炜，等. 国产内窥镜手术机器人系统在肾部分切除术中的初步临床应用［J］. 中华泌尿外科杂志. 2021，42（5）：375-380.

［4-36］PENG Q，JUZENIENE A，CHEN J Y，et al. Lasers in medicine［J］. Reports on progress in physics，2008，71（5）：1-28.

［4－37］ YUN S H, KWOK S J. Light in diagnosis, therapy and surgery［J］. Nature biomedical engineering, 2017, 1 (1): 1－16.

［4－38］ SWANSON E A, FUJIMOTO J G. The ecosystem that powered the translation of OCT from fundamental research to clinical and commercial impact［J］. Biomedical optics express, 2017, 8 (3): 1638－1664.

［4－39］ LIN L, HU P, SHI J H, et al. Single-breath-hold photoacoustic computed tomography of the breast［J］. Nature communications, 2018, 9 (1): 1－9.

［4－40］ BOAS D A, DUNN A K. Laser speckle contrast imaging in biomedical optics［J］. Journal of biomedical optics, 2010, 15 (1): 1－12.

［4－41］ SUN Y, YOU S, TU H, et al. Intraoperative visualization of the tumor microenvironment and quantification of extracellular vesicles by label-free nonlinear imaging［J］. Science advances, 2018, 4 (12): 1－10.

［4－42］ GUITERA P, MENZIES S W, LONGO C, et al. In vivo confocal microscopy for diagnosis of melanoma and basal cell carcinoma using a two-step method: analysis of 710 consecutive clinically equivocal cases［J］. Journal of investigative dermatology, 2012, 132 (10): 2386－2394.

［4－43］ ORRINGER D A, PANDIAN B, NIKNAFS Y S, et al. Rapid intraoperative histology of unprocessed surgical specimens via fibre-laser-based stimulated Raman scattering microscopy［J］. Nature biomedical engineering, 2017, 1 (2): 1－13.

［4－44］ ALLISON R R, MOGHISSI K. Photodynamic therapy (PDT): PDT mechanisms ［J］. Clinical endoscopy, 2013, 46 (1): 24－29.

［4－45］ AGOSTNIS P, BERG K, CENGEL K A, et al. Photodynamic therapy of cancer: an update［J］. CA: a cancer journal for clinicians, 2011, 61 (4): 250－281.

［4－46］ SOLOMON K D, FERNANDEZ DE CASTRO L E, SANDOVAL H P, et al. LASIK world literature review: quality of life and patient satisfaction［J］. Ophthalmology, 2009, 116 (4): 691－701.

［4－47］ CHUNG H, DAI T, SHARMA S K, et al. The nuts and bolts of low-level laser (light) therapy［J］. Annals of biomedical engineering, 2012, 40 (2): 516－533.

［4－48］ AVCI P, GUPTA A, SADASIVAM M, et al. Low-evel laser (light) therapy (LLLT) in skin: stimulating, healing, restoring［J］. Seminars in cutaneous cedicine and surgery, 2013, 32 (1): 41－52.

附　录

为便于读者阅读和理解，本书部分黑白插图同步附上彩图：

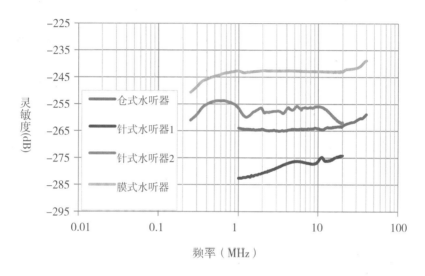

图 1-9　各种水听器的频率响应曲线

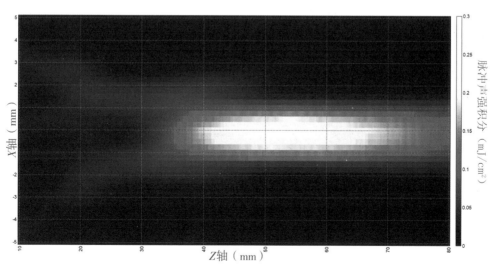

图 1-24　ZX 扫描结果二维图

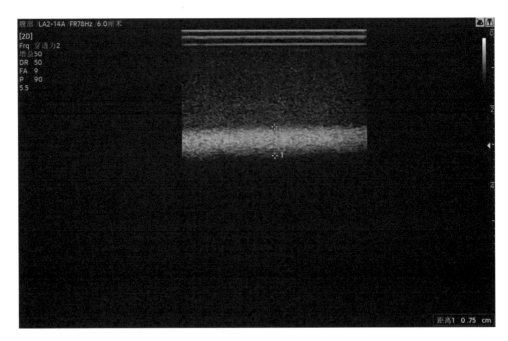

图1-43　B模式下切片厚度测量图

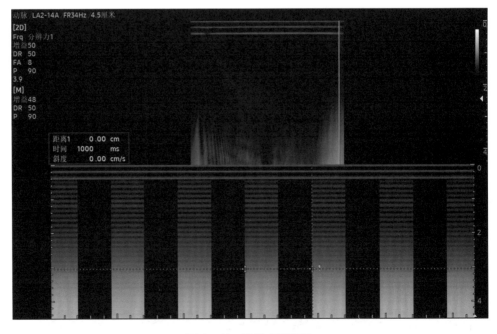

图1-44　M模式测试图

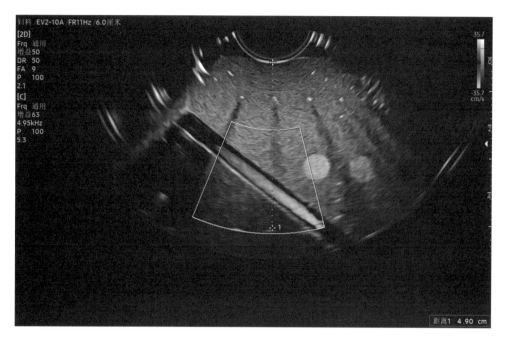

图 1 - 45　彩色血流成像测试图

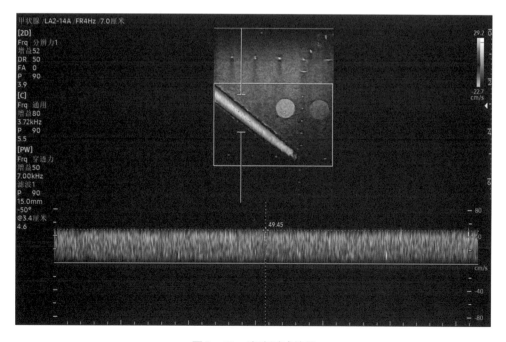

图 1 - 47　流速测试结果

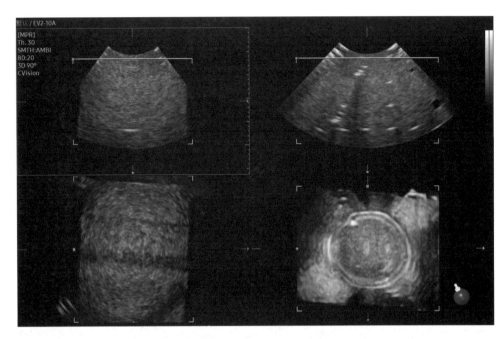

（a）扫描方向侧向分辨力测试结果

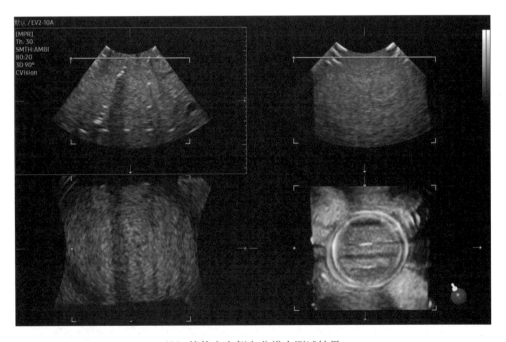

（b）俯仰方向侧向分辨力测试结果

图 1 - 50　超声三维成像侧向分辨力测试结果

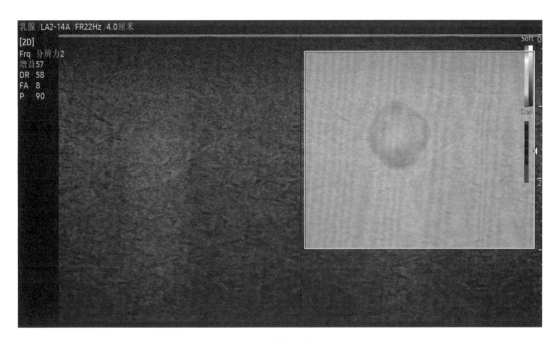

图 1-53　弹性成像测试图

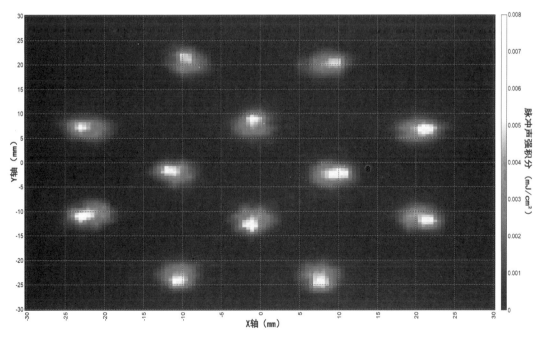

图 1-66　胎儿监护仪声场分布扫描结果二维图

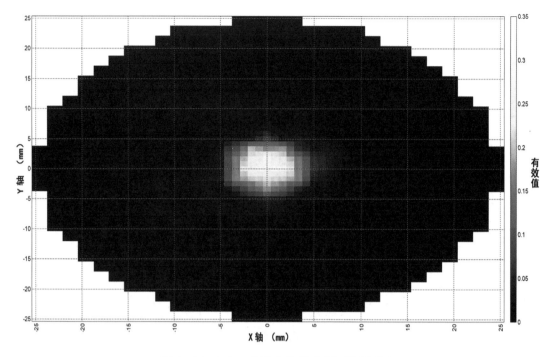

图 1 – 80 0.3cm 处波束横截面积扫描结果图

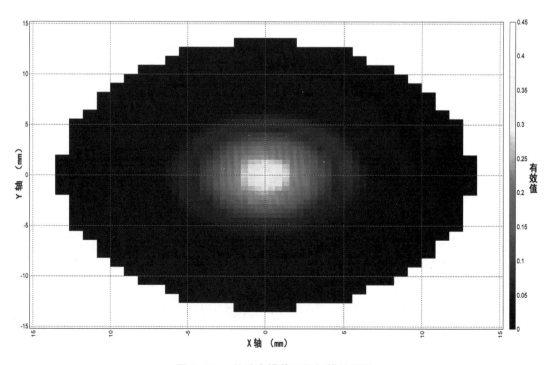

图 1 – 81 z_N 处波束横截面积扫描结果图

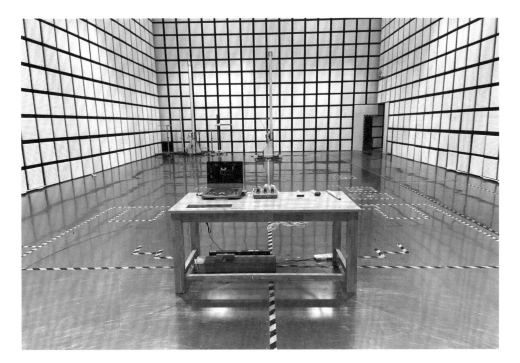

（a）台式设备

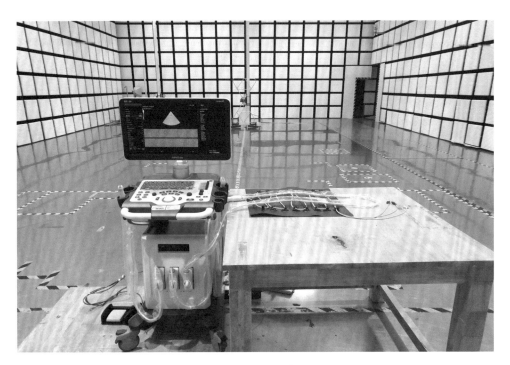

（b）落地式设备

图 1 - 82　超声诊断设备的辐射发射试验布置

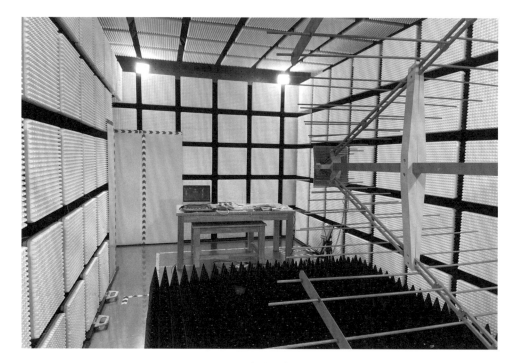

（a）台式设备

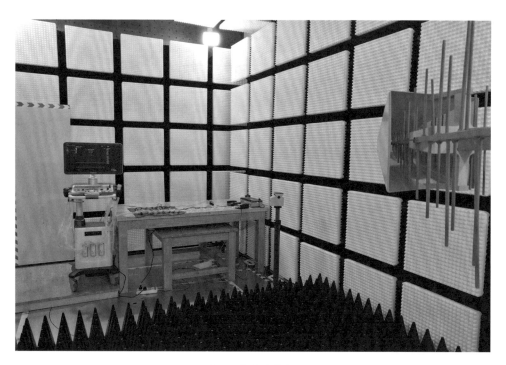

（b）落地式设备

图1-83 超声诊断设备的射频电磁场辐射试验布置

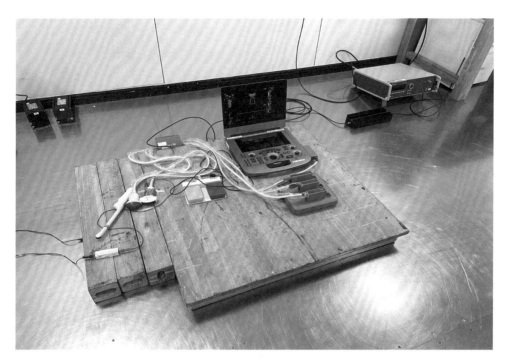

（a）电流钳注入

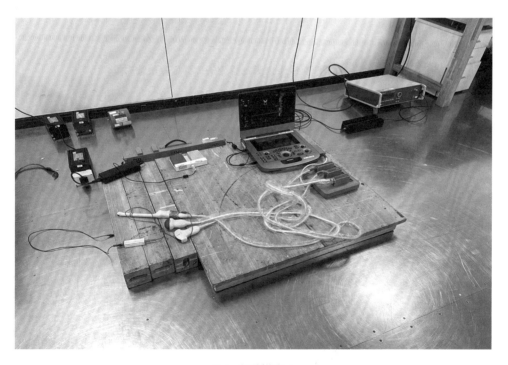

（b）电磁钳注入

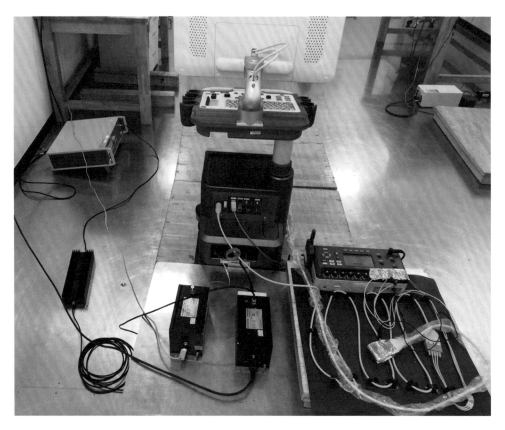

（c）CDN – M1 注入

图 1 – 84　超声诊断设备射频场感应的传导骚扰试验布置

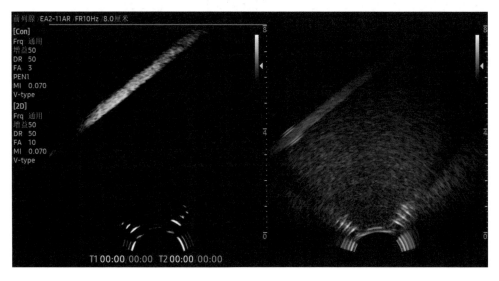

图 1 – 91　将造影剂（六氟化硫微泡）注入普通体模后与注入前 B 超检测显影图对比

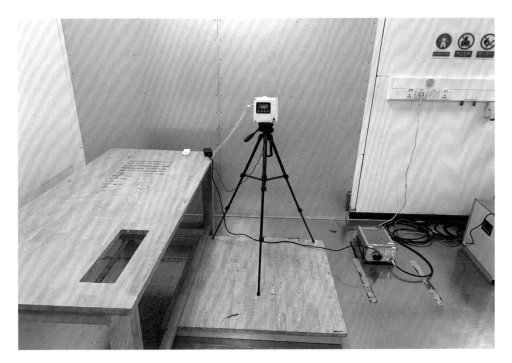

（a）落地式 X 射线设备

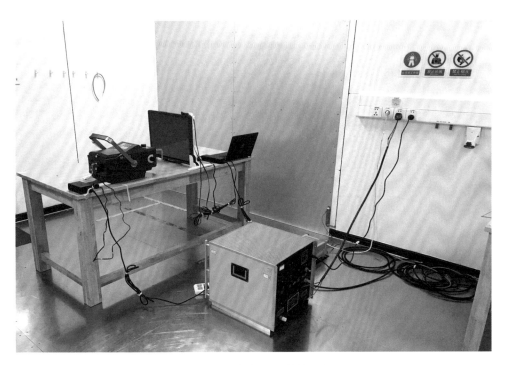

（b）多供电部件的 X 射线设备

图 2 - 11　X 射线设备的传导发射试验布置

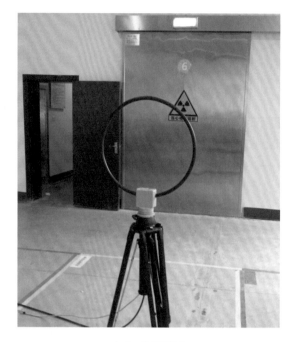

（a）磁场测试

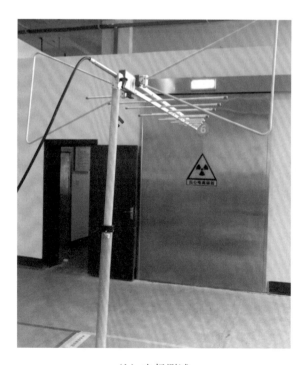

（b）电场测试

图 3-7　CT 设备现场试验时辐射发射试验布置

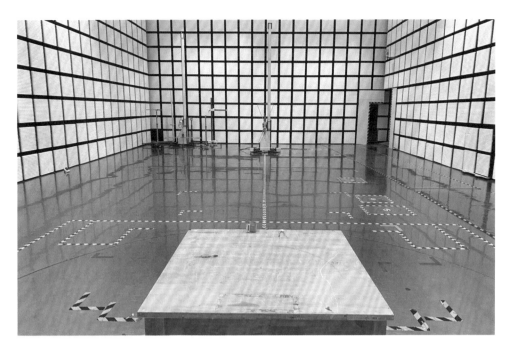

（a）台式设备

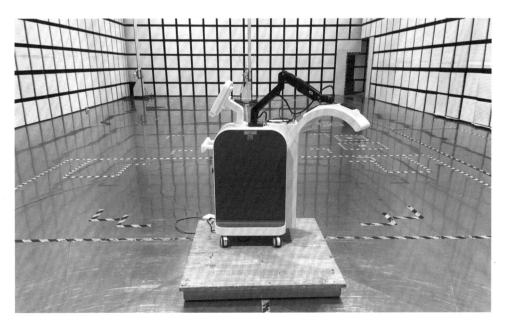

（b）落地式设备

图 4 - 14　医用激光设备的辐射发射试验布置

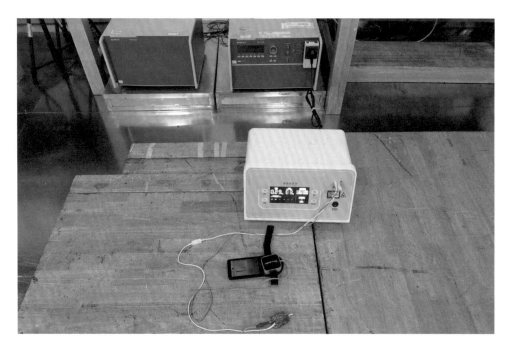

（a）电快速瞬变脉冲群试验布置

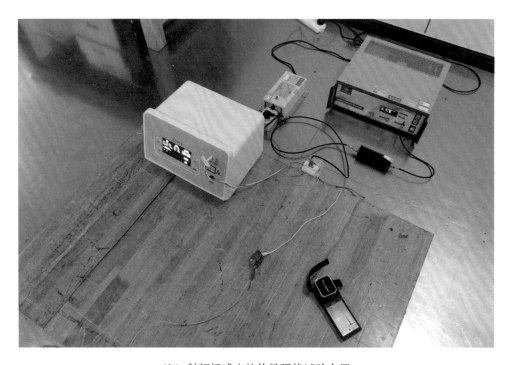

（b）射频场感应的传导骚扰试验布置

图 4 - 15 医用激光设备的抗扰度试验布置

主　编　刘智伟，博士，医疗器械高级工程师。历任广东省医疗器械质量监督检验所影像检验室主任、包材科负责人、科技科负责人。担任"国家医疗器械抽检专家库"专家，科技部"国家科技专家库"专家，全国医用电器标准化技术委员会医用超声设备分技术委员会（SAC/TC10/SC2）委员，中国生物医学工程学会"团体标准化专家库"专家，广东省药品监督管理局审评认证中心审评专家，广州市工程系列制药、医疗器械专业高级职称评审专家（曾担任医疗器械专业高级职称评审组组长）。主持完成国家重点研发计划"数字诊疗装备研发"重点专项课题"高灵敏高精度近红外荧光成像术中导航系统整机检测及质量评价研究"（2019YFC0120804）和广东省药品监督管理局科技创新项目"医学影像设备重点实验室"（2020ZDB03），参与广东省重点领域研发计划"高端医疗器械"重点专项"基于单晶面阵探头的高端智能化超声成像系统"（2020B1111130002）等科研课题。主持或参与完成医疗器械 2 项国家标准、3 项行业标准、6 项团体标准和 1 项国家技术规范《影像型超声诊断设备（第三类）产品注册技术审查指导原则》（2015 年修订版）的制修订工作。发表学术论文 10 多篇。申报国家专利 10 多项，其中已获授权专利 5 项。

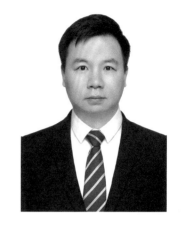

副主编　王青，博士，副教授，南方医科大学生物医学工程学院硕士研究生导师。2007 年毕业于香港理工大学，获得生物医学工程博士学位；2008 年 4 月至 2010 年 9 月在香港理工大学和澳大利亚西澳大学做博士后。主要研究方向为肌骨超声定量测量、超声弹性成像、心肌超声成像与分析、超声信号及医学图像处理等。担任中国超声医学工程学会仪器工程开发专业委员，广东省超声医学工程学会理事，Biomed Res Int 客座主编，J Biomech、J Tissue Eng Regen M 等 SCI 期刊审稿人。主持完成广东省高等学校人才引进项目 1 项、国家自然科学基金面上项目 1 项、广东省自然科学基金项目 1 项和广东省科技计划项目 2 项；参与完成香港科研项目 4 项和国家自然科学基金青年项目 1 项；发表学术论文 70 多篇，其中 SCI 收录论文 40 多篇。

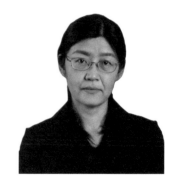

副主编 林鸿宁，硕士，广东省医疗器械质量监督检验所影像检验室超声专业组组长、检验报告审核人。从事医用电气设备性能和安规检验十余年，连续多年参与国家和广东省医用影像设备的监督抽验检验工作。参与完成国家重点研发计划"数字诊疗装备研发"重点专项课题"高灵敏高精度近红外荧光成像术中导航系统整机检测及质量评价研究"（2019YFC0120804）、广东省科技计划项目"创新医疗器械产品应用示范评价基地及评价体系的构建"（2013A022100034）和广东省药品监督管理局科技创新项目"医学影像设备重点实验室"（2020ZDB03），参与广东省重点领域研发计划"高端医疗器械"重点专项"基于单晶面阵探头的高端智能化超声成像系统"（2020B1111130002）等科研课题。参与完成医疗器械2项行业标准、2项地方标准和2项团体标准的制修订工作。发表学术论文5篇。申报国家专利2项，其中已获授权专利1项。

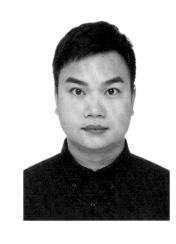

副主编 李诗，医疗器械高级工程师，广东省医疗器械质量监督检验所影像检验室主任助理、检验报告审核人。从事医用电气设备性能和安规检验十余年，连续多年参与国家和广东省医用影像设备的监督抽验检验工作。参与完成广东省科技计划项目"蕉岭县可持续发展实验区基层乡镇卫生医院远程放射诊断服务体系的构建及示范应用"（2015A020220010）、"创新医疗器械产品应用示范评价基地及评价体系的构建"（2013A022100034）、"新型血液透析自动配液系统的研制"（2012A032200020）和广东省药品监督管理局科技创新项目"医学影像设备重点实验室"（2020ZDB03），参与国家重点研发计划"诊疗装备与生物医用材料"重点专项课题"光子计数能谱CT可靠性设计测试与检验"（2022YFC2401704）等科研课题。主持完成医疗器械5项行业标准，参与完成1项行业标准和1项地方标准的制修订工作。发表学术论文9篇。申报国家专利3项，其中已获授权专利1项。

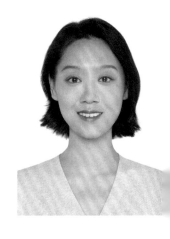